El gran libro del sexo

Apreciado lector:

Amamos lo que hacemos. Amamos el hecho de haber sido bendecidos para encontrar un llamado que nos llenó de emoción, que nos dio una voz con la cual podemos marcar una diferencia y nos brindó la retroalimentación necesaria para crecer cada día más. Con el paso de los años, nosotras dos hemos profundizado en los temas que usted encontrará en este libro. Los resultados muchas veces han sido intensos, pero a veces los sentimientos no se aclaran sino mucho más tarde, cuando por fin podemos afirmar que, gracias a esta lección, somos más conocedores.

Se ha dicho que "la vida es el único juego en el cual las reglas no se dan al comienzo" (Ashley Montegue). Y es eso lo que precisamente amamos de las relaciones y de la sexualidad. Si usted vive la vida como un juego, uno que se quiere jugar pero que no tiene que "ganar" contra un oponente, entonces la exploración de técnicas sexuales y consejos sobre relaciones nuevas y fantásticas creará un juego: el juego del amor.

Es eso lo que nos excita: aprender y crear nuestras propias realidades. Este libro lo guiará para alcanzar la prosperidad en sus relaciones sexuales. ¡Estamos encantadas de brindarle algunas lecciones en el juego del amor!

SUZIE HEUMANN & SUSAN CAMPBELL, PH.D.

El gran libro del sexo

Consejos y técnicas para mejorar su vida sexual

Suzie Heumann & Susan Campbell, Ph.D.

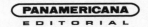

PANAMERICANA
E D I T O R I A L

Para los futuros exploradores del buen sexo: el placer es un derecho.

Heumann, Suzie
    El gran libro del sexo / Suzie Heumann, Susan Campbell ;
traductora Marisa Schmid. -- Bogotá : Panamericana
Editorial, 2012.
    300 p. ; 23 cm.
    Incluye índice.
    Título original : Everything great sex book.
    ISBN 978-958-30-4023-8
    1. Sexo 2. Educación sexual 3.Relaciones sexuales 4. Salud
sexual y reproductiva I. Campbell, Susan M., 1941-   II. Schmid,
Marisa Ilona, tr. III. Tít. IV. Serie.
612.6 cd 21 ed.
A1353082

        CEP-Banco de la República-Biblioteca Luis Ángel Arango

Primera edición en Panamericana Editorial Ltda.,
enero de 2013
Título original: *The Everything Great Sex Book*
© 2004 F+W Publications, Inc.
Adams Media, an F+W Publications Company
57 Littlefield Street, Avon, MA 02322 U.S.A.
www.adamsmedia.com
© 2012 Panamericana Editorial Ltda.
Calle 12 No. 34-30, Tel.: (57 1) 3649000
Fax: (57 1) 2373805
www.panamericanaeditorial.com
Bogotá D. C., Colombia

Editor
Panamericana Editorial Ltda.
Edición en español
César A. Cardozo Tovar
Traducción del inglés
Marisa Schmid
Diagramación
Marca Registrada Diseño Gráfico Ltda.
Diseño de carátula
Diego Martínez
Fotografía de carátula
© olly-Fotolia.com

ISBN 978-958-30-4023-8

Impreso por Panamericana Formas e Impresos S. A.
Calle 65 No. 95-28, Tels.: (57 1) 4302110 - 4300355.
Fax: (57 1) 2763008
Bogotá D. C., Colombia
Quien solo actúa como impresor.
Impreso en Colombia - *Printed in Colombia*

Contenido

Reconocimientos

A los investigadores, escritores y docentes intrépidos que se han dedicado a los temas de la sexualidad y las relaciones. A nuestras parejas, familia y amigos: sin el amor de ellos este libro no existiría.

Los diez principales beneficios del sexo

1. **Salud física.** Las estadísticas dicen que usted vivirá más tiempo y estará en mejor estado físico si tiene una vida sexual maravillosa. Aprender buenas técnicas de respiración y los ejercicios Kegel también le ayudarán a una mejor calidad de vida.

2. **Salud mental.** El buen sexo contribuye a un mayor crecimiento personal, a fortalecer la conexión con su pareja y a proporcionar momentos de calma en su vida.

3. **Salud emocional.** La felicidad y satisfacción con la vida son el resultado de una excelente conexión sexual.

4. Saber que usted es un buen amante lo pondrá radiante.

5. Su pareja agradecerá el goce en la relación con usted.

6. Es una terapia matrimonial muy económica. Si se practican las técnicas de comunicación descritas en este libro, sus destrezas en su relación mejorarán considerablemente.

7. Citas románticas duraderas, lujosas, sexis, creativas y accesibles. Usted y su pareja aprenderán a apreciar el tiempo compartido y a aprovechar cada instante.

8. Un desarrollo constante de sus músculos creativos. Cuanto más practique el sexo maravilloso, más imaginación obtendrá con posiciones nuevas e interesantes, técnicas y lugares donde practicarlo.

9. Conocimiento, consejo y conversación para compartir con sus amistades. Usted puede darles consejos a sus amigos para que ellos también mejoren sus relaciones.

10. ¡Se va a divertir mucho!

Introducción

El SEXO, O LA IDEA DEL SEXO, está en todas partes alrededor de nosotros y, sin embargo, la mayoría de nosotros sabemos muy poco acerca de él. El sexo vende de todo, desde automóviles nuevos a whisky añejo, pero cuando llega el momento de practicarlo, muchas veces nos sentimos confundidos. Sin importar si somos jóvenes o mayores, muchos sentimos que la sociedad envía mensajes confusos acerca de la sexualidad.

Para algunos, la exploración y el aprendizaje acerca de nuestra naturaleza sexual es algo sencillo, pero para muchos otros parece todo un reto. No nos enseñan mucho sobre el sexo a menos que hayamos tenido la suerte de contar con unos padres que no le temen hablar al respecto. La gente joven aprende acerca del sexo a través de sus compañeros o experimentando. Cuanto más madure una persona en edad antes de tener una experiencia sexual, peor preparada se sentirá en el momento de comenzar una relación sexual.

Cuando sentimos que estamos bien informados, tenemos buena práctica y nos emociona la idea del sexo, este se convierte en una experiencia increíble. Nacemos con todo el equipo adecuado para tener sexo maravilloso. Lo que nos falta es una especie de *"Manual para el usuario"*, una guía que nos ayude a aprender, que nos brinde ideas con las cuales experimentar y tener pautas que nos indiquen que estamos haciendo las cosas bien.

Toda pareja y cada encuentro sexual que esa pareja tiene son únicos. Puede que a usted en este momento no le parezca así, pero a medida que aprenda más acerca de su naturaleza sexual, usted notará las diferencias cada vez que haga el amor. Al hacer esto, tendrá una base desde la cual puede expandirse aún más. Ser consciente —pero no cohibirse— mientras tiene sexo es la clave para hacer de cada experiencia individual una que parezca nueva, excitante y creativa.

Cada uno de nosotros es responsable de su propia felicidad sexual. No es responsabilidad de nuestra pareja, pero es maravilloso si nos sentimos unidos a alguien que también desea tener la felicidad sexual. *El gran libro del sexo* está diseñado con el objetivo de brindarle a usted cada herramienta necesaria para obtener una experiencia sexual y sensual completa, satisfactoria y extensa.

Los temas incluidos en este libro ofrecen una fuente completa para las relaciones, la sexualidad e ideas excitantes nuevas para la intimidad. Le ayudará a poner diversión de por vida a su vida íntima. Desde lecciones de anatomía para hombres y mujeres y posiciones eróticas a técnicas de comunicación efectivas e ideas del *Kama sutra*, todo esto le brindará sabiduría e información. Este libro está diseñado para brindarle ayuda siempre que la necesite, profundizando en la información necesaria para tener una vida de sexo maravilloso para siempre.

Una de las diferencias que encontrará en este libro es que las autoras han incluido en el contenido el concepto de que el crecimiento personal es un componente para tener un excelente sexo. La creencia de que al tener una relación sentimental y una vida sexual fabulosa puede darle poder a su vida, hacerla más saludable y feliz es un concepto relativamente nuevo, pero que muchos psicólogos hoy día promueven. La experiencia de un sexo maravilloso es el resultado de la pasión.

No va a encontrar un libro más completo que este en ninguna librería. Es una guía que lo informará por muchos años venideros y le brindará un entendimiento y conocimiento necesarios para un futuro de sexo maravilloso. Una vida longeva, una vida saludable, una vida feliz y una vida llena de sexo espectacular ¡van todas de la mano! Le espera un nuevo mundo.

Lo que puedas hacer o soñar,
hazlo.
La osadía está llena de genialidad,
poder y magia.
Comienza ahora.

JOHANN WOLFGANG VON GOETHE

Capítulo 1

¿Qué es sexo maravilloso?

Para algunas personas, el solo hecho de tener sexo es considerado "maravilloso". Para otras, el sexo maravilloso debe transportar a las parejas hacia un estado de plenitud de goce de cuerpos, mente y espíritu. Para la mayoría de las personas, el sexo maravilloso es cualquier sexo que ofrezca una profunda sensación de satisfacción y plenitud para la pareja. ¿Qué significa el sexo maravilloso para usted?

¿Por qué el sexo no puede ser sencillo?

¿Por qué tanto alboroto y preocupación alrededor del sexo? ¿Por qué el sexo no puede ser algo sencillo? Podría serlo si la mente humana no tuviera la tendencia a controlar el cuerpo humano. La mayoría de las personas han sido enseñadas a confiar en sus mentes y a ignorar los mensajes provenientes de sus cuerpos. Las principales instituciones sociales –iglesias, colegios, negocios y hasta la familia– le enseñan a uno a controlar los impulsos para que no nos metamos en problemas o hagamos quedar mal a alguien o a nosotros mismos.

A medida que uno madura como persona, la mente comienza a ejercer otro tipo adicional de control. Usted aprende que no está bien hacer cosas que puedan ofender o molestar a las personas. Entonces uno aprende a comportarse bien para obtener la aprobación de las otras personas. Cuando se tiene la primera experiencia sexual como adulto, ya todo el tema relacionado con las relaciones sexuales se ha complicado bastante. Usted ha aprendido muchas estrategias para el autocontrol y para manipular las opiniones y los sentimientos de las otras personas. Esta situación no es un buen presagio para disfrutar una buena vida sexual en el futuro.

¡Alerta!

La preocupación es uno de los "asesinos comunes" del sexo maravilloso. Los humanos se preocupan por todo. La mayoría de las veces es un ejercicio trivial que no nos permite sumergirnos en lo profundo de la intimidad.

A pesar de este acondicionamiento desde temprana edad, el vigor de la vida sigue siendo fuerte. Tan solo necesita estimularse para que vuelva a emerger. Este libro ayuda a devolverle la armonía a su naturaleza esencial y para que vuelva a ganar vigor. Con un poco de paciencia y práctica, su vida sexual puede transformarse y pasar de algo mundano o problemático a algo hermoso y divertido.

No solo sexo de mantenimiento

El sexo maravilloso no es cualquier tipo de sexo; con toda seguridad no es el sexo que llamamos de "mantenimiento". El sexo de mantenimiento es lo que la mayoría de las personas hacen la mayor parte del tiempo cuando tienen relaciones: las parejas tienen sexo más por rutina que por un acto consciente, una celebración intencional de su amor.

El sexo de mantenimiento está bien, pero no se debe confundir con sexo *realmente maravilloso*. El sexo de mantenimiento generalmente involucra cierto grado de compromiso: uno o dos grados por debajo de lo que uno sueña. A lo mejor solo un miembro de la pareja siente deseos y el otro simplemente accede. Puede ser que uno de los dos está tratando de apaciguar al otro. O también, a veces uno o ambos simplemente quieren hacer lo mínimo para mantener una especie de conexión sexual.

Lo contrario sucede con el sexo maravilloso que normalmente transforma y sana a la pareja. La pareja se siente amada y apreciada, y todo en el mundo parece estar en orden. El sexo maravilloso ayuda a trascender nuestro propio estado de aislamiento. Ambos nos hacemos parte de algo más grande: una conexión espiritual que nos comunica con la plenitud de la creación. Tener un sexo maravilloso no sucede automáticamente. Pero se puede aprender. Para tener un sexo maravilloso se requiere conocimiento, habilidad, paciencia, tiempo ¡y práctica!

Información esencial

El sexo maravilloso requiere más tiempo que el sexo de mantenimiento: requiere tiempo para estar en forma, tiempo para prepararse para practicarlo y tiempo para la duración de este, pero el resultado de todo ese esfuerzo adicional con toda seguridad ¡vale la pena!

Y mucho, mucho más

Después de haber tenido sexo maravilloso, las personas muchas veces dicen que los asuntos del ego y los conflictos de personalidad pierden importancia. Las ideas competitivas acerca de los roles femeninos o masculinos o responsabilidades tienden a desaparecer. El estrés de "verse bien", estar en control, sentirse aislado o "estar alerta", desaparecen. El sexo maravilloso tiene que ver con honestidad, confianza, soltar, fusionar y simplemente "ser".

El sexo maravilloso no es una técnica sino más bien poder estar presente con la persona. La pareja con la mayor capacidad técnica no es nada si no está presente o no le presta atención a su contraparte de manera abierta y con confianza. Aprender posturas, técnicas y trucos nuevos son solo vehículos para experimentar la presencia de cada uno en formas nuevas.

El sexo maravilloso es una especie de comunicación íntima. Es una de las maneras más importantes de mostrar cómo usted, como ser humano, comparte su ser con su pareja. El verdadero sexo maravilloso es como derretirse o disolverse en lo divino, en el estado universal de plenitud –con la pareja y el universo– que lo conecta a usted con lo sagrado de la vida.

¡Alerta!

Piense en el sexo maravilloso como una experiencia que afianza las relaciones. Compartir su vulnerabilidad con su pareja crea una conexión especial que le ayuda a manejar las partes no tan amenas de una relación.

¿Qué es lo que se requiere?

Existen algunos elementos claves para tener sexo maravilloso: curiosidad, un corazón y una mente abiertos, la disposición de ensayar y aprender cosas nuevas, y una pareja o parejas con disponibilidad. Sin embargo, dentro de ese grupo existe una gran gama de posibilidades para la autoexpresión. Las prácticas y técnicas en este libro tienen la intención de mejorar su propia y única expresión, este no es un libro de cocina talla única.

El sexo como una metáfora de la vida

Se podría afirmar que la manera como usted "practica" el sexo es una metáfora de cómo usted "practica" la vida. Sus relaciones sexuales reflejan los mismos patrones habituales y estrategias de supervivencia aprendidos en la infancia, como las que exhibe en otras áreas de su vida, con excepción de que estos patrones muchas veces son aún más pronunciados en el campo sexual. Si usted desea cambiar una o varias maneras habituales de cómo reacciona a determinadas cosas, el sexo es un buen comienzo.

Por ejemplo, si usted tiene problemas expresando lo que desea, el sexo es un buen laboratorio de aprendizaje. Es un área de la vida concreta. La retroalimentación que se obtiene de sus acciones es clara: o pide o no pide, y usted recibe lo que pide o no lo recibe. Con una retroalimentación tan clara e inequívoca, el aprendizaje se da con más facilidad. Y cuando se aprende una habilidad básica de la vida como la autoexpresión, ese aprendizaje se transmite mucho más fácil a otras áreas de su vida. La premisa de este libro es que la vida de constante sexo maravilloso es posible y que puede ser divertido "entrenarse" para llegar a ese punto.

Más allá de sus sueños más salvajes

Aprender técnicas sexuales nuevas y sensuales puede proporcionarle más que solo placer físico. Usted también puede experimentar un sentimiento continuo de unidad con su pareja. La sanación puede suceder no solo respecto a su sexualidad sino también a su fe y confianza en la vida, sus emociones y su salud. La confianza en sí mismo en general crecerá a medida que usted aprende a comunicar y a comprender mejor.

La sanación sexual tiene amplias ramificaciones. Siempre que experimente la sanación de bloqueos o inhibiciones pasadas, usted tiende a ser más feliz, más generoso y a tener más confianza en sí mismo. Y esa felicidad se extenderá a otros que se encuentran a su alrededor. Cuando se siente amado, comprendido, pleno sexualmente y conectado, usted como ser humano se fortalece más. Esto aplica en especial para aquellas mujeres y hombres que fueron enseñados a suprimir o negar su sexualidad natural.

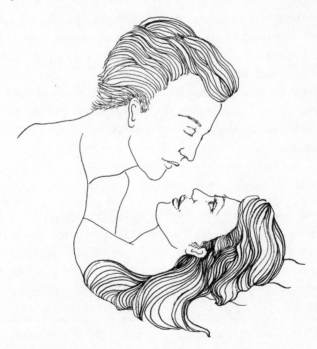

▲ La intimidad abierta y honesta es la clave para el sexo maravilloso.

Relaciónese, no controle

Usted no se puede obligar a tener buen sexo. ¡Y con toda seguridad no puede obligar a alguien a querer hacerlo con usted! Si usted está dispuesto a ser abierto acerca de lo que desea sin tratar de controlar el resultado, entonces podrá obtenerlo. Si desea tener un sexo maravilloso, no tenga sexo por obligación y jamás obligue a su pareja a tener sexo con usted.

Existe un principio básico que gobierna las relaciones íntimas que la mayoría de las personas apenas comienzan a descubrir: cuando usted quiere que algo suceda así como su mente cree que debe suceder, las cosas rara vez salen como se planearon. Dos buenos ejemplos son "que se le pare" o "que se moje". Cuanto más piense y planee y diseñe estrategias, menos se va a encontrar dentro de "su cuerpo". Usted se encuentra dentro de su cabeza o dentro de su mente. Y cuando se encuentra dentro de su cabeza, usted no es muy *sexy*.

Otra manera de expresar esto es que en cualquier momento usted puede *identificarse* con esa persona con la cual se encuentra o puede tratar de *controlar* a esa persona. Usted puede formar parte de lo que está sucediendo en el momento, sintiendo lo que siente y compartiendo esta energía con su pareja. Eso es *relacionarse*. O puede hacer que usted o su pareja sientan algo que usted no siente o de pronto esconde lo que siente por estar interesado en crear una impresión particular o tratar de obtener un resultado particular. Eso es *controlar*.

Hecho

En una encuesta reciente de Tantra.com en línea, 2400 personas respondieron a esta frase: hacer el amor con mi pareja es más que tan solo una liberación sexual; es una experiencia de unión de lo que yo considero el encuentro del espíritu o de las almas. De la mayoría de los encuestados, el 40 % respondió "frecuentemente"; 45 %, "de vez en cuando" y 15 %, "nunca".

En el sexo, como en las otras formas de comunicación humana, identificarse con alguien funciona. El control por lo general es contraproducente. A medida que va leyendo el libro, usted encontrará muchos ejemplos de cómo funciona este principio. Aquí el objetivo es ayudarle a sentir ese sexo maravilloso aprendiendo a bajar la guardia, confiar en usted y, por último, confiar en la vida. Luego, la necesidad de controlar las cosas que no dependen de usted de todas formas cesará.

El supuesto básico de este libro

Todo libro o autor tiene un punto de vista, una serie de supuestos básicos que subyacen a los principios y prácticas sobre los cuales el autor escribe. Todos ponemos nuestra historia, educación y experiencias personales sobre la mesa cuando hablamos o escribimos.

El primero y más importante supuesto en este libro es que la vida es un regalo precioso que a cada persona le ha sido encomendada desde su nacimiento. Usted fue dotado de un cuerpo, una mente y una serie de circunstancias (recursos y limitaciones) para trabajar con ellos. De usted depende utilizar lo que tiene para sacar el mayor provecho de lo que ha recibido. El propósito de la vida es la autorrealización: entender su verdadera naturaleza y potencial.

¿Cómo se relaciona esto con el sexo?

El sexo es un aspecto vital de la existencia que puede resultar en vida nueva y en una experiencia profunda de unidad de la pareja. Como tal, tiene el potencial de permitirle a usted tomar parte de la naturaleza divina de la creatividad, que incluye tanto la procreación (dar a luz a un hijo) y la cocreación (dar a luz a ideas, productos, servicios u obras de arte nuevas). ¡El sexo también puede ser fuente de placer, goce y diversión!

Las experiencias de la vida son la hoja de vida que le permite a usted aprender acerca de su verdadera naturaleza y desarrollar sus regalos y talentos innatos. Si la vida es una escuela, el sexo y las relaciones íntimas son el curso avanzado.

Si usted les da la bienvenida a estas lecciones como oportunidades para aprender acerca de usted y de expandir su capacidad de manejar la vida con creatividad, entonces será feliz la mayor parte del tiempo.

Información esencial

La vida opera con base en el principio del beneficio mutuo. Una relación, como sistema viviente, es un buen lugar para experimentar este principio. Cuanta más atención de alta calidad le aporta a su relación, más beneficios de alta calidad recibirá.

La honestidad es un requisito previo para la intimidad

Si usted desea una relación íntima y no superficial, la honestidad total es indispensable. Si usted mantiene secretos ante su pareja, está afirmando que no puede confiar en que esta persona tenga las mejores intenciones con usted. Si no confía en una persona, pregúntese: "¿Por qué quiero tener sexo con esta persona?". Si hay desconfianza, entonces es bueno ser honesto con ello. Muchas veces la comunicación honesta revela sus propias proyecciones, carga o temores recurrentes que vienen desde la infancia. Poder expresar estos temores de manera honesta puede ayudarle a superarlos.

Sus sentimientos de desconfianza revelan más acerca de usted que de su pareja. Por eso es bueno compartir lo que usted siente y piensa, para que así pueda descubrir las capas ocultas de la verdad sobre usted que pueden estar subyacentes en sus sentimientos hacia su pareja. Hay veces que el temor de decir la verdad se basa en creencias falsas aprendidas en la infancia. Ahora que es adulto, es hora de actualizar sus sentimientos sobre lo que realmente está bien y lo que es realmente peligroso.

Tomar riesgos trae confianza

Si usted teme hacer algo que realmente quiere realizar, por lo general está bien tomar el riesgo y hacerlo. De pronto, primero quiere evaluar el riesgo antes de tomarlo, pero generalmente el riesgo resulta un daño para su ego y no para su ser esencial. La mayoría de los riesgos interpersonales no ponen en peligro la vida.

Recuerde que el temor no es una señal que le indica que debe retroceder, sino más bien una señal que le indica que está entrando en territorio desconocido. Si toma el riesgo y sobrevive, y con toda seguridad sobrevivirá así las cosas no salgan como las había esperado, su confianza crecerá.

Usted es el responsable

Usted es el responsable de sus propias experiencias. Todo lo que usted siente o piensa acerca de otra persona es el espejo de la posición en la que se encuentra. Si alguien hace algo que le causa molestia, usted es el responsable de sus sentimientos por estar molesto. De la misma manera, cuando se siente satisfecho con algo que su pareja hizo, usted también es responsable de eso. Y de igual forma, él o ella no hacen que usted "esté" molesto.

Su amante o pareja no es responsable de su placer. Es usted. Aprender todo acerca de su propio cuerpo —lo que le gusta, cómo reacciona y cómo expresar lo que desea— es un factor esencial para alcanzar un sexo maravilloso. Culpar a su pareja por no producirle sus orgasmos, o no hacerlo "bien", no lo llevará a ningún lado. Ármese de valor para aprender a pedir lo que usted desea de una manera sencilla, cariñosa y honesta.

Información esencial

Decir que usted es el responsable de ninguna manera implica su culpabilidad o que es error suyo. Los conceptos como "culpa" y "error" son fabricaciones de la mente. Ellos representan los intentos de la mente de querer controlar por medio de "entender" lo que sucedió. No son reales.

La identificación con la persona es el premio

La única vez que una relación realmente funciona es cuando ambas personas están en el aquí y en el ahora. Este principio se manifiesta más dramáticamente en el sexo y haciendo el amor. Si su mente está en otra cosa, usted no puede establecer un contacto auténtico. Estar presente es un requisito previo para alcanzar un sexo grandioso. Y el sexo grandioso es el sendero para una mejor presencia. Si practica los ejercicios y las recomendaciones de este libro, tendrá las herramientas que necesita para estar más presente durante el acto del amor en cada momento de su vida.

El placer es su derecho de nacimiento

Nuestros cuerpos son instrumentos del placer que necesitan tocarse para permanecer a tono. ¿Por qué la naturaleza lo habría dotado de zonas erógenas si usted no estuviera destinado a hacer algo con ellas? Cuando se aprende a tocar ese instrumento, con todo el conocimiento que usted puede desarrollar, usted entrena a su cuerpo para recibir grandes cantidades de placer. Cuando usted sabe cómo recibir, su perspectiva sobre el mundo cambia: comienza a ver el mundo como benévolo y confiable. Entonces usted devuelve esa energía a las personas que forman parte de su vida.

La aventura que le espera

El objetivo de este libro es brindarle a usted una fuente de información y una inspiración. Este cubre un amplio contenido sobre anatomía, intimidad, descubrimientos recientes y técnicas sexuales y sensuales divertidas. Las buenas relaciones y el buen sexo van de la mano, así que encontrará ambos temas en este libro.

Usted se dará cuenta de cómo actitudes del pasado pueden bloquear el placer y la autoexpresión honesta. Tendrá la oportunidad de autoevaluarse para que pueda obtener una visión actualizada de sí mismo de modo que no actúe según una imagen suya anticuada. Usted obtendrá ayuda para comprender en dónde se encuentra actualmente y para desarrollar un plan en la dirección que desea tomar. Usted tendrá mejores herramientas para decidir lo que usted quiere de la vida.

¡Alerta!

Transformar algunas de sus experiencias sexuales en rituales sagrados ayudará a que sus cuerpos recuerden el evento. Esto generará que usted quiera vivir más experiencias sexuales y sensuales, lo que producirá un ciclo de retroalimentación que le servirá de apoyo. La vida entonces se convertirá en algo fresco y vivo.

Créalo o no, el sexo es uno de los regalos más hermosos de la vida. Puede ser un excelente maestro. Aunque puede estar contaminado de ansiedad y estrés, también puede ser sencillo, divertido y relajante. Si desea descubrir su máximo potencial para alcanzar un sexo maravilloso, confíe en sí mismo y no tema probar algo nuevo. Si lo hace, tenga la seguridad de que su capacidad de volver a la vida y de alcanzar el placer crecerá. Por lo menos este libro lo llevará a tener las citas más fabulosas de su vida. Empléelo bien y disfrute.

Capítulo 2
Historia y mitología

S aber de dónde viene usted le puede ayudar a ver hacia dónde se dirige. Puede ser instructivo ver el sexo y el amor desde la perspectiva de la historia. Nuestra naturaleza biológica, el papel que desempeña la religión, las estructuras familiares y las restricciones de la cultura han tenido un efecto en la historia del sexo y del amor.

Una breve historia del sexo y del amor

El sexo ha estado en nuestra mente y en nuestras entrañas desde siempre, a lo largo de toda la existencia humana. Aunque la mayoría de nosotros nos identificamos con el sexo desde nuestra relativamente limitada perspectiva, han existido muchas actitudes cambiantes a lo largo de la historia. Incluso en la actualidad hay un amplio espectro de aceptabilidad cuando se habla de la sexualidad humana.

Al comienzo de la civilización

Al principio los humanos no sabían que el esperma del hombre era el que fertilizaba el óvulo de la mujer para crear un bebé. No importa si creían que eran los dioses, espíritus o la propia mujer quienes creaban al bebé, ellos nunca relacionaban el acto sexual con la procreación.

El núcleo familiar como lo conocemos hoy día no existía, y pocas sociedades humanas tenían relaciones monógamas como el matrimonio de la actualidad.

Se cree que muchas sociedades antiguas en realidad eran matrilineales o matriarcados, pero tan pronto como las culturas del mundo desarrollaron la escritura, el estatus de la mujer disminuyó considerablemente. Los hombres prevalecieron en la mayoría de los aspectos de la cultura con algunas pocas excepciones.

Hecho

Eros, el antiguo dios del amor, equivale a Kama, el dios del amor hindú. Psique o Soul son las contrapartes griegas a Shakti, la deidad suprema hindú.

India y gran parte del Lejano Oriente, aunque en esencia eran patriarcales, le daban a la mujer un importante estatus en comparación con otras culturas de aquellos tiempos. Ellos tenían la sexualidad femenina y el papel de la mujer en un concepto muy alto. La mujer era la iniciadora y la energía detrás de la fuerza de la vida sexual. En la cultura oriental, la sexualidad alcanzó el estatus en forma de arte.

Como resultado, los tratados antiguos de amor como el *Kama sutra*, el *Ananga Ranga* y el *Ishimpo*, comúnmente transmitidos por tradición oral, pasaron por escrito a las generaciones futuras.

Incluso en India y otros países del Lejano Oriente, la sexualidad en algún momento perdió su concepto sagrado y la sociedad se volvió más conservadora en cuanto al sexo.

En la Edad Media

Después de la caída del Imperio romano y la expansión de la cristiandad, la sexualidad se limitó a la procreación. El amor romántico y cortés de la Edad Media fue conocido por puro y piadoso. Los trovadores cantaban, recitaban versos y hablaban de su amor verdadero pero no hacían mucho más al respecto. Por primera vez en la historia, el sexo y la moralidad estaban convergiendo.

Sin embargo, la Iglesia cristiana puso muchas restricciones a la familia, al sexo y al nacimiento de bebés. Los teólogos más estrictos recomendaban la abstinencia los días jueves en memoria del arresto de Jesús; los viernes, en memoria de su muerte; los sábados, en memoria de la virgen María; y los domingos, en honor a la resurrección. Los lunes, martes y miércoles eran casi siempre días festivos religiosos y de ayunos, así que las relaciones sexuales también estaban vetadas en esos días. Si agregamos la Cuaresma (que dura cuarenta días y termina en Semana Santa), Pentecostés y Navidad, nos encontramos con todo un año de virtualmente nada de sexo.

Solo fue a finales del siglo XVII cuando Europa comenzó a transformarse. Al cabo de unos pocos años, la sanidad, la ciencia, las expectativas de vida y la familia nuclear comenzaron a florecer.

Información esencial

La religión institucionalizada desempeñó un gran papel en la formación de la pareja y la familia. A las parejas y a la sociedad se les impusieron grandes restricciones, resultado de los imperativos morales de aquel tiempo. Nuestra percepción moderna de que el sexo es un pecado surgió durante ese período.

La época victoriana y más allá

La época del pudor, la recreación controlada y la protección de los peligros existentes en el mundo puso a las mujeres de clase media en un largo período de retiro forzado durante la época victoriana. La menstruación fue considerada una incapacidad y el deseo sexual era algo inapropiado para una mujer virtuosa. Los hombres constituían el género superior. Y sin embargo, durante este tiempo de restricción, floreció la prostitución tanto en Europa como en Norteamérica debido a que los hombres preferían ir donde las prostitutas para no molestar a sus delicadas mujeres. Esta fue una época de un comportamiento virtuoso equivocado.

Luego de la Primera Guerra Mundial la mujer se encontró de lleno en el mundo moderno, tuvo mejores oportunidades de trabajo y un poco más de independencia. Alrededor de 1920, las mujeres en Gran Bretaña, Australia, Nueva Zelanda y Norteamérica ya podían votar. Ellas comenzaron a formar parte de la fuerza laboral y estaban ganando más independencia.

Liberación sexual

Este fue el comienzo del movimiento feminista y de la nueva liberación sexual para las mujeres. Gracias a las luchas del siglo anterior hemos logrado tener una perspectiva moderna y fresca. Hombres y mujeres están encontrándose en el laberinto de las relaciones nuevas y problemas de géneros y oportunidades que son el sello de la sociedad moderna.

Pregunta

¿Cómo ha cambiado su actitud hacia la sexualidad con el paso de los años? ¿Ha permanecido igual, se ha expandido o de pronto se ha reducido? Échele un buen vistazo a su historia sexual y evalúe dónde ha estado y hacia dónde le gustaría ir.

El sexo y la intimidad actual

En muchas formas el mundo parece haber acortado caminos en los últimos años. Con la llegada de la comunicación satelital, teléfonos celulares, computadores y el Internet, usted puede contactar a cualquier persona con tan solo chasquear sus dedos virtuales. Es una especie de intimidad pero no del tipo del cual deseamos obtener más.

La actitud abierta hacia el sexo y la sexualidad está floreciendo. Los medios impresos han desempeñado un gran papel en hacer que el tema del sexo sea más fácil de tratar. Revistas de amplios tirajes, tanto de hombres como de mujeres, compiten en las librerías con títulos que alardean las más recientes técnicas y secretos. Las entrevistas que tratan sobre relaciones y sexo están entre los programas favoritos de la televisión.

Sin embargo, el estrés de nuestros estilos de vida moderna nos empuja a desear más.

El crecimiento personal, la intimidad profunda y el acercamiento son algunos de nuestros más ansiados deseos.

La calidad de nuestras vidas muchas veces ahora es comparada con la profundidad de nuestra intimidad: intimidad con nosotros mismos, con nuestras parejas, nuestros amigos y nuestras familias.

Opciones de estilo de vida

En los tiempos que vivimos existen, más que nunca, diversas maneras de estar en una relación:

- El matrimonio.
- El celibato (nada de sexo).
- El matrimonio celibato.
- El matrimonio sin convivir juntos.
- La convivencia sin estar casados.
- La relación monógama sin estar casados.
- Monogamia en serie (estar casado o en una relación seria múltiples veces).
- Estar soltero pero sexualmente activo.
- La relación homosexual.
- El matrimonio polígamo (en grupo).

Hecho

La tasa de divorcios ha aumentado constantemente (hasta un 50 %) en las últimas décadas. Existen más matrimonios de segundas, terceras y cuartas instancias y tienen menos estigmas que en el pasado.

En particular los occidentales están siendo más tolerantes en cuanto a diversos modelos de relaciones de parejas, a medida que crece la población, y diariamente vemos noticias acerca de los diferentes grupos que luchan por la libertad de elección.

A pesar de que existen algunas religiones que luchan con preguntas de aceptación de relaciones no tradicionales, de igual manera también están atravesando cambios en ese campo.

Los símbolos del sexo y de la regeneración

Los hombres antiguos tenían muchos símbolos para el sexo, la reproducción, la familia y el amor. El arte de hace 35 000 años hasta el de la edad moderna muestra la importancia del sexo, la procreación y el amor en nuestras vidas. El sexo ha sido reconocido como *la fuerza* que controla el universo y que programa nuestras vidas, tanto biológica como emocionalmente.

El triángulo con la punta hacia abajo con una pequeña raya vertical en la parte inferior ha sido empleado como símbolo de la vulva y de los genitales femeninos desde el comienzo de la historia de la humanidad. Su símbolo en forma de triángulo se ha visto en dibujos encontrados en cavernas y piezas talladas por todo el mundo. Fue el primer símbolo de palabra escrita para "mujer" utilizado por los sumerios alrededor del 3500 a. C.

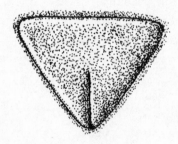

▲ Símbolo antiguo de lo femenino

El falo ha sido venerado por miles de años como símbolo de todo lo que es masculino. Desde megalitos antiguos de piedra, dibujos en cavernas y objetos creados como ayudas sexuales, el símbolo del falo sigue vivo hoy día. Tan solo necesitamos observar nuestros rascacielos modernos, misiles y monumentos para ver lo persuasivo que es el falo.

Los ojos, las ventanas del alma

Se puede decir que los ojos también son un símbolo sexual. Con toda seguridad son los grandes aliados del amor. Las filosofías antiguas ven el ojo abierto como una metáfora de una vida abierta y un corazón desplegado. Se dice que los ojos son "la sede del alma" y la puerta del corazón. La intimidad, o el acto de mostrar el propio ser a otra persona, tiene un camino directo a través de los ojos.

Lo que dicen los ojos

Los ojos nos dicen las verdades que la lengua no dice. El 80 % de la energía personal que proyectamos a las otras personas pasa por los ojos. Los humanos apartan sus miradas cuando no dicen la verdad del todo o cuando se sienten indispuestos. Cuando las personas se sienten apenadas tienden a apartar la mirada.

Con los ojos usted puede ser coqueto e invitar a la persona con la mirada, retirarla para luego volverla a mirar. Usted puede provocar dolor y sufrimiento con sus ojos; puede fijar la mirada sobre otra persona como un juego para ver quién es la que primero se rinde y mira hacia otra parte. Y si necesita de espacio privado, simplemente aparta su mirada.

Preste atención a sus ojos

Para ganar una mejor apreciación consciente de cómo usar sus ojos, preste atención durante los días siguientes al modo en que los utiliza. Observe si usted trata de no responder a las miradas intensas de otra persona. Observe cuándo lo hace y cómo lo hace sentir. Trate de brindarle toda la atención a la persona con la cual está sosteniendo una conversación manteniendo los ojos bien abiertos y atentos. Observe si estas personas se sienten más cómodas y relajadas con usted.

Cariño, deja las luces encendidas

Para fortalecer su intimidad y conexión con su pareja, mantenga las luces encendidas mientras hace el amor. Las luces deben ser suficientemente suaves pero claras para que cada uno de los dos se pueda ver bien. Traten de estar acostados mirándose el uno la otro y simplemente obsérvense por unos minutos (también pueden practicar este ejercicio sentados).

Esto le puede resultar difícil de hacer, pero no desista y practique con frecuencia. Integre este ejercicio cuando haga el amor. Vea la belleza dentro de la persona con la cual se encuentra. Pronto se preguntará cómo ha podido tener relaciones sexuales sin los ojos abiertos.

Hecho

El anatomista italiano Falloppio inventó los condones en 1500 como una forma de prevenir el contagio de la sífilis; mucho más tarde, los condones empezaron a usarse para prevenir el embarazo.

Que sus ojos expresen la emoción

Utilice sus ojos para coquetearle a su pareja o a alguien de confianza. Usted puede crear un juego consciente retándose el uno al otro a expresar ciertas emociones. Pídale a su pareja que exprese por medio de sus ojos diferentes emociones asociadas al éxtasis, el deseo, la necesidad, el coqueteo y la pasión. Luego hágalo usted. Utilice algunas de estas expresiones cuando esté haciendo el amor.

Ingiera los sentimientos expresados

Recibir información a través de los ojos es tan importante como dar información con los ojos. Mantenga la mirada y deje que sus ojos se muestren cálidos y receptivos. No hay necesidad de reaccionar, levantar las cejas, fruncir el ceño. Solo deje que las cosas sucedan. Permita que su pareja entre. Respire profundamente y relájese. Desarrolle la capacidad de suavizar a un nivel mucho más profundo.

El mito de Eros y Psique

El mito griego de Eros y Psique demuestra la profunda conexión entre el amor, la sexualidad y el alma. Nos puede enseñar, incluso en la actualidad, acerca del viaje del alma que exige la intimidad profunda. Es una historia de amor, confianza, madurez y lecciones aprendidas en el proceso. Esta historia es tan universal que hoy nadie puede verdaderamente amar sin haber aprendido estas lecciones.

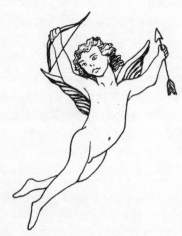

▲ El joven Eros también es conocido como Cupido, el muchacho pícaro cuyas flechas hacían que las personas se enamoraran.

De acuerdo con la mitología griega, Eros era el hijo de Afrodita, la diosa del amor sensual. Psique era la menor de tres hijas y se dice que su belleza competía con la de Afrodita. Por esta razón, Afrodita sentía celos y le pidió a Eros que Psique se casara con un monstruo para que la devorara. Pero Eros se clava una de sus propias flechas y se enamora perdidamente de Psique.

Eros luego la lleva a un jardín de un hermoso castillo y la visita solo por las noches. Le advierte a Psique que no debe mirarle la cara y que, si lo hace, la abandonará para siempre. En algún momento Psique desobedece y mira a Eros y entonces es abandonada. Pero para entonces Psique ya estaba embarazada. Con el tiempo, Psique busca a la madre de Eros, Afrodita, la mujer que la odiaba a causa de su belleza y quien pensaba que estaba muerta. (¿Cuántas veces una madre piensa que la mujer que su hijo ha escogido no es digna de él?)

Afrodita le dio cuatro tareas a Psique que debía cumplir. Las tareas eran tan difíciles que Psique no tenía más opción que desistir de cumplirlas. Pero de alguna forma la naturaleza siempre acudía en su ayuda y le ayudaba a cumplir las tareas.

En la cuarta y última tarea, Psique cayó al suelo como muerta y Eros por fin "despertó" de su estupor y la salvó llevándola donde Zeus. Zeus ayuda de tal forma que no interfiera con su hija, Afrodita, y él hace que Psique (el alma) se vuelva inmortal, y tanto ella y Eros tomen su lugar entre los dioses. Ellos han experimentado la pérdida, la separación de los padres y han madurado. Han encontrado el verdadero amor profundo, confiable y compasivo, sin embargo han tenido que atravesar un "juicio de fuego" para llegar hasta ahí.

Quédese al lado de su hombre (o mujer)

El reto actual es superar el juicio de fuego. En esta cultura de "primero yo", la voluntad de pasar la prueba de fuego y salir al encuentro del amor verdadero tiene muchos obstáculos. Siempre existe otra mujer, otro hombre u otra relación en caso de que la que tiene no "funcione".

¡Alerta!

Si usted sostiene una relación afectiva y usted ama el sexo, es porque siente que está recibiendo lo que desea: intimidad profunda y consciente. Si usted es adicto al sexo, solo por el lado físico, seguramente es porque le teme a la intimidad.

Sin embargo, por lo general, una relación tras otra solo lo llevará de una persona a otra. Las mismas luchas, quejas y problemas surgirán en cualquier momento. Si usted escoge sabiamente y se encuentra en una relación en la que nadie abuse del otro, ¿por qué no tratar de luchar y de crecer juntos? Este libro está dedicado a ayudarle a usted a aprender más y a divertirse a lo largo de ese sendero.

Capítulo 3

El cuerpo hermoso

Las culturas antiguas, que tenían un concepto positivo de la sexualidad, creían que el cuerpo era un templo. Usted recibe su cuerpo para cuidarlo en esta vida. ¿Si no lo cuida bien, entonces quién lo hará? Usted está en su mejor punto cuando tiene salud, es feliz y equilibrado. Y, claro, cuando se tiene un cuerpo sano, ¡se tiene sexo maravilloso! Es más, el entrenamiento físico es uno de los factores que contribuyen positivamente a la experiencia sexual tanto del hombre como de la mujer.

La imagen del cuerpo en nuestra cultura

En la actualidad, incluso las supermodelos se quejan de la imperfección de sus cuerpos. Si ellas no pueden aceptar sus cuerpos, ¿cómo lo hacemos el resto? Los hombres y las mujeres son bombardeados con imágenes del cuerpo perfecto. A las mujeres se les dice que deben meter la barriga, usar tacones altos para lucir más altas y delgadas y usar ropa ceñida al cuerpo. Una de las razones por la cuales las culturas occidentales tienen enfermedades como la anorexia es porque nosotros les enseñamos a nuestras jóvenes que solo vale ser delgada.

Información esencial

La autoconciencia y las dudas sobre su ser se interponen a la expresión sexual total. Ellas pueden ocupar su mente y alejarlo de poder concentrarse en las sensaciones físicas que le proporcionan placer. Muchos se pierden y se sienten ansiosos, entonces preguntan si son suficientemente "buenos" o "bastante buenos". ¡No caiga en esta trampa!

Para algunos de ustedes será un proceso largo poder dejar las actitudes negativas que han heredado acerca del placer corporal durante la infancia. Seguramente no fue animado a aprender sobre su cuerpo y lo que le trae placer. Cuando usted "se tocaba", alguna persona mayor vendría a retirarle la mano de "allá abajo".

Algunas personas recibieron un refuerzo negativo más doloroso. Usted puede estar cargando culpa y vergüenza relacionada con sus sentimientos sexuales, deseos y acciones. Su cuerpo, su mente y sus emociones pueden estar cargando esos recuerdos físicos de aquellos dolores. Es importante comprender que los dolores y las injusticias que ha podido experimentar a temprana edad pueden impedir que su sexualidad y sensualidad se expresen plenamente.

Aprenda a amar su cuerpo

Cuando hombres y mujeres aman sus cuerpos, ellos se alimentan bien, hacen ejercicio y se mantienen saludables sin preocuparse de los detalles. Pero llegar a ese nivel de aceptación y amor para nutrir el templo de su cuerpo puede ser un reto para usted. Su historia familiar, el estrés de la vida moderna y los ideales perfeccionistas que usted conserva pueden prevenirlo de alcanzar una aceptación total. Una vez haya detectado sus actitudes negativas hacia su cuerpo y comprendido cómo las adquirió, usted puede comenzar a amarse a sí mismo.

Puede comenzar a cambiar sus actitudes negativas aprendiendo a amar su cuerpo ahora mismo. Si lo hace, entonces no tendrá que preocuparse cuarenta años más tarde cuando tenga que decirse: "¿Por qué no me amé tal como era?". Comience ahora.

¡Alerta!

Nunca permita que alguien critique su cuerpo. Está bien pedir consejo y alguna opinión, pero no está bien que alguien le critique alguna parte de lo que es usted. Emocionalmente hablando, es peligroso permitir que alguien le imponga qué está bien o qué está mal con su propio cuerpo.

Comience prestando atención a las veces que usted se preocupa por lo que su amante pueda estar pensando de su apariencia física, sea el busto, las caderas, la barriga (si es mujer), o el pene, los músculos o el pelo (si es hombre). Preste atención a cómo usted habla mal de su cuerpo. Y comience a cambiar. Dígase a sí mismo cuánto aprecia su cuerpo. Cuando aprecia los dones que ha recibido, el viaje hacia el aprendizaje de amar su cuerpo y de honrar su templo—tal como es—puede comenzar.

Ejercicio de imagen de cuerpo

Cuando se dé cuenta de que usted mismo es la persona que está restringiéndose, puede volver a empoderarse y disfrutar de su libertad. Si decide que como adulto no está de acuerdo con algunas cosas que le fueron enseñadas cuando niño, usted puede tomar la decisión de reclamar nuevamente su vitalidad y su capacidad de obtener placer corporal.

A continuación veremos un ejercicio sencillo que le será de mucha utilidad en todas las áreas de su vida:

1. Cree una imagen en su mente de una situación o momento en su vida cuando se haya sentido muy bien consigo mismo. Usted se siente poderoso, inteligente y capaz.
2. Cierre los ojos y respire profundamente inhalando aire hasta su estómago por unos minutos mientras experimenta esa sensación. Siéntala plenamente e inhale.

3. Ahora, imagínese que está sintiendo lo mismo acerca de su cuerpo: que es fuerte, saludable y hermoso. Ingiera este sentimiento y báñese en él por unos minutos.

En un capítulo más adelante, usted verá cómo entrenarse para aumentar el placer que siente en sus muchas zonas erógenas, pero por el momento debe saber que este ejercicio pequeño, si lo practica, mejorará su vida sexual considerablemente. ¡Practique amarse a sí mismo!

Es necesario cuidarse

Cuando considere su cuerpo un templo, usted lo honrará y lo tendrá como algo sagrado. Cuando usted se siente sagrado y honrado, se sentirá bien consigo mismo. Y cuando usted se siente bien, hará posible que llegue su máximo placer sexual.

Hoy vivimos en un mundo cada vez más agitado. Todos queremos más tiempo. Las mujeres tienden a ponerse últimas en su lista de prioridades. Estamos hablando de los niños, de la cena, de la oficina, de la ropa que hay que lavar y tantas otras cosas: la lista es interminable. ¿Pero quién se ocupa de la persona que lo hace todo? Esta persona debe cuidarse a sí misma porque si no, no podrá cuidar de nadie más. Como persona encargada de otras personas, todos dependen de usted, por tanto debe cuidarse.

Y para los hombres tampoco es fácil. Los hombres de hoy día tienen vidas muy diferentes a las que tenían aquellos de hace una generación. Usted tiene que viajar distancias más largas para llegar al trabajo. Si tiene hijos, seguramente estará asistiendo a más eventos escolares y a más actividades deportivas con ellos que su padre.

Un mayor porcentaje de mujeres trabaja hoy día, por tanto probablemente estará ayudando a llevar a sus hijos a los diferentes sitios, con las compras y otras labores relacionadas con los quehaceres de la casa. Es una vida sumamente activa. Sacar tiempo para usted muchas veces será lo último en la lista.

Aquí le damos un consejo relacionado con el manejo del tiempo: todo se basa en establecer prioridades. Sí puede haber tiempo para las cosas realmente importantes, si las programa bien. Si usted marca en su calendario las reuniones, fechas para proyectos, eventos sociales, trabajo y su programa favorito de televisión, entonces, ¿por qué no programa un baño prolongado y sensual en la bañera? Valórese a sí mismo así como valora esas otras cosas.

Saque tiempo para usted e inclúyase en su calendario. Pronto se convertirá en un hábito.

Información esencial

Tome un baño prolongado. Ponga música. Lleve una copa de vino espumoso. Agregue unas gotas de aceite esencial al agua de la bañera; póngale jabón de espuma. Añada unos pétalos de rosa frescos de su jardín. Cualquiera de estas cosas son muy simples de hacer y lo relajarán y lo harán sentir especial.

Hágase un pedicure. Haga ejercicios de estiramiento o yoga. Présteles un poco de atención a sus pies. Después de todo, ellos son su soporte. Busque algo que para usted sea "especial" y saque tiempo para hacerlo. Todos en su vida estarán más felices cuando lo haya hecho.

Ensaye otro ejercicio de imagen de cuerpo

Encuentre una hora en el día para usted, un tiempo para encontrar tranquilidad y paz. Tome una ducha o baño. Lávese con cariño y verdaderamente sienta la piel de sus muslos, su pecho, sus nalgas y su cara. Permita que las puntas de los dedos de sus manos se muevan lenta y suavemente sobre su piel. Sus dedos deben estar disfrutando las caricias que le hacen a su propio cuerpo. Séquese con una toalla y póngase una bata cómoda.

Diríjase a la habitación que tenga el espejo más grande en su casa y:

1. Mire suavemente hacia el reflejo de sus ojos por un momento. (Esto le puede parecer difícil, en especial para los hombres, pero no le tema).

2. Regálese una sonrisa amable a sí mismo. Respire profundamente.

3. Abra la bata y observe su cuerpo lentamente, con atención y concentración. Fíjese en todas las partes que a usted le agradan. ¿Por qué le agradan esas partes? ¿Es porque algún amante le ha dicho que le gusta esa o aquella parte?

4. Haga un inventario de los lugares y partes que a usted le gustan y las razones por las cuales le gustan. Ahora, ¿cuáles son las partes con las cuales usted no se siente bien? ¿Por qué? ¿Qué tienen esas partes y lugares que a usted no le gustan? ¿Puede identificar las partes que realmente no lo satisfacen o más bien su juicio ha sido afectado por los estereotipos culturales de cómo "supuestamente" debe verse?

5. Si usted tiene alguna queja acerca de su cuerpo, dígala en voz alta. Repítala, dígala cuantas veces sea necesario para que usted comprenda que tan solo son quejas. Comenzamos a sentirnos un poco ridículos cuando repetimos la queja una y otra vez. Hágalo ahora y con ánimo: ¡quéjese, quéjese y quéjese!

Cuando haya terminado, pregúntese cómo se siente. Muchas veces al simplemente expresar un sentimiento uno ayuda a disolverlo o a cambiarlo. ¿Puede usted observar su cuerpo con un poco más de aceptación y amor? Permanezca otro momento mirándose al espejo. Relájese, sonría y agradezca el nuevo nivel de aceptación que ha ganado.

La capacidad de sentir placer

La realidad es que usted cuenta con las mismas partes funcionales que el resto de las personas, y eso es todo lo que se necesita para tener un sexo maravilloso.

En algunas culturas aman las nalgas grandes, otras aman los senos pequeños y otras prefieren a los hombres que no sean velludos. No importa qué se requiere para aparecer en la revista *Vogue* hoy día. Usted tiene lo que tiene y su amigo/a tiene lo que tiene.

Cuando usted se dé cuenta de esto, tendrá la libertad de estar en su cuerpo y de sentir lo que es capaz de sentir. Cuando comprenda que su mente es su zona erógena más grande, usted comenzará a pensar lo poco que realmente está sintiendo, y es ahí cuando usted comienza a disponer su cuerpo para su capacidad máxima de placer. Cuando ya no piense en las cosas que no lo satisfacen, entonces podrá sentir el placer máximo.

Presencia erótica

La presencia erótica, la manera como usted irradia su naturaleza erótica, es el componente clave del que algunas personas carecen. Esto no significa que usted se tenga que volver un apasionado, coqueto y seductor, pero sí que gane conciencia de su capacidad para el erotismo natural. La gracia, energía y confianza apuntan hacia una naturaleza erótica. Aproveche la oportunidad para darse cuenta de su estilo y de cómo puede desarrollarlo.

Si usted sale a bailar, suba un poco el reto. No se preocupe por las técnicas; láncese de lleno hacia los pasos y movimientos. Sea el baile mismo. Deje que la energía fluya a través de su cuerpo.

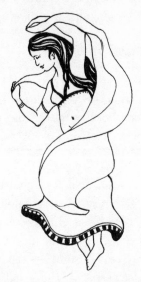

▲ Usted puede encontrar inspiración para el baile erótico en el arte de *raqs sharqi* o baile del vientre.

Si usted se siente cohibido con la presencia erótica, trate de bailar en la casa solo. Encuentre un tiempo y lugar donde pueda tener un poco de privacidad. Tanto para los hombres como para las mujeres, de pronto sea buena idea vestirse con pareos o algo que sea un poco *sexy*. Busque una pañoleta o sombrero o una bufanda con plumas que usted pueda ondear. Coloque música con buen ritmo y comience a moverse. (A los hombres les gusta algo de ritmo bueno y fuerte.) Usted también puede bailar delante de un espejo si así lo desea.

Haga movimientos ondulantes con su cuerpo

No censure sus movimientos: déjese llevar. Ensaye un movimiento nuevo. Mueva sus brazos. Siéntase ligero. Suelte su pelvis con movimientos ondulantes. Para hacer estos movimientos, párese con los pies un poco separados y doble sus rodillas. Relájese. Cuando comience con los movimientos, saque la cola y luego balancee suavemente sus caderas hacia delante. Cuando se sienta cómodo haciendo esto, deje que su cuerpo superior se mueva en ondulaciones. Su columna se soltará y las ondas subirán hasta su cuello y cabeza. Haga esto suavemente y, cuando lo repita, comience a suavizar los movimientos. Deje que su cabeza se suelte e incluya la acción natural de sus brazos. Siga la onda.

Esto es un excelente calentamiento para hacer el amor. Usted puede incluso querer bailar para su pareja. Pretenda ser bailarín de templo. ¿Qué otro juego sexual más erótico se podría imaginar usted?

Información esencial

Añada un poco de lencería al acto del amor. Las mujeres pueden vestir un sostén para escotes o un sostén de aumento, sobre todo cuando están en la posición de arriba. Los hombres pueden usar bóxers de seda o una camiseta tipo esqueleto mientras hacen el amor.

Con un poco de práctica será más fácil que se desinhiba. Comenzará a darse cuenta de otras áreas en su vida en donde puede aplicar la misma idea. El gran cambio se verá al hacer el amor; aparte de esto, un poco de presencia erótica le traerá energía a su vida. Encuentre oportunidades para estar lleno de gracia y seguro de sí mismo. Dese cuenta de cómo podría añadir picante a ese momento, en especial si su pareja va a beneficiarse.

Zonas erógenas

Todo su cuerpo es una gran zona erógena. El contacto con los folículos de su cabello y nervios de la piel corre hasta el cerebro y se traduce en sentimientos de placer erótico y sensual. Pero existen áreas que son más sensibles que otras; las zonas erógenas de su cuerpo se dividen generalmente en tres:

1. Zona erógena primaria (en primer grado): los tejidos de membrana mucosa que comprenden los labios, genitales y pezones. Esta área incluye el ano, el pene, los labios vaginales y la parte interior del tercio externo de la vagina. Hay muchos nervios y terminales de nervios muy cerca de la superficie de la piel. Estas áreas reaccionan fuertemente a las caricias.
2. Zona erógena secundaria (en segundo grado): está constituida por las partes que tienen poco vello y que muchas veces se encuentran en las regiones cerca de las áreas de tercer grado. Estas partes no son tan sensibles como la zona erógena primaria.
3. Zona erógena terciaria (en tercer grado): comprende las partes de la piel cubiertas por vello: sus brazos, sus piernas, parte del pecho, etc. Estas áreas tienen menos terminales nerviosas y están más dispersas, por eso son las menos erógenas. Pero de todas formas, las puntas de los folículos

de los pelos debajo de la piel ayudan a estimular las terminales nerviosas que están debajo, cerca de ellas.

Pregunta

¿Qué son las "zonas erógenas" y de dónde proviene este término?
La palabra *erógena* proviene de Eros, el nombre del dios griego del amor erótico, y *genos* es un sufijo que significa "produciendo" o "generando". Entonces las zonas erógenas son las áreas que generan amor erótico.

Los humanos necesitan ser tocados desde el momento en que nacen para ser individuos saludables. Nuestros nervios y piel cada vez son más hábiles sintiendo a medida que nos desarrollamos. Este proceso puede expandirse durante toda la vida. Usted siempre tendrá la habilidad de aumentar su capacidad para sentir el placer del tacto.

La clave para la caricia maravillosa

Un ingrediente clave para la caricia maravillosa es la siguiente regla: la mano que está acariciando debe sentirse tan bien (o mejor) que la parte del cuerpo que recibe la caricia. En otras palabras, el que da debe sentir el mismo placer que el que recibe. Piense acerca de esto: es un concepto primordial. La próxima vez que usted acaricie a una persona con placer, piense en las puntas de sus dedos. ¿Están sintiendo placer? ¿Qué se puede hacer para aumentar ese placer?

Cuando comience a prestar atención a esto, usted se dará cuenta de que puede realmente disfrutar siendo la persona que da. Encontrará nuevas formas para la caricia que ampliará la experiencia para los dos. Esta sencilla práctica transformará la caricia sensual para usted y para su pareja. También funciona cuando la persona que da y la que recibe es la misma persona. Ensaye por diversión; sea delicado y juguetón.

El placer de la caricia

Aquí veremos un ejercicio divertido para aumentar el placer erótico y físico a través de la caricia. Usted puede hacer esto solo o con una pareja en una noche de experimentos eróticos. Si lo hace con una pareja, involucrará la actividad sexual directa. Si lo hace solo, usted puede acariciar sus genitales con una mano y estimular las otras zonas erógenas con la otra mano.

La idea de entrenamiento detrás de toda esta práctica es establecer conexiones nuevas y más profundas entre la excitación que usted siente en su área genital con otras áreas de su cuerpo. Por ejemplo, veamos este ejemplo básico. Mujeres, conectemos el placer que usted siente en su clítoris con sus pezones. Mientras que usted o su pareja estimula su clítoris hasta lograr la excitación, masajee sus pezones en la forma que más le guste. Esto puede ser oralmente o con los dedos y manos de cualquiera de los dos.

¡Alerta!

Si usted hace este ejercicio con una pareja, asegúrese de hacer saber qué se siente bien y qué no se siente bien para usted. De pronto es bueno leer el ejercicio de comunicación en el capítulo 17 para asegurar que le va a sacar el máximo provecho a esta actividad.

Hombres, ustedes estarían estimulando su pene y sus pezones. Si lo está haciendo con su pareja, permita que su pareja estimule su pene y usted puede excitar sus pezones o cualquier área que usted elija. Recuerde respirar desde lo profundo de su vientre. Mantenga esta estimulación. Hágalo hasta llegar a la excitación. Respire la energía de placer hacia adentro.

Luego, siga con la estimulación genital pero cambie a otra zona erógena. Conecte cada área nueva con la excitación genital directa que está sintiendo. Algunas áreas funcionarán mejor que otras, pero recuerde que cada centímetro de su piel está cubierto de terminales nerviosas y pueden aprender a sentir más placer.

El área entre sus dedos de la mano y de los pies también son exquisitamente suaves y sensibles cuando se tocan leve y juguetonamente.

Más áreas erógenas

A continuación veremos algunas otras zonas erógenas sobre las cuales se puede concentrar mientras realiza este ejercicio:

- Los senos y las axilas.
- Los pies y sus dedos.
- Las nalgas y el ano.
- La parte interior y exterior de los muslos.
- El cuello, las orejas y la cara.
- Los gorditos de la cintura y la cadera.
- La parte trasera de las rodillas y la interna de los codos.
- Los dedos de la mano y las muñecas.

Información esencial

Deje que su imaginación vuele, pero sea respetuoso de su pareja y de las cosas que le gustan y las que no. Recuerde pedir permiso para tocar las áreas que usted considere que sean riesgosas o muy sensibles.

Trabajando en sus zonas erógenas de segundo y tercer grado, usted está entrenando su cuerpo para sentir mucho más. Después de cierta práctica, puede ser mucho más factible alcanzar un orgasmo con solo succionar sus pezones. Tal como algunos de ustedes se pueden imaginar, las posibilidades son infinitas.

Cuando la respiración esté conectada a este ejercicio, también puede ser un medio para alcanzar el orgasmo. En algún momento, va a ser posible experimentar un orgasmo sin tener contacto físico respirando como lo hizo durante este ejercicio. Esto no es una locura, es más, es una práctica tántrica común. ¿Puede usted imaginarse el beneficio que esto tendrá para alcanzar un orgasmo si estimula los genitales?

Capítulo 4
La intimidad como viaje espiritual

La palabra *intimidad* viene del latín *intimatus*, que significa "hacerle saber algo a otra persona". Cuando usted le hace saber a otra persona sus sentimientos, sus deseos, sus fantasías y hasta sus molestias contribuye a tener una intimidad más profunda. Una relación sexual íntima es tanto un viaje para conocer a su pareja como un viaje para conocerse a sí mismo.

El manejo de los temores de la intimidad

Todo el mundo tiene uno o dos "temores favoritos". Para algunas personas es el rechazo. Para otras es el abandono o el engaño. Además existe el temor de ser malentendido o no ser escuchado y, claro, el temor que está en espera es ser sofocado o controlado por alguien. Estos temores se originan en la infancia, y cuando nos convertimos en adultos, los temores se las arreglan para entrar a nuestras alcobas.

Hecho

Una relación íntima sexual puede ofrecer un lugar seguro para poner al descubierto y confesar sus temores. A pesar de que esto no suena muy divertido, es algo muy importante que se debe hacer. Cuando usted pueda admitir y hablar de sus temores con su pareja, está tomando un primer gran paso hacia la sanación de la herida que lo condujo a desarrollar el temor la primera vez.

Reconozca su temor

Veamos este ejemplo: cuando Lila era niña, su mamá la ignoraba cuando ella pedía a gritos algo que quería. Como resultado, Lila llegó a la infortunada conclusión de que "no está bien pedir lo que yo quiero".

Ahora, en la cama con Steve, ella tiene la esperanza de que él acaricie su cabeza como parte del juego sexual de los dos. Pero ella no se atreve a pedirlo porque teme que él la ignore. Y como contramedida, ella trata de hacer caso omiso de su deseo y de solo disfrutar la sensación de las manos de Steve sobre otras partes de su cuerpo.

El problema es que Lila realmente no puede expresar su verdadero y más profundo deseo y, así, no puede estar del todo presente para disfrutar las caricias de Steve. Ella se encuentra en "su cabeza", preocupándose acerca de lo que debe hacer en vez de estar "en su cuerpo", disfrutando el momento actual con su amante.

Cuando usted tiene un sentimiento (o un deseo) que está tratando de apartar, este por lo general no se va. Esto aplica sobre todo a aquellos sentimientos relacionados con los temores que provienen de la infancia que necesitan tratarse y sanarse.

Conquiste sus temores

Si usted se encuentra en una situación similar a la de Lila, primero que todo debe decirse a sí mismo con delicadeza que las creencias aprendidas durante la infancia sobre lo que está bien o no no son ciertas. Eso era en aquel entonces, y estamos en el ahora. Cuando usted era pequeño y dependiente, sí producía bastante temor pedir algo y ser ignorado. Cuando era pequeño usted era completamente dependiente de las personas grandes para sobrevivir. Ahora usted es un adulto autónomo.

Si Lila le pide a Steve que acaricie su pelo y él la ignora, o si lo hace pero no de la forma que a ella verdaderamente le gusta, ella sobrevivirá. Entonces, la idea de que no está bien pedir lo que usted desea es una creencia vieja y anticuada, y llegó el momento de sanar o de superarlo. Si ella pide y no recibe lo que desea, por lo menos haber pedido la trae hacia el presente, tanto a ella como a su amante.

Información esencial

La sanación tiene lugar no tanto cuando se pide y se recibe sino cuando se pide y se descubre que el solo hecho de pedir es una autoconfirmación. La autovalidación o la autoconfirmación es lo que hacen los adultos. Esperar a que otra persona lo haga feliz es algo que hacen los niños.

Si usted se decide a tomar el riesgo y pide lo que desea, muchas veces es buena idea mencionar también que usted siente cierto temor asociado con lo que está pidiendo: que usted se siente indeciso y vulnerable por culpa de viejos temores que se encuentran en su mente. Si le hace saber a su pareja que sus temores están relacionados con usted y no con él, puede ayudarle a su pareja a no tomar sus sentimientos como algo personal.

Exprese sus preocupaciones en voz alta

Aquí veremos cómo puede sonar un favor íntimo: "Mi amor, me siento muy unida a ti, y también quiero que me toques de cierta manera, pero me da temor pedírtelo. Y sé que este temor es algo que tengo hace mucho tiempo y que siempre he tenido, mucho antes de habernos conocido. Entonces, yo quiero que tú me acaricies la cabeza así como estabas haciéndolo anoche mientras veíamos la televisión. Eso siempre me hace sentir muy especial cuando lo haces".

El hecho de expresar el temor en voz alta le ayuda a aceptarse tal como es usted. Y le ayuda a tomar menos en serio su temor y a superarlo. Después de expresar un sentimiento, por lo general ese sentimiento cambia. ¡Disfrute viendo cómo funciona esto!

Vulnerabilidad sexual

Si usted quiere tener buen sexo y sentir intimidad, la voluntad de ser vulnerable sexualmente es obligatoria. La mayoría de las personas se proyectan a sí mismas cuando se encuentran alrededor de otras personas. Esto aplica también para el sexo. Tendemos a ser cautelosos ante la posibilidad de que otros nos hieran, por esta razón y por si acaso, tratamos de formar una coraza alrededor de nuestros corazones. Y cuando la persona hace algo que nosotros asociamos con el rechazo, la crítica o cualquiera de los temores favoritos, decimos: "¡Lo sabía! ¡Sabía que esto iba a suceder! Menos mal que no me permití ser totalmente vulnerable, porque si no, estaría sufriendo aún más".

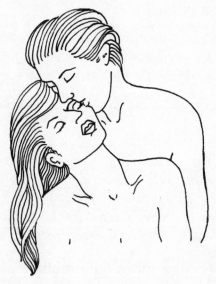

▲   Permitirse ser completamente vulnerable es la única forma de alcanzar la verdadera intimidad.

La entrega total a su pareja es un acto de mucha confianza. Es lo más importante que usted puede hacer por sí mismo si desea sanar sus antiguas heridas y comprender que usted ya es grande, que puede confiar en sí mismo para manejar cualquier cosa que le pueda suceder.

Ser completamente vulnerable también puede ayudarle a ver que el dolor que genera el comportamiento de otra persona en usted es información útil sobre lo que aún necesita para su sanación personal. El dolor puede destapar áreas en su inconsciente que necesitan actualización. Así que el dolor no es algo malo. Le enseña dónde debe concentrarse en su viaje hacia la plenitud.

¿Cuáles son sus áreas de potencial vulnerabilidad respecto al sexo y a la relación sexual? Para muchos, el área de "pedir lo que yo deseo" es el área más grande. Vimos una manera para manejar este temor con el ejemplo de Lila y Steve. Otra manera es simplemente pedir lo que desea mientras siente el temor, pero sin la necesidad de ser tan explícito. Ensaye con ambas formas. A veces una de las dos formas puede funcionarle mejor que la otra y, otras veces, el otro método es el que le hará sentir mejor.

¡Alerta!

Respecto a la intimidad no se trata de hacer cosas e ir a lugares juntos, sino más bien se trata de "estar" juntos. Las experiencias cercanas, confiar el uno en el otro, hablar, compartir dolores y frustraciones es la intimidad.

Deshágase de sus temores e inhibiciones

Existen otras maneras de ser vulnerable sexualmente. El solo hecho de permitir que otra persona vea exactamente lo que usted está pensando y sintiendo es un regalo hermoso para usted y su pareja. Algunas personas le temen a "no verse bien" cuando están en medio del acto pasional. Si usted siente este temor, por favor hable con su pareja acerca de ello. Seguramente van a tranquilizarlo y a asegurar que la mayoría de las personas se sienten honradas de recibir la confianza con ese nivel de vulnerabilidad de alguien a quien ellos aman. Otras maneras de practicar ser abierto y vulnerable:

- Mirarse a los ojos mientras estén en pleno calor apasionado.
- Decirle a su pareja exactamente cómo se siente lo que él o ella está haciendo.
- Hacerle saber a su pareja cuándo se siente insatisfecho o cuándo usted se necesita de mayor cercanía (sin culpar a su pareja por estos sentimientos).
- Pedirle a su pareja retroalimentación acerca de lo que usted está haciendo para darle placer a él o ella (con una actitud sincera de querer complacer).

Intente mejorar la intimidad

Usted puede crear intimidad entre usted y su pareja a través del esfuerzo y la práctica. Existen varios ejercicios que le ayudarán a aumentar la intimidad en su relación así como a aumentar su autoconocimiento.

Información esencial

Una relación íntima sexual puede hacer que usted se conozca más. Esta es la otra cara de la moneda de la intimidad: a medida que usted se acerca más a su pareja, descubrirá sentimientos, deseos, fantasías y, sí, también molestias que usted no sabía que sentía.

La creación de un espacio seguro y sagrado

Siempre que usted y su pareja tengan algo importante que hablar, es buena idea tener un lugar especial y separado en su casa como un espacio seguro y sagrado. A ese sitio usted se dirige para hablar de asuntos importantes. Para santificar este espacio, puede encender una vela, quemar incienso o "difuminar" hierbas que se queman. Siempre que entre en este espacio, así exista una desarmonía en el ambiente, entre con una actitud de estar abierto a lo *que sea*: disponibilidad de hablar o de escuchar lo que vaya a ser revelado.

Ayuno de palabras

Si usted y su pareja están planeando pasar el día juntos, trate de acordar estar completamente en silencio todo el tiempo. A algunas personas les gusta hacer sus ayunos de palabras mientras hacen caminatas largas en la naturaleza. Está permitido mirarse el uno al otro, tocarse, señalar, reír y cualquier otro tipo de comunicación no verbal, pero no se permite hablar o escribirse notitas. Este tipo de contacto puede ser una sensación maravillosa con alguien especial. Al finalizar el día, usted puede tener una conversación de cómo le pareció esta experiencia.

Asociación libre

Esta práctica se hace siguiendo una técnica de asociación libre utilizada por Sigmund Freud y otros psicoanalistas. Ustedes dos se acuestan sobre la cama o el piso en un nido cómodo de almohadas y cobijas que armó especialmente para esta ocasión. Permanezcan acostados ahí; pueden mirarse o mirar hacia otro lugar.

Cuando algo surja de su subconsciente, dígalo en voz alta. Puede ser algo relacionado con su situación actual, o puede ser algún recuerdo, sentimiento, pensamiento, deseo, alguna parte de un sueño, o una teoría. Siéntase libre de compartir todo lo que entra en su conciencia.

¡Alerta!

Cuando practique la asociación libre permita que haya suficiente espacio entre lo que se comparte. Y no se obligue a sostener una conversación regular, aunque si la conversación surge, déjela fluir.

Meditación

La meditación normalmente se practica solo, pero usted también puede hacerlo con su pareja, estando el uno al lado del otro, o mirándose mutuamente. Existen muchas tradiciones de meditación como la zen, la *vipassana* y la trascendental (MT). También existen distintas posturas recomendables, tanto sentado como erguido. Básicamente, la práctica tiene que ver con estar presente para cada uno y al mismo tiempo estar totalmente presente para usted. Algunas ayudas para encontrar la presencia consigo mismo pueden ser: prestar atención a su respiración, reconocer sus sensaciones físicas o repetirse un mantra a sí mismo en silencio.

Supere las diferencias

El viaje íntimo de dos personas hacia la plenitud inevitablemente está relacionado con las diferencias y los conflictos sobre esas diferencias. La comunicación abierta acerca de esas diferencias puede producir miedo, y eso es normal. Pero la comunicación abierta también puede ayudar a una expansión verdadera de cada sentido del ser individual, lo cual resulta en una sensación más profunda de unidad, no solo con cada uno, sino también con la vida. Para ilustrar cómo sucede esto, a continuación veremos la historia real de una pareja en conflicto que no sabe si seguir con su relación monógama o si adoptar un estilo de vida más abierto.

Paula tiene cincuenta años. Paul tiene cuarenta y seis. Han estado casados diez años; para ambos es el segundo matrimonio. Cuando se juntaron por primera vez acordaron tener una relación monógama, pero ahora las cosas han cambiado. Paul siente que "solo le quedan unos pocos buenos años" en cuanto a la vitalidad sexual. A lo largo de su vida solo ha tenido cuatro parejas sexuales y siente la necesidad de experimentar con otras relaciones.

Él también tiene la idea de que ser monógamo está matando la pasión y su sentido de vitalidad como hombre. Él sinceramente piensa que no es honesto de su parte pretender que está satisfecho con una sola pareja para el sexo. Él ama a Paula y disfruta lo que comparten juntos, pero siente que su atención sexual se desvía hacia otras mujeres.

Paula está destrozada y furiosa. Ella quiere permanecer monógama. Ella opina que el sexo es un acto sagrado y ella no ha sentido ningún deseo de tener otras parejas sexuales.

Información esencial

Si permanece en el inconveniente el tiempo suficiente para permitir que la diferencia exista en vez de apresurarse a tomar una solución prematura, usted será transformado por esa experiencia. Este cambio no se puede predecir. No adquiere la forma de tener que ceder o de hacer un compromiso, pero sí de expansión consigo mismo.

Como resultado, la pareja tiene un inconveniente. Paul siente con firmeza que él no puede ser sincero consigo mismo y al mismo tiempo permanecer monógamo. Además, él siente una empatía genuina por Paula. Le duele verla sufriendo. Paula se imagina que si Paul tiene sexo con otras mujeres, ella no podrá ser tan abierta y vulnerable con él. Ella confía en lo que Paul dice sobre sí mismo: que él se siente deshonesto pretendiendo querer estar en una relación monógama. Ella quiere que Paul tenga lo que desea, pero al mismo tiempo piensa que sería deshonesta consigo misma permaneciendo en una relación que no sea monógama.

¿Qué haría usted?

¿Si usted fuera Paul o Paula, podría imaginarse cómo se siente estar en tal aprieto? ¿Puede imaginarse sentir dos cosas contradictorias al mismo tiempo: el deseo de lo que usted quiere junto con el deseo de que su pareja tenga lo que él o ella quiera?

Muchas veces esto es lo que se siente al tener diferencias. Es como encontrarse en un callejón sin salida, como estar en un aprieto sin solución, sin saber si va a haber una solución.

Hecho

Algunas personas no soportan la tensión, entonces se apresuran a llegar a una conclusión como: "Yo me largo de aquí" o "Yo sé que no estoy siendo justa contigo, por lo tanto me voy". Sin embargo, cuando decide quedarse con su experiencia, usted llega a un nivel más profundo de lo que realmente es el conflicto. Puede ser muy doloroso, pero si una pareja puede quedarse con su dolor, de manera consciente, dará un gran paso hacia delante.

Una buena solución

En el caso de Paul y Paula, después de haberse quedado con su dolor e inseguridad por aproximadamente seis meses, ambos dijeron encontrarse en un estado de ego transcendental.

Paul descubrió que su necesidad de tener a otras parejas en realidad tenía que ver con una molestia no resuelta con Paula y con su madre. Después de expresar su molestia a ambas y de superarla, veamos lo que Paul tenía que decir acerca de esta experiencia: "Lo que yo creía que necesitaba para poder sobrevivir ya no tiene tanta importancia".

Paula también se echó un vistazo más profundo a sí misma después de haber estado con su dolor. Ella se acordó de algún momento en sus primeros años de casada cuando Paul rompió uno de los acuerdos que tenía con ella: un acuerdo relacionado con el dinero, no con el sexo. Una vez aclarado esto con Paul, cuando ya pudo expresar su resentimiento, se dio cuenta de que el "rompimiento de acuerdos" había sido como el gatillo tensionado durante toda su vida. Ella lloró y pasó un período de duelo por algunas de las decepciones que había sentido de niña. Después de esto, ella finalmente se liberó lo suficiente de esa carga vieja y pudo decir "me siento mucho mejor, el sentirme bien ya no depende de otras personas, es decir, si la relación se acaba estaré bien, aunque sigo queriendo estar con Paul".

Resultados como estos muchas veces se sienten mágicos o increíbles para las personas involucradas, cuando se acuerdan de dónde se encontraban antes de quedarse atascados.

Para muchas personas, el simple hecho de quedarse en el inconveniente, manteniendo sus diferencias por un tiempo, produce una expansión o transformación interna que les permite experimentar una sensación más profunda de lo que es real para cada uno de ellos.

Intente hablar de las diferencias

Para ayudarle a hablar de las diferencias, escoja un conflicto no resuelto entre usted y su pareja. Siéntase de frente a su pareja. Digamos que la mujer inicia el diálogo compartiendo algo que ella resiente sobre la otra pareja. Ella comienza a hablar con la estructura de frase "Yo estoy molesta porque…" y luego comparte sensaciones corporales, un diálogo consigo misma o cualquier cosa relacionada con la molestia. El hombre escucha activamente, reflexionando sobre lo que acaba de escuchar.

Pregunta

¿Qué significa escuchar activamente? Es una práctica de comunicación que le ayuda a estar presente con lo que su pareja le dice sin irse a la defensiva. También le permite saber a su pareja que usted trata de escuchar con precisión.

Luego, cuando la mujer haya dicho que se siente satisfecha con la manera como su pareja le prestó atención al escucharla, él comparte lo que está sintiendo en ese mismo instante. Él no debate el contenido del mensaje de ella. Su experiencia puede ser cualquier cosa que él sienta, piense o dice a sí mismo después de haber escuchado lo que dijo su pareja. La mujer escucha activamente y luego comparte su experiencia de ese momento. Ellos practican este ir y venir de información de cinco a diez minutos.

Una conversación como ejemplo

Veamos un ejemplo de cómo podría ser su conversación.

Dan: —A mí me molesta que tú no tomes más iniciativa en el sexo. Solo lo has hecho tres veces en los últimos seis meses. Siento una tensión en mi quijada y garganta. Y lo que me digo a mí mismo es que "Yo no soy una prioridad en tu vida".

Dora: —Tú estás molesto porque yo no tomo la iniciativa en el sexo. Tu quijada y garganta están tensionadas. Y lo que tú te dices a ti mismo es que tú no eres una prioridad en mi vida. ¿Fue eso lo que dijiste? (*Dan asiente con la cabeza*). Bueno. A mí me molesta que tú digas que yo nunca tomo la iniciativa en el sexo. Yo siento eso en mi cara y brazos y manos. Están tensos.

Dan: —Tú te molestas porque yo digo que tú nunca tomas la iniciativa. Tu cara y brazos y manos están tensos. ¿Te oí bien? (*Dora asiente con la* *cabeza*).Y yo resiento que tú digas la palabra"nunca".Yo no dije que tú nunca tomas la iniciativa.Yo dije que en los últimos seis meses lo hiciste tres veces.

Dora: —Tú dices que te molesta que yo diga"nunca", y que lo que realmente dijiste es que yo solo había tenido la iniciativa tres veces durante los últimos seis meses. ¿Lo capté bien? (*Dan asiente con la cabeza*).Y me siento triste. Me digo a mí misma que yo no soy tan buena en iniciar el sexo aunque me gustaría serlo.Yo me siento demasiado insegura en ese campo en el cual tú te sientes tan bien.

Dan: —Tú te sientes triste y piensas que no tienes la confianza suficiente en tu habilidad de tomar la iniciativa en el sexo. ¿Correcto? (*Ella asiente con la cabeza*).Y en este momento yo me siento más conmovido por ti. Me siento más relajado alrededor de mi estómago y mi corazón.

Dora: —¿Dices que te sientes conmovido por mí? ¿De verdad? (*Él asiente con la cabeza*).Yo siento que la tensión abandona mi cara, y me siento un poco más conmovida y más relajada también.

En este ejemplo, Dan y Dora al principio tenían resentimientos hacia cada uno y terminaron siendo menos duros con cada uno. Las cosas no siempre terminan de este modo, pero sí lo hacen con bastante frecuencia. Este tipo de cambio suele suceder cuando las dos personas están presentes y escuchan lo que uno de ellos acaba de decir y comparten sus respuestas del aquí y ahora. Poner especial atención a su propia experiencia y la de la otra persona permite que los sentimientos se vivan con más intensidad y puedan liberarse.Y a ambos les enseña a hablar sobre las diferencias.

Cómo superar conflictos prolongados

Si usted y su pareja tienen una larga historia de conflicto, sería bueno ensayar este ejercicio con otra persona o pareja que esté observando. Tener a un testigo o testigos le ayuda a permanecer dentro del ejercicio, lo que puede resultar bastante difícil de hacer. Las parejas están acostumbradas a eludir su experiencia actual y pasar inmediatamente a sus siguientes interpretaciones, generalizaciones, estereotipos, reacciones impulsivas y juicios autoprotectores acerca de cada uno. Es muy poco usual que las personas simplemente compartan sus experiencias actuales.

La conversación de Dan y Dora tuvo lugar entre dos personas reales en vez de interpretaciones de cada uno. Esto último sería algo como:"A ti no te importan mis necesidades. Te he dicho mil veces lo que quiero". (Esta es una interpretación seguida de una generalización)."Bueno, ¡a ti tampoco te importan mis necesidades! Nunca me tratas con respeto". (Otra interpretación y otra generalización). ¿Le suena conocido?

¡Alerta!

Si el dolor o tensión de hablar de las diferencias es demasiado grande, está bien si se pospone el tema por unos días o incluso semanas y más bien acordar una fecha en el futuro para hablar de esto.

Bueno, si usted ha estado casado por varios años, ¡seguramente sí le suena conocido! Los compañeros que han estado juntos por un tiempo tienden a esconder las situaciones verdaderamente dolorosas y hacen interpretaciones, generalizaciones, comparaciones y evaluaciones. Aparentemente esperan que este tipo de lenguaje más distante y menos íntimo los mantenga a una distancia segura alejada del dolor.

Hablar sobre las diferencias lo entrena a ser más tolerante y a sentir más intensamente, sin importar si es doloroso o placentero. Como práctica, le ayuda a quedarse con la molestia y sentir de lleno el momento, hasta que se alcanza a tener claridad. También les ayuda a las parejas a descubrir lo que es real para cada uno, en vez de quedarse atrapado defendiendo sus interpretaciones y estereotipos. Escuchar activamente con la intención de permanecer dentro de su experiencia es una herramienta muy efectiva para ayudarle a adherirse a *lo que es*, en vez de ponerse a explicar o a defenderse.

Una conexión con su pareja

Una vez usted se embarque en su viaje hacia una mayor intimidad y concientización mutua, puede practicar posiciones de nutrición que le ayudarán a restaurar y armonizar sus energías después de una pelea o desacuerdo. Y si todavía no se siente bien haciendo esto con su pareja, practique solo delante de un espejo.

Mirada fija a los ojos

Escoja un lugar tranquilo. Siéntese en una posición cómoda de frente con su pareja. Preferiblemente usted sentado sobre cojines en el piso con las piernas cruzadas y cara a cara lo más cerca posible con su pareja. También puede sentarse en una silla con espaldar recto para que usted se pueda sentar erguido. Relájese y respire profundamente.

Con sus ojos abiertos, mire a su pareja. La mirada de sus ojos debe ser tierna e invitadora. No tiene que sonreír o estar fascinado, solo debe estar relajado, respirando y abriéndose al momento. Permanezcan juntos de esta manera alrededor de cinco minutos.

Información esencial

Uno de los beneficios de fijar la mirada a corta distancia y respirar juntos es el intercambio de las feromonas, los perfumes sexuales que llevan a la excitación sexual. Estas son expedidas por secreciones corporales y la respiración. Cuando usted está vinculado a actividades que promueven la liberación de feromonas, desarrollará vínculos más fuertes.

A continuación, cada uno de ustedes debe colocar su mano derecha sobre el corazón de su pareja y su mano izquierda por encima del brazo de su pareja, sobre su propio corazón. Las palmas de las manos deben estar abiertas y planas para asegurar que estas lo toquen a usted y a su pareja completamente.

Respire y mire fijamente. Relájese hasta tener un sentimiento de entrega total. Permanezca totalmente presente con su pareja y concéntrese solo en los dos.

Examine su experiencia

Después de haber ensayado mirarse fijamente, piense en el efecto que tuvo este ejercicio en usted. A continuación veremos algunas preguntas que usted se puede hacerse:

*   ¿Tuve alguna dificultad para mirar a los ojos a mi pareja? ¿Miré solo hacia un ojo y hacia el otro no?
*   ¿Cómo me hizo sentir?
*   ¿Me sentí bien o mal?
*   ¿Podría realizar este ejercicio durante cinco o diez minutos?

Hable también con su pareja sobre este ejercicio. Comparta sus sentimientos y pregunte cómo él o ella se siente al respecto.

La mirada fija durante el acto sexual es una experiencia poderosa. En ese instante nos sentimos abiertos y vulnerables. Una vez que usted se sienta más cómodo haciendo esto, ensaye mirando los ojos de su pareja mientras siente un orgasmo. Esto es aún más difícil: usted probablemente está acondicionado a "introvertirse", pensando que sentirá más así. En realidad, usted podría prolongar la sensación del orgasmo mucho más cuando se encuentra totalmente conectado con su pareja por medio de los ojos.

Tóquense el corazón mientras están en la posición de la cuchara

Este es un excelente ejercicio para eliminar una "energía" negativa que puede resultar de las peleas y desacuerdos del día a día. Acuéstese de lado con su pareja, con uno de ustedes delante del otro, como las cucharas en los cajones de la cocina. Si usted está en la parte de atrás, coloque su brazo sobre su pareja y ponga su mano sobre el corazón de él o ella. Si usted está delante, permita que su pareja coloque la mano de él o ella sobre su corazón. Relájense y respiren juntos. Hagan esto durante mínimo cinco minutos.

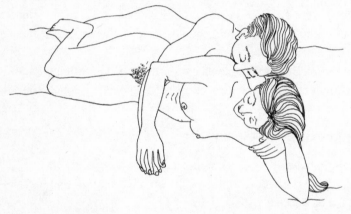

▲ En esta versión de la posición de la cuchara, las parejas sostienen las manos mientras permanecen acostados uno al lado del otro.

Después de unos minutos, ustedes también podrían hacer movimientos ondulantes lentos y suaves juntos. Uno de ustedes es el que comienza a mecerse desde las caderas. Acurruque a su pareja en sus brazos y abrácela con fuerza. Esta es una buena herramienta para "entrar en sincronización" o armonía.

Capítulo 5

El cuerpo de la mujer

En varias culturas, la anatomía sexual de la mujer ha sido comparada con una flor. Sus partes son delicadas, robustas, exóticas, suaves, intrigantes y de muchos colores, todo al mismo tiempo. Los órganos sexuales de una mujer deben ser fuertes para poder parir hijos. Y también son exquisitamente sensibles cuando hace el amor.

La mujer, un ser único

La sexualidad femenina es algo complicado. La mujer es el único animal que puede concebir durante una porción de cada mes, todo el año. Cuando tienen una relación sexual, la mayoría de las mujeres heterosexuales menores de cincuenta años deben tener en cuenta que pueden quedar embarazadas. El sexo no es solo un acto de compartir intimidad o placer, pues también implica la posibilidad de quedar embarazada.

El mecanismo de reacción sexual primaria de la mujer son sus genitales, pero ella tiene muchas partes sexuales secundarias y terciarias. Es más, cada centímetro de su cuerpo puede ser muy sensible a la caricia, en especial los senos, los pezones, las nalgas, las caderas, el cuello y la cara.

Durante la excitación sexual, el pecho de la mujer, la vulva y la cara muchas veces cambian de color. El rubor sexual se debe a un incremento del flujo de la sangre en estas áreas. Es muy fácil ver el rubor en estas áreas porque la piel es especialmente sensible y más delgada. Cuando la piel rosada cambia a un rojo oscuro, puede ser señal de estar lista para el acto sexual.

Anatomía femenina

A diferencia de los hombres, las partes sexuales de la mujer son diminutas y algo escondidas, sobre todo antes de la estimulación sexual. No son fáciles de encontrar ni de explorar. Por lo general, a las mujeres se les enseña a no tocarse o explorarse; muchas veces carecen de la mínima información básica sobre su propio cuerpo. Estadísticamente, cuanto más conocimiento tenga una mujer acerca de sus partes y explore su reacción sexual, más orgasmos puede sentir.

Área genital externa

Conocida como la vulva, los genitales externos están compuestos por el pubis, el monte de Venus, los labios y el vestíbulo.

El pubis es el triángulo de vello que cubre los genitales. La piel del pubis es bastante sensible y los múltiples folículos capilares son receptivos a la caricia sensual. Las caricias suaves, el frote y hasta un leve jalón producen una sensación bastante erótica cuando se combina con la estimulación sexual de la vulva y del clítoris.

A algunas mujeres y sus parejas les gusta afeitarse el área púbica porque encuentran "el *look* virgen" como erótico. Sin embargo, tenga presente que si usted decide afeitarse, puede perderse la sensación erótica que los folículos capilares añaden a la experiencia sexual. Los antiguos chinos consideraban el vello púbico grueso y abundante como una señal de sensualidad y pasión.

Hecho

La vulva ("partes externas") es el área de los genitales femeninos que está expuesta, o que está en la parte exterior del cuerpo de la mujer. La vagina ("partes interiores") es el área interior de su cuerpo. Las partes reproductoras de la mujer están aún más adentro en el cuerpo, más allá de la vagina.

Debajo del pubis se encuentra el hueso púbico, que cubre los genitales interiores y los protege de lesiones externas. El hueso ayuda a apoyar el área frontal de la vagina y es una suerte de pivote para que el hombre se pueda frotar contra él durante la relación sexual. Al hueso lo cubre un tejido grasoso conocido como el monte de Venus. El tejido ofrece una especie de almohadón para el hueso púbico.

Los labios

Los labios mayores y los labios menores son los tejidos que forman los pliegues de la vulva. Los labios mayores son los labios más grandes que tienen vello en la parte externa y son suaves y sin vello en la parte interior.

Estos labios protegen el tejido delicado de los labios interiores y el resto de la vulva.

Cuando los genitales están excitados sexualmente, los labios mayores adquieren un engrosamiento debido al flujo incrementado de sangre y por ello se abren y exponen el santuario interno de la vulva. El tejido cambia de color a medida que aumenta la excitación sexual. La piel típicamente rosada cambia a tonos de rosados más intensos a medida que aumenta el flujo de sangre en esa área.

Los labios menores son los pliegues interiores un tanto más delicados de la vulva. Aquí comienza la membrana mucosa, un tejido suave sin vello de color rosado.

El tejido es blando y esponjoso y tiene muchos más nervios que el tejido externo de los labios mayores. La piel forma los labios interiores que se encuentran en la parte superior de la vulva y forman la capucha sobre la punta del clítoris.

Información esencial

La vulva de las mujeres varía considerablemente de una mujer a otra, así como los genitales de los hombres. Si usted es una mujer que no ha tenido la oportunidad de ver otros genitales femeninos, puede encontrar en Internet o alquilar videos para adultos. Es información bastante instructiva y valiosa.

Los labios interiores contienen glándulas sudoríparas y glándulas que producen aceites que lubrican la vulva y feromonas para señalizar que están preparadas para el coito. A medida que los genitales se llenan de sangre, la lubricación es expulsada literalmente por la presión acumulada en el tejido. La presión puede ser tan fuerte que la lubricación se extenderá fuera de la vagina, facilitando la penetración del pene durante el coito.

El clítoris

El clítoris en realidad es mucho más grande de lo que aparenta, y la mayor parte del área se encuentra adentro, debajo del cuerpo de la mujer, por tanto la capucha y glande clitoridiano es todo lo que vemos. La parte interior se parece a un pene pequeño; es un cuerpo que se divide en dos: las cruras (piernas), que penetran en lo profundo del cuerpo, y la esponja de la uretra, o punto G, que se encuentra entre las dos cruras.

El clítoris, su eje y su crura están compuestos del mismo tejido esponjoso que el pene. Durante la excitación sexual, se expanden por el aumento del flujo de la sangre y produce una erección del tejido clitorial. El clítoris tiene la mayor concentración de terminaciones nerviosas de cualquier parte del cuerpo, femenino o masculino.

El capuchón y glande clitoridiano

El capuchón es un pliegue de piel movible que está formado por los labios menores en el lugar donde se une con la parte superior de la vulva. Este cubre el glande clitoridiano y la porción del clítoris o cuerpo del clítoris que se encuentra debajo de la piel.

El glande clitoridiano es la parte expuesta del clítoris. Es abundante en terminaciones nerviosas y está compuesto de tejido esponjoso que contiene la sangre durante la excitación sexual. Puede aumentar considerablemente en tamaño y también cambia de color a medida que se ensancha por el flujo de sangre. El glande clitoridiano es de pronto la parte más sensible del cuerpo femenino.

El vestíbulo

La entrada de la vagina, el vestíbulo, es el área que está rodeada por los labios menores. Contiene la abertura de la uretra, la entrada de la vagina y las glándulas que segregan lubricación y aceites.

Hecho

Las glándulas de Bartolini o vestibulares secretan la lubricación y producen aceites que transportan las feromonas de la excitación sexual. Estas glándulas son la fuente del olor almizclado y arcilloso de la vagina.

Perineo

El perineo es el área que se encuentra entre el ano y los órganos sexuales (la vagina en la mujer). Es abundante en terminaciones nerviosas y sensibles al tacto. El perineo es un lugar en los hombres y en las mujeres que puede ser presionado o acariciado para aumentar el placer sexual.

Área genital interna

La vagina es la porción interna de los genitales de la mujer. La vagina tiene muchos pliegues y es el área donde penetra el pene durante el coito. El tejido es altamente elástico en su naturaleza y puede acomodar una gran variedad de tamaños de penes. Durante la excitación sexual la vagina se vuelve más estrecha en el primer tercio y se puede expandir y alargar hacia la parte trasera.

La vagina por lo general tiene una profundidad entre tres y cuatro pulgadas. Si una mujer que tiene una vagina más pequeña que el promedio y se copula con un hombre que tiene un pene más grande que el promedio (mayor a siete pulgadas), la pareja tendrá que recurrir a posiciones creativas y técnicas de estimulación para relajar a la mujer y permitir que se abra más.

La mayoría de las mujeres y hombres no están muy familiarizados con la parte interna de la vagina. Es bueno conocer estas partes, tanto para enriquecer la vida sexual como por razones de salud. Aquí veremos algunas de las partes principales de la vagina.

El himen

El himen es una capa delgada de tejido que cubre la entrada de la vagina y está presente en la mayoría (pero no todas) de las mujeres vírgenes. Esta delgada membrana se rompe durante la primera relación sexual con penetración —o durante una actividad física fuerte— cuando se disuelve.

¡Alerta!

Es un mito que el himen es una señal irrefutable de virginidad. Según esta popular creencia, la pequeña cantidad de sangre que muchas veces se produce después de una penetración es un símbolo de virtud. En muchas culturas se valora esta sangre como una señal de virginidad.

Uretra, esponja uretral y punto G

La uretra es el canal o tubo que transporta la orina desde la vejiga hacia el exterior del cuerpo. Es corta y termina justo antes de la parte superior del vestíbulo o entrada a la vagina debajo del clítoris. La uretra corre a través de la esponja uretral o punto G. También se cree que es la fuente de vaciado de la eyaculación femenina.

Muchos profesionales médicos todavía especulan sobre la existencia del punto G o área G. La mayoría de los doctores y educadores sexuales ahora reconocen que sí existe el punto G. Está compuesto de varias glándulas, incluyendo la glándula prostática femenina, vasos sanguíneos, material esponjoso que contiene fluidos, y ductos que vacían los fluidos hacia afuera del cuerpo.

Esta área se encuentra justamente dentro de la abertura vaginal, en la parte superior de la vagina, directamente más allá del área de piel áspera y granulosa que cubre el hueso púbico. Se encuentra detrás del hueso púbico, metida en la parte lateral de atrás.

Cuello uterino y ostium cervical

El cuello uterino es la punta protectora del útero. El ostium cervical o abertura del útero se encuentra en su centro. El cuello uterino se puede palpar dentro de la vagina y a veces se lastima durante el sexo brusco y fuerte que causa dolor.

El ostium cervical típicamente es pequeño, pero es capaz de estirarse y abrirse hasta 10 centímetros durante el parto. Durante la fecundación, el espermatozoide del padre debe viajar a través del ostium cervical para llegar hasta el útero y luego hasta las trompas de Falopio. El sangrado menstrual atraviesa el ostium cervical y luego el cuello uterino durante el ciclo menstrual de la mujer.

Los órganos reproductores

Las partes reproductoras de la mujer están escondidas y bien protegidas. Además de su función reproductora, estos órganos también desempeñan un papel vital en la distribución y regulación hormonal, lo que afecta la libido femenina y los ciclos mensuales de fertilidad y receptividad.

Hecho

Aunque alguna vez se consideró un tema incómodo y vergonzoso, en una encuesta reciente en línea en www.tantra.com, el 47 % de 1048 mujeres reportaron que ellas eyaculan una sustancia cuando tienen un orgasmo. Esto es mucho más común de lo que se creía anteriormente.

El útero

En el útero vive y se desarrolla el óvulo fertilizado por aproximadamente nueve meses antes del nacimiento. El tejido que forma el útero está compuesto de poderosos músculos que se expanden y contraen de acuerdo con la necesidad, cubierto de tejido blando para proteger y alimentar el feto gestante. El útero es pequeño cuando la mujer no está embarazada—como del tamaño de una pera—pero puede expandirse a un tamaño considerable cuando carga a uno o más bebés dentro.

Todos los meses durante el ciclo menstrual de la mujer, el útero se llena de sangre y tejido para prepararse para una posible fertilización. Si el óvulo no es fertilizado, la sangre abandona el cuerpo en forma de período menstrual. Después de esto el ciclo comienza de nuevo.

Las trompas de Falopio

Las trompas Falopio están conectadas, cada una, por un extremo a un ovario y por el otro extremo a la parte superior del útero. Estos entregan los óvulos que viajan de los ovarios a través de las trompas de Falopio hacia el útero. A veces, aunque rara vez, un óvulo puede quedarse anidado en una de las trompas de Falopio, ser esterilizado y desarrollarse ahí. A esto se le denomina embarazo ectópico y debe interrumpirse ya que el feto no puede crecer dentro del tubo.

Los ovarios

Los dos ovarios son los vehículos donde los óvulos, la contribución femenina para concebir nueva vida, se almacenan. Una mujer posee todos los óvulos que tendrá durante su vida almacenados en sus dos ovarios desde que nace.

Todos los meses, a medida que las hormonas lo determinen, uno de los ovarios liberará un óvulo hacia la trompa de Falopio. Ese óvulo descenderá hasta el útero donde se fertilizará, que resultará en un embarazo, o pasará de largo a través del ostium cervical con el sangrado menstrual.

Los músculos del piso pélvico

Los músculos pubococcígeos componen la red de músculos que apoyan el piso pélvico en las mujeres y hombres. Algunos corren de adelante hacia atrás y otros corren de lado a lado, entrecruzándose para formar el sistema de apoyo. Estos son los músculos que contienen y sueltan el flujo de la orina y evacúan las heces, previenen la vejiga de la incontinencia, se contraen durante el orgasmo, permiten la apertura para el parto y mantienen a los órganos internos en su lugar. Es muy importante mantener estos músculos en buena forma para la salud sexual y genital. Estos son los músculos que se fortalecen con los ejercicios Kegel.

Un examen sexológico personal

Toda mujer debe conocer bien su cuerpo, en especial si ella está interesada en tener poder erótico y sexual. Un examen personal es un primer gran paso para el sexo maravilloso. Un examen sexológico personal normalmente se hace a solas. Aparte un tiempo especial para investigar su "jardín de jade", así como los chinos antiguos le decían al área de la vulva de la mujer.

Comencemos con su exploración

Comience tomando una ducha o baño para relajarse. Si nunca antes había hecho esto, véalo como una manera de conocerse y amarse más. A medida que se relaja, deje que cualquier rastro negativo de influencias sociales o familiares o de parejas pasadas se esfumen. Recuerde que muchas culturas han adorado los genitales femeninos.

Aproveche este momento para imaginar que usted pertenece a una de esas sociedades y regocíjese en el maravilloso regalo que ha recibido ¡por el solo hecho de ser mujer!

Información esencial

Párese delante de un espejo grande y observe su cuerpo. Usted no se va a mirar de manera crítica. Más bien, su actitud es de franqueza, interés, reverencia y a lo mejor asombro. Observe sus caderas. Tiene curvas suaves que llaman la atención de potenciales parejas. Su cintura puede ser más angosta que sus caderas. Esta forma de "pera" es muy atractiva para el sexo opuesto. Perciba la suavidad de su piel.

Observe sus senos. Ningún otro mamífero tiene senos que se mantienen llenos cuando no están amamantando a un bebé. Y sin embargo, muchas culturas no están tan obsesionadas con los senos como la nuestra. Explore sus senos para ver cómo se siente la caricia con sus propias manos y para descubrir cómo le gustaría que sea tocada. Usted puede emplear un poco de aceite para masajes para realizar esta exploración.

Explore su vulva

Ahora, busque un espejo pequeño de mano y siéntese cómodamente sobre una colchoneta o toalla. Suavemente frote con su mano el área del monte púbico de vello entre sus piernas. Sienta su suavidad. Observe la sensación que se traduce a través de su piel desde los folículos capilares. Hale levemente el vello con toda su mano y vea cómo se siente cuando esas terminaciones nerviosas son estimuladas con más fuerza.

Con ambas manos, separe delicadamente el vello y abra los labios exteriores de su vulva. Observe los labios externos e internos en el espejo. Observe los colores y observe desde dónde comienzan los vellos y hasta dónde van. Vea la entrada de la vagina y busque la diminuta entrada, justamente arriba, que es la terminación de la uretra. Perciba la piel brillante y húmeda.

Explore su clítoris

Aplique un poco de lubricante a su vulva. Con su dedo pulgar e índice sienta a lo largo de ambos lados de su clítoris. Explore también el cuerpo del clítoris escondido justo debajo de la piel del clítoris. Usted tendrá que apretar levemente los dedos para sentir el cuerpo del clítoris. Esto es más fácil de hacer cuando está sexualmente excitada, ya que el cuerpo y cabeza del clítoris están llenos de sangre y por ello son más grandes. Esta también es una caricia fabulosa que puede emplear cuando esté masturbándose.

Ahora observe y sienta el capuchón sobre el clítoris. Hálelo suavemente hacia atrás hasta exponer la cabeza o punta del clítoris. Pase sus dedos suavemente sobre la cabeza y sienta la sensibilidad. Este es el sitio más concentrado de terminaciones nerviosas de todo su cuerpo.

Explore su vagina

Con un poco más de lubricante, explore el interior de su vagina. Para hacer esto, es quizás mejor pararse y luego arrodillarse. Esta posición le permitirá tener un mejor acceso a su vagina y punto G. Sienta la textura de las paredes de su vagina y los pliegues que conforman la parte interior.

Hecho

El *Kama sutra* divide al hombre en tres categorías de acuerdo con el tamaño del pene: la liebre, el buey y el caballo. También divide a la mujer en tres categorías de acuerdo con el tamaño de la vagina: el venado, la yegua y el elefante. La unión perfecta se dice que es estar entre iguales: el hombre liebre con la mujer venado, y así sucesivamente.

Al introducir su dedo en la vagina, compruebe la fuerza de sus músculos pélvicos apretándolos contra su dedo. Las paredes deben sentirse gruesas y fuertes.

Si no es así, comience con los ejercicios Kegel ahora mismo. A las pocas semanas, sentirá un avance.

¿Dónde se encuentra el punto G?

Es difícil para las mujeres encontrar su propio punto G, entonces tendrá que encorvarse un poquito para encontrarlo. Probablemente su mano estará con la palma hacia arriba, pero no debe dudar en explorar primero el área en dirección hacia el ano. La membrana entre el ano y la vagina es delgada. Por esta razón, el punto G también puede ser estimulado a través del ano.

Justamente más allá de la entrada de la vagina, hacia la parte de arriba, usted sentirá un abultamiento de piel que es corrugada y gorda. Deslícese más allá y habrá encontrado el punto G. Está bien acomodado detrás del hueso púbico y necesita una palpación más bien fuerte para sentirlo. El área es mucho más sensible si usted está excitada, por tanto puede ser mejor excitarse un poco para luego explorar más.

Cuando palpe su punto G, usted seguramente sentirá un área más sensible. Al comienzo puede parecerle incómodo tocar el sitio. Puede sentir un leve dolor, sensaciones de cosquilleo y eróticas, o la necesidad de orinar. O a lo mejor no sienta gran cosa esta primera vez. Por ahora trate de encontrar cualquier punto que se sienta un poco más sensible que el tejido que se encuentra alrededor, presione o masajee por un minuto o dos.

Llegar hasta el cuello uterino

En esta posición, sobre sus rodillas, usted podrá sentir su cuello uterino. En algunas mujeres el útero está inclinado hacia delante, lo cual permite que se llegue hasta el cuello uterino. Este es bastante grande en la parte de atrás. Se siente suave e hinchado. Usted podrá sentir los bordes y el ostium cervical. Puede ser un poco sensible según el momento del ciclo mensual en que se encuentre.

Algunas mujeres reportan que tienen un área muy sensible a la excitación justamente arriba del cuello uterino en la parte superior del interior de la vagina. Aparte de esta área y el punto G, la mayoría de los sexólogos dicen que la vagina no es un área particularmente sensible. Por tanto si usted alguna vez se preguntó si debe haber algo más ahí adentro o pensaba que usted era diferente, no pierda más su tiempo.

Sin embargo, los puntos sensibles que usted sí tiene en su vagina son exquisitos y merecen toda la atención que le pueda dar. Cuanto más los estimule, más le ofrecerán. Por este motivo es tan importante para las mujeres el ángulo de penetración durante el coito.

Termine el ejercicio

Cuando usted siente que ha terminado su exploración, retire sus dedos y simplemente mantenga su mano suavemente sobre su vulva y abultamiento y respire profundamente un par de veces. Relájese y aprecie su ser esta vez. Honre su ser y a todas las mujeres. Siéntase agradecida por poseer todas estas partes que funcionan tan milagrosamente.

Mientras usted esté llegando a una conclusión consigo misma, reflexione acerca de sus pensamientos respecto a sus partes privadas antes de haber comenzado con este ejercicio. En particular trate de contestar estas preguntas:

- ¿Ha cambiado su punto de vista?
- ¿Qué descubrió?
- ¿Se siente más relajada y más en paz con sus partes o no?
- ¿Existe alguna persona con la cual usted puede hablar acerca de sus descubrimientos y sentimientos? (De ser así, tómese un tiempo para hablar con esta persona acerca de su experiencia).

Esta es una exploración divertida e interesante que también puede hacer con su pareja. Sea vulnerable y pídale hacer esto con usted. Después, usted puede cambiar de roles para observar a su pareja explorarse también.

Pregunta

¿Cómo puedo saber dónde se encuentran mis músculos cervicales y cómo puedo controlarlos? Si usted no está familiarizada con sus músculos del piso cervical, la próxima vez que orine preste atención. Al orinar, trate de detener el flujo de la orina. Son los músculos cervicales los que le permiten hacer esto.

Los clásicos ejercicios Kegel

Los ejercicios de los músculos pubococcígeos, conocidos como ejercicios Kegel, tienen muchas ventajas. Se les conoce porque ayudan al fortalecimiento y tonificación de todo el piso pélvico para prevenir la incontinencia más tarde en la vida. Pero ellos también son el secreto para alcanzar orgasmos y *pompoir* más fuertes, el arte de "ordeñar" el pene durante el coito (vea el final de este capítulo para obtener consejos de cómo practicar el *pompoir*).

Hacer los ejercicios Kegel definitivamente mejorará la experiencia sexual suya y la de su pareja durante el coito. Es más: una vez que sus músculos cervicales reciben un entrenamiento regular, usted se dará cuenta de que el ejercicio de bombearlos va a excitarlo sexualmente. Y para ir más allá, al entrenar estos músculos usted podrá identificar y distinguir mejor su punto G y sus músculos anales.

A medida que usted perfeccione estos ejercicios y fortalezca los músculos, notará que podrá aislar distintivamente grupos de músculos por separado en su piso pélvico. Esto le permite, por ejemplo, aislar su clítoris, y estimularse en cualquier momento. Este es un excelente truco para "entonarse bien" para una cita caliente o noche romántica.

Los ejercicios Kegel también aumentan el flujo de sangre en la región pélvica, lo que ayuda al incremento del flujo de hormonas y al engrosamiento del área vaginal. Con un aumento del flujo de sangre y músculos más fuertes, usted está preparándose para tener orgasmos mejores, más fuertes e increíbles.

¿Está lista para comenzar?

Siéntese cómodamente en una silla o en el piso. Usted debe estar sentada con la espalda derecha pero con una actitud relajada. También puede utilizar una toalla grande enrollada: arrodillarse y poner la toalla entre sus piernas, de modo que quede sentada sobre ella. Usted debe estar sintiendo una leve presión sobre su piso pélvico.

Para comenzar, respire suave y profundamente varias veces. Debe realmente relajarse. Respire con su vientre. Cuando aspire el aire, contraiga sus músculos cervicales. Sosténgalos así por un momento. Ahora, al expulsar el aire, reléjelos. Concéntrese en el relajamiento. Esto es muy importante. Permita que sus músculos se relajen totalmente. Asegúrese de hacer esto después de cada ejercicio Kegel. A medida que aumenta o disminuye su velocidad, su respiración hará lo mismo automáticamente. Contraiga y relaje, contraiga y relaje.

Trate de comenzar con cincuenta de estos todos los días por unos días. Sus músculos le dolerán un poco como con cualquier ejercicio, pero es así como nos damos cuenta de que estamos haciendo el trabajo. Con el tiempo puede hacer hasta 200 repeticiones al día. Si gusta, puede hacer varias series al día.

¡Alerta!

Una serie de 200 ejercicios Kegel le toman entre cinco a diez minutos al día. Se pueden hacer sentada en cualquier sitio. También puede hacerlos parada, pero se dará cuenta de que así son más difíciles de hacer.

¿Qué es lo que se nota?

Por lo general usted notará la diferencia en unas semanas. Después de más o menos un mes, usted podrá aislar diferentes grupos de músculos que comprenden el piso pélvico. A medida que continúa trabajando en sus músculos pélvicos, observe cómo se siente. ¿Se está excitando sexualmente con los ejercicios? ¿Su pareja ha notado algún cambio durante la relación sexual con usted?

No se desanime si no nota un gran cambio al principio. Esto tomará algún tiempo, así como el acondicionamiento del músculo, pero los beneficios bien valen la pena el tiempo y esfuerzo. Usted se debe dar cuenta de que tiene un mejor "agarre" cuando inserta sus dedos en la apertura de la vagina.

Ejercicios Kegel avanzados

Cuando usted haya logrado hacer 200 repeticiones en el día y siente que sus músculos se adaptaron bien a las nuevas demandas a las que los ha sometido, puede agregar una serie de Kegels sostenidos a su repertorio. Cuando comience a hacerlos, es mejor si se sienta en una silla con los pies sobre el piso.

Comience contrayendo suavemente sus músculos cervicales contando hasta diez (o hasta cualquier número que usted pueda al principio). Sostenga y tome un respiro largo, lento y profundo desde su vientre y suelte ese aire sin soltar sus músculos. Cuando vuelva a inhalar, contraiga los músculos una vez más.

Información esencial

Recuerde: solo haga los ejercicios cuando se sienta cómoda. Usted siempre puede hacer estos ejercicios. No continúe si siente que está hiperventilando. Siempre requiere un poco de tiempo acostumbrarse a estos ejercicios. Sea delicada consigo misma y disfrútelos.

Pompoir u ordeño

El arte de *pompoir* u ordeño del pene es una técnica maravillosa para emplear con muchas posiciones diferentes de hacer el amor. La mayoría de los manuales antiguos para el amor mencionan alguna versión de esto. Es un arte que las mejores cortesanas practicaban, pero que muchas esposas también han llegado a dominar bien. Ensáyelo mientras practica algunas de sus posiciones favoritas para determinar cuál es la que mejor funciona. Para realizar esta técnica, usted debe contraer sus músculos cervicales mientras el pene se encuentra dentro de usted, simulando una acción de "ordeño". El arte del *pompoir* requiere un tiempo para perfeccionarlo, pero vale la pena.

Una vez que usted haya perfeccionado los ejercicios Kegel, comience agregando una serie sostenida, en lo que cada contracción dure cinco o diez segundos. Haga cada contracción en pasos, como si estuviera subiendo una escalera. Esta es la misma técnica que empleará para el *pompoir*. Usted se dará cuenta de que al principio no podrá distinguir entre los muchos niveles en su grupo de músculos. Pero con el tiempo notará un aumento en la fuerza y conciencia de estas múltiples capas. Cuando exhale, permita que sus músculos cervicales se relajen completamente, pero, de nuevo, suelte por capas.

Haga un mínimo de veinte repeticiones de este sostenimiento prolongado al final de sus ejercicios Kegel regulares. Usted también puede practicar sus Kegel mientras tiene relaciones sexuales. Cuando ambos necesiten desacelerarse un poco, trate de hacer sus veinte largos sostenimientos mientras que su pareja sigue dentro de usted. Pídale a su pareja que también haga una serie de estos. Luego, háganlos los dos al tiempo.

¡Alerta!

Así usted no pueda sacar el tiempo para hacer los veinte largos sostenimientos de Kegel todos los días, no desista de las prácticas del todo. Haga cuantos ejercicios pueda en cualquier momento: en el carro, mientras habla por teléfono o incluso cuando esté parada en la fila de pago en el supermercado.

¡En menos de nada tendrá la fuerza suficiente! A medida que sus músculos se fortalezcan, ensaye con períodos más largos de sostenimiento y de soltura para crear la acción del "ordeño". Ensaye diferente posiciones para descubrir cuál es la mejor. Cambios sutiles en la intensidad de empujones pueden realzar el efecto. Usted tendrá un mejor agarre si la cabeza del pene se encuentra justamente detrás del hueso púbico en la zona G. Esto también provocará una presión sutil pero estimuladora al punto G y la cabeza del pene.

Capítulo 6
El cuerpo del hombre

Al igual que las mujeres, los hombres rara vez son animados a conocer sus cuerpos de forma íntima y de explorar su completo potencial sexual. Ellos se sienten con más permiso de ser abiertos con su deseo de tener sexo que las mujeres, pero esto no significa que hayan realmente explorado su capacidad total de pasión o de sus sensibilidades más profundas y sutiles.

La sexualidad masculina

Es un estereotipo cultural pensar que la sexualidad es algo que viene de forma natural para los hombres. Es más: muchos hombres se sienten bloqueados por las creencias culturales y familiares que estigmatizan la sexualidad masculina. En muchos casos, las experiencias sexuales de un hombre joven comienzan con una exploración rápida y furtiva. Aprende a tener un clímax rápido durante la masturbación y después, cuando se encuentre en una situación de excitación sexual con un potencial pareja, su cuerpo puede reaccionar demasiado rápido. Este patrón puede ser muy difícil de cambiar, lo cual lleva a la persona a sentir inseguridad y temor de no poder rendir bien.

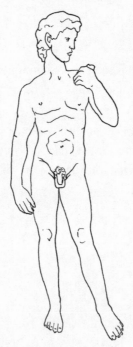

▲ David, un símbolo antiguo de la belleza masculina.

El ego masculino está muy vinculado a la sexualidad: aceptación, rendimiento, atractivo y juventud realmente son importantes para el hombre, así como lo son para las mujeres. Y si se le añade los niveles de estrés de la vida moderna, las cosas pueden ser difíciles. Una falta de buena comunicación entre la pareja y los roles cambiantes de los hombres y las mujeres aumentan el problema. Muchas veces el último ítem de la lista es tomarse el tiempo para desarrollar habilidades de un gran amante.

Vivimos en un excitante momento de nuevos conocimientos y descubrimientos en la investigación sexual. La voluntad de aprender, de hablar abiertamente y de traer un mayor conocimiento a nuestros asuntos sexuales abrirán puertas para una intimidad más profunda.

El cuerpo masculino

El cuerpo masculino es muy diferente del cuerpo femenino en términos de sus órganos reproductores, pero nuevos avances en el conocimiento médico de las anatomías masculinas y femeninas están demostrando más similitudes que diferencias. Investigadores modernos han descubierto que los hombres y las mujeres poseen partes sexuales internas y externas que tienen el mismo origen. A medida que un embrión crece, estas partes toman un camino de desarrollo diferente dependiendo de las hormonas femeninas y masculinas que existen en distintas proporciones en los cuerpos masculinos y femeninos.

El monte púbico y el hueso púbico

Tanto los hombres como las mujeres tienen montes púbicos suaves y de tejido graso que protege el hueso púbico. Está cubierto de vello y posee glándulas que producen aceites que distribuyen feromonas, sudor y olores que estimulan el sexo.

El vello y los folículos capilares agregan una porción erótica estimulando las terminaciones nerviosas debajo de la piel. Si se hala y rasca esta área suavemente, puede aumentar el estímulo sexual.

El hueso púbico protege las partes sexuales internas del hombre de lesiones exteriores. Algunas posiciones durante el sexo pueden ayudar al estímulo sexual frotando esta área contra el clítoris de la mujer.

Escroto

El escroto es la bolsa que cuelga detrás del pene y que contiene los testículos y conductos que permiten que los espermatozoides pasen por el pene y sean eyaculados.

La piel del escroto es suave, plegable y está cubierta por un vello escaso. La mayoría de los hombres disfrutan el estímulo del escroto durante el sexo.

El pene

El pene está compuesto de varias partes. En su exterior, la piel del pene tiene una increíble capacidad de expandirse y de encogerse en minutos o hasta segundos. A medida que el tejido de adentro se llena de sangre, el estado del pene cambia de flácido a erecto. Los vasos sanguíneos se pueden observar debajo de la piel. Estos se vuelven mucho más prominentes a medida que la erección se hace más firme.

Información esencial

Muchas culturas ancestrales entendieron las artes sexuales como ciencia y como sendero espiritual. El falo era adorado como una fuerza creativa poderosa. Estas culturas le otorgaban nombres al falo como "rayo", "varita mágica", "flauta de jade" y "flecha de amor".

En la punta del pene se localiza el prepucio. Así como el capuchón del clítoris protege el clítoris, el prepucio cubre y protege la delicada punta del pene. Si ha sido removida por medio de la circuncisión, entonces la cabeza del pene siempre quedará expuesta. El prepucio tiene muchas terminaciones nerviosas y glándulas aceitosas dentro.

El pene tiene varios nervios, venas y arterias por dentro e incluye la uretra que se encuentra por la mitad. El pene está hecho del mismo tejido esponjoso que el clítoris: el cuerpo cavernoso. Cuando este tejido esponjoso se llena de sangre, el pene se vuelve eréctil.

Un tercio del pene se encuentra dentro o debajo de la piel. En el otro extremo, en la punta del pene, vemos lo que llamamos la corona de Lowndes. Se encuentra debajo de la punta o cabeza del pene y se parece a la punta del clítoris. Es muy probable que las terminaciones nerviosas aquí sean las principales responsables por la exquisita sensación del frenillo, la membrana que conecta el prepucio con el órgano y glande, cerca de la punta del pene.

El glande del pene es una parte sumamente sensible en la punta. Contiene un gran número de terminaciones nerviosas y desempeña un papel grande en la excitación masculina. La uretra que conecta el pene con la vejiga termina aquí y su función es la eliminación de la orina y la eyaculación. Dos conductos eyaculatorios se unen a la uretra con semen durante el proceso de la eyaculación.

En la base del pene se encuentran las dos glándulas Cowper o bulbouretrales. Ellas expiden pequeñas cantidades de fluidos alcalinos que neutralizan cualquier acidez en la orina y tubo urinario. Esto permite que el esperma en el semen viaje en condiciones favorables.

Glándula prostática o próstata

La próstata es realmente un grupo de glándulas concentradas en la base del pene. El conducto que expulsa el esperma y los dos conductos que expulsan el fluido seminal se unen aquí, por tanto la próstata es instrumental en la eyaculación masculina. Durante la eyaculación, la próstata se contrae y "bombea" el fluido a través de la uretra.

Hecho

Se dice que la próstata equivale al punto G en la mujer. Cuando se estimula directamente, se ha reportado que agrega una mayor sensualidad al orgasmo del hombre. Ver el capítulo 15 para más información acerca de este tema.

Los testículos y el esperma

Los testículos son dos glándulas en forma de huevo que producen esperma. Están conectadas a la glándula prostática donde el esperma se combina con los fluidos seminales para formar el semen, que posteriormente es eyaculado por el *vas deferens* o vasos deferentes. El esperma contiene el material genético con el que el hombre contribuye a la fertilización. Aunque existen muchos espermatozoides en cada eyaculación, solo se requiere uno para fertilizar un óvulo durante la concepción.

Antes de la eyaculación, los espermatozoides se encuentran en las vesículas seminales, que son los sacos que los contienen y alimentan. El esperma se baña en una solución de azúcar simple y fluidos que espesan la mezcla hasta que es requerida en la eyaculación.

El perineo

El perineo es un punto blando en la parte exterior del cuerpo, entre el ano y la base del pene (o, en el caso de las mujeres, la vagina). Aunque no siempre es claro que esta es una parte sexual, las muchas terminaciones nerviosas que rodean el ano hacen que sea muy sensible. Usted puede sentir gran placer cuando se presiona firmemente el perineo, a lo mejor porque estimula la glándula prostática del hombre.

Ejercicios Kegel para el hombre

Si usted leyó el capítulo sobre el cuerpo femenino, entonces ya tiene una idea de los ejercicios Kegel. Las mujeres no son las únicas en beneficiarse en utilizar los músculos pélvicos. Es más, los músculos pélvicos son igual de útiles para los hombres. Ellos sostienen el piso pélvico, los órganos internos en el cuerpo y en general ayudan a contrarrestar el jalón gravitacional hacia abajo.

Fortalecer los músculos pélvicos contribuirá a tener erecciones más firmes y más duraderas y a aumentar la libido. Los ejercicios Kegel también ayudan a masajear la glándula prostática.

Los músculos pélvicos deben estar relajados para poder orinar. Pueden apretarse para prevenir que ocurra la eyaculación (aunque este no es necesariamente el mejor método), y pueden y deben fortalecerse. Los hombres pueden comprobar la fuerza de sus músculos pélvicos al emplearlos para alzar el pene erecto. Cuanto más alto pueda subir su erección, más fuertes son realmente sus músculos pélvicos. Hombres, ustedes se darán cuenta que podrán "subir" su pene un poco más si aprietan los músculos.

Información esencial

El ángulo del pene cuando tiene una erección varía de hombre a hombre. Los hombres jóvenes tienden a tener ángulos que apuntan hacia arriba. A medida que los hombres envejecen, desciende la altura. Este ángulo afecta directamente el punto G en la mujer durante la relación sexual. Los ejercicios Kegel pueden fortalecer los músculos que controlan este arco.

Los hombres pueden hacer los mismos ejercicios Kegel descritos en el capítulo 5. Una vez usted siente que sus músculos están fortalecidos, usted puede avanzar en los ejercicios colgando una toallita pequeña o media mojada sobre su pene erecto. Suba y baje su miembro apretando y relajando los músculos.

¿Acaso el tamaño sí importa?

El tamaño del pene es noticia de artículos de revistas, programas de entretenimiento, chismes de cocina, susurros de vestidores y más. Como resultado, muchos hombres se sienten susceptibles acerca del tamaño de su pene, y temen "no dar la talla". Pero la verdad es que el tamaño no importa, lo que importa es la confianza del hombre y su habilidad. Mucho más importante es lo que puede hacer con lo que tiene y no lo que no tiene.

Ser un amante maravilloso, amoroso, atento es mucho más importante que el tamaño de su pene. Es más, tener un pene demasiado grande puede ser un problema. Aunque la vagina puede expandirse y contraerse de acuerdo con el tamaño, algunas vaginas son más pequeñas que otras. Las dificultades se presentan cuando dos personas están desequilibradas en este campo.

Un hombre con un pene más grande que el promedio puede tener problemas en conseguir total satisfacción porque no puede penetrar suficiente para estimular todo su órgano. Además, algunas mujeres se quejan que sienten dolor con las técnicas de empuje de su pareja y el dolor puede deberse al tamaño del pene.

El agarre y la clave

Una razón por la cual el tamaño del pene no es muy importante es que el punto G se encuentra a 1 ½ a 2 pulgadas dentro de la vagina y durante el coito la meta es la estimulación del punto G para llegar al orgasmo. La cabeza del pene hace el mayor trabajo de estimulación del punto G. Cuando la cabeza del pene pasa por el área del punto G, en su movimiento rítmico de salir y entrar, tiene un agarre leve; y esto es lo que provoca el estímulo. Sobre todo en el movimiento hacia fuera, la cabeza del pene frota contra el hueso púbico y provoca fricción en el punto G.

Las mujeres muchas veces mencionan que la circunferencia del pene es más importante para ellas que el largo. Pero la circunferencia tampoco es tan importante, siempre y cuando ella practique sus ejercicios Kegel. Con músculos cervicales fuertes, la mujer sentirá más satisfacción con el pene de cualquier tamaño, y tendrá mucha más vitalidad sexual y potencial orgásmico.

Cuando no se endurece

Hombres, no se frustren si de vez en cuando no pueden tener una erección. Existen muchas posibilidades sexuales fantásticas que no dependen de un endurecimiento.

Retire toda la atención del coito y ensaye algo diferente para variar.

Cuando usted no alcanza una erección, su pareja podría estimularlo oralmente. Si a ella normalmente se le dificulta hacerlo con su boca, este es un buen momento para hacerlo. Ensaye nuevas técnicas y deje a un lado las preocupaciones por su desempeño. Usted disfrutará mucho más si se relaja y vive el momento.

¡Alerta!

La incidencia del cáncer de próstata va en aumento. Disfrutar de mucho placer de sexo ayuda a la salud de la próstata. Las vitaminas, los minerales y nutrientes, especialmente el cinc, junto a un estilo de vida saludable, son ayudas valiosas para la felicidad y salud sexual.

Un examen sexológico personal

Como los órganos sexuales del hombre están más expuestos que los de la mujer, los hombres tienden a explorarlos más. Ellos saben más acerca de sus capacidades y limitaciones que la mujer sobre sus partes. Sin embargo, este conocimiento a veces se limita a lo básico. La siguiente exploración se recomienda para obtener una mayor intimidad y conexión con su cuerpo y partes sexuales.

Cómo iniciar la exploración

Asegúrese de tener privacidad, aunque puede hacerlo en presencia de su pareja. (Si decide hacerlo junto a su pareja, asegúrese de tomar la iniciativa usted. Su pareja puede formular las preguntas pero el énfasis debe estar en usted). Comience tomando un baño o una ducha y relájese. Cierre sus ojos y respire unos minutos.

Párese delante de un espejo grande y observe su cuerpo. Mire su pecho y sus brazos. Observe su forma. No debe criticarse en este momento: usted simplemente está mirando los símbolos universales de su hombría. Observe sus caderas, piernas, músculos y torso. ¿Tiene mucho vello corporal? ¿Cómo se siente esto?

Comience sosteniendo su pene y escroto en su mano y manténgase en control y relajado. Registre la sensación del peso. ¿En dónde está su mente? ¿Sus pensamientos se vuelven inmediatamente sexuales? Solo respire y relájese.

Hale suavemente la piel que cubre su escroto. Utilice ambas manos para hacer esto y sienta la versatilidad y la elasticidad que tiene. Observe si sus testículos o huevos son del mismo tamaño. Así como los senos de las mujeres muchas veces son diferentes en tamaño, los testículos también pueden serlo. Frote su mano con delicadeza sobre el vello de su monte púbico. ¿Qué sensación le da esto? Si una pareja lo ha tocado de esta manera en el pasado, ¿fue placentero?

Explore su pene

Ahora, tome su pene con una mano. Si está endureciéndose, relájese y vuelva a intentar este ejercicio después de unos minutos. Si no es circuncidado, hale el prepucio hacia arriba y observe cómo cubre la punta y otro poco. Moje sus dedos y suavemente acaricie el área alrededor del frenillo. Es el área del pene justamente debajo de la cabeza.

Observe las venas que se aprecian en la parte exterior de su pene a lo largo del miembro.

Ahora, si es posible, trate de alcanzar una erección y observe esas venas al mismo tiempo. Observe el trabajo que realizan al suministrar sangre para lograr esa erección. El solo hecho de pensar en esa sangre puede ayudarle a bombear más sangre hacia su pene con un poco de concentración.

Pregunta

¿Es usted un hombre que "aparenta" o que "crece"? A lo mejor ha escuchado esta expresión antes. Algunos hombres lucen aparentemente grandes cuando lo tienen flácido pero no crecen mucho cuando se excitan. Otros hombres aparentan ser de un tamaño pequeño pero cuando tienen una erección, crecen más proporcionalmente. No se debe juzgar un libro por su tapa.

Excítese con algunas técnicas de mano descritas en el capítulo 15, empleando un lubricante de buena marca. Recuerde que debe concentrarse en la respiración abdominal.

¿Qué le llama la atención? ¿Su escroto está suelto y relajado o se encuentra tenso y en dirección hacia su cuerpo? ¿Su textura o color ha cambiado de alguna forma? ¿Qué se siente si hala suavemente su escroto hacia abajo a medida que se masturba? ¿Le pide usted a su pareja que haga esto cuando hacen el amor?

Agregue un poco más de lubricante a sus genitales y toque nuevamente su escroto. Sienta los testículos en la bolsa. Usted puede incluso sentir los vasos deferentes, el tubo que manda el esperma a las vesículas seminales. Sea cuidadoso. Estas partes son delicadas.

Tesoro enterrado

Acuéstese. Coloque su mano detrás y debajo del escroto y sienta la base de su pene que se encuentra escondido bajo la piel. Usted debe poder tocarlo y acariciar con suficiente lubricación. ¿Qué sensación le proporciona esto? ¿Puede usted notar una diferencia en cuanto a la sensibilidad entre la parte superior de la base y la parte inferior?

Ahora, con la misma mano, sienta el área en su ingle que se encuentra al lado de la base de su pene. Este es el espacio que conecta sus piernas con su torso. La próxima vez que tenga relaciones sexuales con su pareja y ella esté estimulándolo, pídale que le masajee esta área mientras usted se encuentra excitado. Si ella lo acaricia con sus dedos cerca de la base de su miembro, debe aumentar las sensaciones sensuales.

Si usted se siente tenso en esta área, hágase unos masajes sin estar excitado y practique técnicas de relajación y respiración. Más adelante usted se beneficiará de haber soltado más estos músculos cuando esté haciendo el amor. Las mujeres también pueden practicar esto. La próxima vez hágalo con su pareja, como parte de los juegos sexuales.

Información esencial

Hombres, si ustedes desean que la vagina de su pareja sea más apretada, no se limite a quejarse. En vez de ello, dígale que usted quisiera tener relaciones sexuales más prolongadas y sugiérale a ella que también practique algunas de las artes de hacer el amor.

Pasar hacia el perineo

Ejerza un poco de presión en el área entre la base de su pene y el ano. Presione con más firmeza. ¿Percibe alguna sensación? Es una manera de estimular indirectamente la próstata y esto puede hacerlo sentir muy bien si se combina con la excitación sexual. Si lo desea, toque suavemente su ano alrededor de la parte externa. Esta área tiene muchas terminaciones nerviosas y puede resultar altamente erótico durante el sexo. Para más información sobre el masaje interno de la próstata, vea el capítulo 15. Se trata de un secreto sexual que muy pocos hombres o mujeres conocen.

Capítulo 7

La reacción sexual en los hombres y en las mujeres

Cuando usted está excitado, está excitado, y cuando no lo está, no lo está y muchos factores determinan qué tanto se puede excitar en cierto momento: la calidad de la comunicación entre la pareja, la confianza en sí mismo, el estrés, los sentimientos de calidez o proximidad, los problemas familiares, la estimulación o falta de estimulación, la fatiga, el entrenamiento físico y las creencias religiosas; todos estos aspectos afectan su libido.

Preparados o no

No siempre se puede estar preparado para el sexo. Sin embargo, muchas personas prefieren fingir estar interesados que comunicar abiertamente sus sentimientos. El problema con esto es que ahonda aún más la distancia emocional entre las parejas y hace que el sexo fantástico sea menos probable en el futuro.

Cuando usted no siente deseos de hablar mucho, sencillamente diga "En este momento no estoy listo para hacer el amor, pero me encantaría arruncharme o acostarme en cuchara contigo", o "Me encantaría darte un masaje o que tú me lo dieras".

(Los capítulos 4 y 17 describen discusiones profundas acerca de la comunicación honesta).

Información esencial

Para ayudarles a sacar el mayor provecho del sexo, conviene entender algunas cosas acerca de cómo funcionan los hombres y las mujeres. Miremos los patrones de reacción sexual general en hombres y mujeres y luego extendamos sobre las posibilidades.

Un masaje ayuda tanto a los hombres como a las mujeres a entonarse bien para el amor.

Algunos hombres sienten que deben asumir el papel del tipo macho y *sexy* que solo debe preocuparse por "tenerlo parado" en cualquier momento requerido. La realidad es que los hombres, especialmente a medida que tienen más edad, también necesitan estimularse para poder disfrutar el sexo al máximo.

Curva de reacción sexual

La reacción sexual en hombres y mujeres varía bastante a pesar de la creencia común de que los hombres siempre están dispuestos para el sexo. En realidad, los hombres necesitan las caricias, sentir deseo y atención para estimularse de igual manera que las mujeres.

Observe la tabla que muestra el ciclo típico de reacción sexual tanto para hombres como para mujeres: excitación, meseta, orgasmo y resolución.

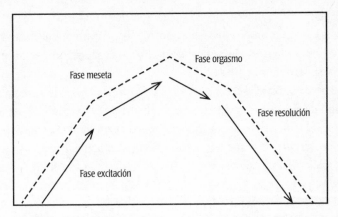

Fase orgasmo

Fase meseta

Fase resolución

Fase excitación

▲ Ciclo de reacción sexual en hombres y mujeres.

Reacción sexual en hombres

Los preconceptos acerca de la sexualidad masculina obstaculizan la reacción sexual completa del hombre. Afortunadamente, las técnicas antiguas redescubiertas le ayudan a alcanzar la máxima expresión de su sexualidad.

Los hombres tienden a ser respondedores visuales. Ellos se estimulan cuando ven senos, cinturas diminutas y nalgas. Cuando un hombre ve a una mujer caminando por una calle, se activa su testosterona y su pene se expande y su autocontrol se reduce. El típico patrón de reacción sexual masculina opera de la siguiente manera:

1. **Fase de excitación:** esta fase comienza con la imaginación, la caricia, la insinuación, los besos, los roces, las miradas a la pareja, el coqueteo, el baile o cualquier otra actividad que el hombre encuentre excitante. A medida que se incrementa la excitación, su erección se endurece. En una escala de excitación de uno a diez, esta fase lo lleva al punto cinco o seis.

2. **Fase meseta:** se tiene un aumento en la excitación. El corazón comienza a latir más rápido, la erección es más firme, el sentido de separación se esfuma, y el cuerpo actúa más instintivamente.

   Los testículos y el escroto se contraen y se acercan más al cuerpo. Los patrones de respiración son más superficiales y rápidos. Su nivel de excitación alcanza el punto seis u ocho. La eyaculación prematura por lo general se da en esta fase.

3. **Fase orgasmo:** para los hombres, el punto de no retorno se da cuando él comienza a enfocarse hacia el orgasmo y eyaculación. El pene se engrosa con sangre y la cabeza muchas veces se hincha a medida que se acerca

al orgasmo. El típico punto de excitación de no retorno es entre ocho a nueve. Con el dominio de la eyaculación, ese punto puede estar entre el nueve y tres cuartos. Durante el orgasmo sin eyaculación, ese punto sería un diez, pero no eyacularía.

4. **Fase resolución o refractaria:** a los pocos minutos de la eyaculación, el cuerpo se relaja, la respiración se vuelve más profunda y la sangre comienza a replegarse de las zonas erógenas primarias. El cuerpo regresa a su estado estático que tenía antes de la excitación, pero de una forma más relajada y satisfecha.

Información esencial

Un texto antiguo taoísta dice que la energía sexual de una mujer comienza en su corazón y luego pasa a sus genitales. Para el hombre, la energía comienza en los genitales y luego pasa a su corazón. Esta diferencia, cuando se trata de manera consciente, puede ayudar a lograr la sanación de los malentendidos entre los hombres y las mujeres.

Dependiendo de la edad del hombre, la última fase puede durar diez minutos o muchas horas. Sin eyaculación, el orgasmo energiza al hombre y luego se regresa al nivel ocho, a menos que descanse un poco más de tiempo, en cuyo caso se relaja a un nivel cuatro o cinco. Y puede volver a comenzar después de estar unos minutos en el nivel cuatro o cinco.

Reacción sexual en mujeres

Puede ser un mito que las mujeres requieren más tiempo para hacerse a la idea de tener sexo que los hombres. Las mujeres que están muy familiarizadas con sus cuerpos no necesitan mucho tiempo para lubricar y estar listas. Muchas mujeres logran el orgasmo rápido por medio de la autoestimulación, pero se demoran más para excitarse y llegar a un orgasmo cuando tienen sexo con una pareja.

Sin tener en cuenta el tiempo de excitación individual, la reacción sexual de una mujer normalmente comienza con sentimientos de intimidad emocional. Ella no necesariamente necesita esa intimidad cada vez que hace el amor, pero las cosas marchan mejor cuando siente que está recibiendo la intimidad que necesita.

Palabras cariñosas, caricias, gestos amorosos y juegos sexuales son maneras de estimular a una mujer.

A medida que una mujer se estimula sexualmente, su pecho se ruboriza, su vulva se hincha y su vagina comienza a lubricar. Sus pezones se ponen duros y sus senos más firmes. El latido de su corazón y su respiración empezarán a acelerarse.

Hecho

En 1960, los sexólogos Robert Masters y Virginia Johnson fueron los primeros doctores modernos que investigaron y describieron en detalle lo que hoy día llamamos el patrón de reacción sexual femenino.

El típico patrón de reacción sexual femenino es como sigue:

1. **Fase de excitación:** la energía aumenta durante la primera fase de excitación sexual. El tejido vaginal se ensancha, las membranas se lubrican. Los músculos de apoyo del piso de la vagina se contraen y halan hacia arriba. Esto hace que la parte de atrás de la vagina se expanda para acomodar el pene.
   En una escala de uno a diez en términos de excitación, esta fase puede catalogarse como de uno a siete.

2. **Fase de meseta:** la reacción de excitación aumenta hasta cierto plano y tiende a nivelarse. La excitación se sostiene y permanece constante en el punto siete y nueve. Los patrones de la respiración pueden ser superficiales y rápidos, y las zonas erógenas cambian de un color rosado a un rojo intenso.
   En este momento, la respiración tántrica puede entrar a desempeñar un papel importante en aumentar y sostener por más tiempo las sensaciones sexuales que están generándose.

3. **Fase de orgasmo:** el reconocimiento que el orgasmo va a suceder tiene un comienzo distintivo. Muchas mujeres sienten que están aproximándose a este momento, lo pierden y luego vuelven a sentirlo. El patrón puede repetirse varias veces antes de que la fase del orgasmo pase a su liberación final. Muchas mujeres sienten frustración en esta coyuntura y piensan que el orgasmo es tan solo una ilusión. El orgasmo sí ocurre, es una explosión de liberación de energía pulsante muy placentera. Puede haber múltiples fases de explosiones y liberaciones pulsantes.

4. **Fase resolución o refractaria:** el cuerpo se relaja, la respiración se vuelve más profunda, y la sangre comienza a regresar y evacuar las zonas erógenas primarias. El cuerpo regresa a su estado como estaba antes de

excitarse, pero mucho más relajado y satisfecho. Para algunas mujeres esta fase solo dura unos minutos; otras se sentirán plenas y no querrán excitarse nuevamente por un buen tiempo.

¡Alerta!

Cuando se investigan los problemas sexuales humanos, la mayoría de la atención la reciben los hombres. En Estados Unidos de Norteamérica, el 95 % de todas las investigaciones basadas en disfunciones sexuales están orientadas a curar los problemas sexuales de los hombres.

Los orgasmos múltiples

Muchos hombres sienten múltiples orgasmos cuando tienen alrededor de veinte años, y estos casi siempre tienen que ver con eyaculaciones. Sin embargo, a medida que los hombres pasan de los treinta, las cosas comienzan a cambiar.

La fase refractaria dura más en hombres mayores porque el pene requiere más tiempo para llenarse con sangre después del primer orgasmo con eyaculación.

Los hombres pueden aprender a acortar esta fase refractaria (como lo veremos más adelante en este capítulo), o pueden tratar de sentir un orgasmo sin eyaculación.

En las mujeres, los orgasmos múltiples se pueden definir de varias maneras. Los orgasmos pueden ser reacciones seguidas que tienen diferentes comienzos y finales, o pueden suceder tan seguidos que pareciera que no ocurriera la fase refractaria.

Durante los orgasmos múltiples extendidos de una mujer, tienen lugar constantes ondas de contracciones involuntarias de músculos. A medida que las paredes vaginales se contraen, el tamaño de la vagina normalmente se estrecha más.

En vez de disminuir la energía sexual de la mujer, los orgasmos múltiples muchas veces son más intensos.

Observe la tabla del ciclo de reacción sexual extendida que muestra múltiples orgasmos u orgasmos seguidos. Consta de picos que suben y suben en la tabla.

A estos no los sigue la típica fase refractaria o de resolución.

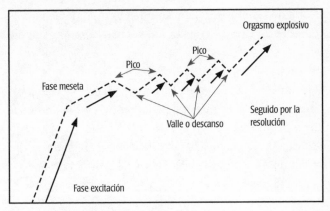

Orgasmo explosivo

Pico

Pico

Fase meseta

Valle o descanso

Seguido por la resolución

Fase excitación

▲ Ciclo de reacción sexual extendida en hombres y mujeres.

Una variedad de maneras

Los orgasmos seguidos pueden ocurrir a través de la estimulación del clítoris, punto G o vaginal. Con estas mujeres, virtualmente no existe la fase refractaria o de descanso. Ellas inmediatamente pasan repetidamente a las fases de mesetas y luego el orgasmo.

Típicamente, si una mujer pudiera tener varios orgasmos de clítoris seguidos, estos se darían con un comienzo y un final distinto con espacios breves de fases refractarias. Ellas estarían listas para tener otro rápidamente y pueden hacerlo con la estimulación del clítoris nuevamente, aunque seguramente deben comenzar más suave la segunda vez.

En caso del orgasmo del punto G o vaginal, estos pueden ocurrir como los orgasmos del clítoris para los que el ciclo de reacción se repite en su totalidad; de lo contrario, los orgasmos no podrían distinguirse los unos de los otros. No habría fase refractaria y el estado orgásmico simplemente continuaría, muchas veces, como una sensación más intensa.

Ejercicio reloj

Acuéstese sobre su cama con su pareja a su lado. Acostada sobre su espalda, separe las piernas bien y relájese. Respire varias veces de manera profunda y relajada. Ahora, mientras su pareja la observa, tome su dedo índice untado de mucho lubricante y sienta su clítoris de manera suave alrededor de los cuatro lados. Preste atención si algún área es más excitable que otra.

Es interesante saber que en la mayoría de las mujeres, si usted emplea el reloj análogo, las posiciones 10:00 o 2:00 en sus clítoris son las áreas más sensibles. La mayoría de las mujeres no saben esto. Es un área tan diminuta que la mayoría de las mujeres piensan que el grupo de nervios cubre toda el área. No es cierto. Usted es mucho más sensible en estos puntos que en otros.

Cuando usted haya encontrado la parte de su clítoris más sensible, permita que su pareja la toque suavemente y guíelo hacia el punto exacto. Cuando haga sexo oral, asegúrese de adoptar una posición que le permita concentrarse en esta área.

Una vez usted haya practicado este ejercicio y explorado las áreas sensitivas de su clítoris, fíjese durante el acto sexual si está recibiendo la estimulación más certera posible.

Hecho

Una encuesta en línea realizada en el año 2000 por www.tantra.com encontró que de 1048 mujeres, 35 % reportaron tener múltiples orgasmos de clítoris y el 24 % dijo tener orgasmos múltiples vaginales.

Claves punto G

Las mujeres también pueden sentir el orgasmo estimulando el punto G. Cuanto más explore el punto G y se concentre en él como parte de su experiencia sexual, más vida y reacción alcanzará.

Al comienzo algunas mujeres pueden sentir una sensación de quemadura, la necesidad de orinar, un dolor leve o una suerte de adormecimiento.

Algunas mujeres sentirán ganas de reír o de llorar, o sentirán como olas de emociones.

Algunas sentirán placer sexual inmediatamente. Si usted no siente placer sexual la primera vez, parta del punto de vista de que está a punto de ser llevada por el sendero del éxtasis. Si al comienzo parece difícil, tome descansos, pero siga explorando. Con el tiempo y con paciencia, usted encontrará el placer que estaba buscando.

Sea cuidadosa consigo misma las primeras veces. No lo convierta en una obligación.

A medida que usted aprende más acerca de sus partes vaginales sensibles, comenzará a notar lo mucho que es capaz de sentir cuando hace el amor. Cuanto más pueda sentir, más placer obtendrá y más control tendrá sobre su reacción orgásmica.

¿Cuántos orgasmos cree que puede tener una mujer? En una encuesta reciente por www.tantra.com, 56 % de 1087 mujeres dijeron que siempre tenían un orgasmo cuando se masturbaban. Solo el 23 % dijo que siempre tenían un orgasmo cuando tenían relación con su pareja.

Haga sus ejercicios Kegel que nunca sobran. Estos son vitalmente importantes porque le dan la capacidad para sentir lo que sucede dentro de su cuerpo. Además, la ponen en contacto con el interior de su vagina y hacen más intenso su placer sexual.

Eyaculación femenina

Hasta hace poco muchas mujeres se sentían avergonzadas o les daba pena si expulsaban fluidos durante el sexo, pero la opinión ha cambiado. Ahora las mujeres tienden a pensar que la habilidad de eyacular les da un poder erótico o una sensación de libertad.

A medida que más mujeres hablan abiertamente sobre el sexo, han adquirido más confianza para sentirse bien acerca de cualquier cosa que se sienta natural y placentera.

La eyaculación puede ser un poco desastrosa y con toda seguridad no es necesaria para tener un buen sexo, entonces es importante saber que no es raro ni inusual. Si usted ha tenido una eyaculación, debe alistar una toalla al lado de la cama. Se sabe que algunas mujeres eyaculan varias cucharaditas de fluido.

El fluido eyaculado es exactamente como la eyaculación del hombre, solo que sin esperma. Y no es orina a pesar de que la eyaculación sale del tubo uretral, y por tanto pueden salir pequeñas cantidades de orina justo antes de la liberación de la eyaculación. Teniendo en cuenta que la mayoría de las veces el fluido sucede por la estimulación del punto G o de la vagina, y que el punto G es la esponja perineal o próstata femenina, tiene mucho sentido.

Así como en el hombre, el fluido de la glándula prostática de la mujer se incrementa y necesita liberarse. Se dice que los síntomas premenstruales puede aliviarse enormemente por medio de la eyaculación femenina. Una parte de la presión y acumulación de fluidos durante el período menstrual puede ser eyaculación femenina. Si usted tiene síntomas premenstruales y conoce las fechas del mes donde se acentúan los síntomas, tenga mucho sexo justo antes de esas fechas; esto puede ayudarle.

Disfunción sexual en los hombres

Aunque en ambos sexos existen muchos problemas sexuales, cada género tiene disfunciones específicas. Los asuntos más comunes que enfrentan los hombres es sentir culpa por sus deseos sexuales y la presión por su desempeño.

¡Alerta!

Busque un buen sexólogo o terapeuta en sexualidad en problemas persistentes. Si la sexualidad es importante para usted, comience ahora. ¿Por qué perder tiempo? Una vida sexual plena y satisfactoria es demasiado importante como para ignorarla.

Problemas psicológicos con la libido, eyaculacion precoz, no lograr eyaculaciones ni ser capaz de lograr erecciones o de mantenerlas muchas veces apuntan a la presencia de sentimientos de culpa, vergüenza, deseos insatisfechos, comunicación deficiente o falta de capacitación. Es increíble ver lo que sucede cuando una pareja comienza hablar honestamente acerca de sus ansiedades, preocupaciones y suposiciones relacionadas con temas sexuales. De la noche a la mañana puede haber cambios.

La salud también desempeña un papel fundamental; los factores que conducen a los problemas con la libido y erecciones pueden ser fisiológicos. Muchas veces estos pueden tratarse de manera eficiente con cambios en la dieta. Consumo excesivo de comida, cigarrillo o alcohol pueden ocasionar obstrucciones de los vasos sanguíneos, lo cual produce un inadecuado flujo de sangre hacia el pene.

Si sus esfuerzos no alcanzan un éxito inmediato, no se decepcione. Usted no es el único. Este es un sendero que ha sido recorrido por muchos a lo largo de muchos siglos. Con una mente abierta y un corazón dispuesto, todo se puede lograr. Para la mayoría de las personas, el obstáculo más difícil de vencer es el primero. Una vez comience, usted se sorprenderá de la gran recompensa que le espera.

Disfunción sexual en las mujeres

Para las mujeres, resolver y transformar problemas con potencial orgásmico a veces puede ser algo desalentador. Aprender a relajar su cuerpo puede ayudarle a relajar su mente. Esto aliviará parte de la presión.

Tome asiento y propicie una conversación sobre sus creencias, ansiedades, inhibiciones y frustraciones con su esposo, pareja o amante. Sea franca y cuéntele a su pareja acerca de sus sentimientos más íntimos. La falta de comunicación es la causa número uno de los problemas con la libido; deje, entonces, de castigarse y comience a expresarse más. Durante algún tiempo, trate de pasar momentos sensuales sin involucrar necesariamente el sexo con su pareja. Si lo desea, concéntrese en su pareja durante un tercio del tiempo, pero los otros dos tercios del tiempo deben dedicarlos a usted. Un masaje o acurrucarse puede ayudar a alejar la preocupación de estar cerca.

Información esencial

Cuando usted recibe el masaje, no espere que las cosas terminen en sexo. Explore sus zonas erógenas al máximo. Deje que la toquen y aprenda a no hacer nada más que gemir. Enséñele a su pareja que usted está aprendiendo a recibir, y, si él es paciente, ambos lograrán excelentes resultados.

Deje a un lado el enfoque en la O grande por un tiempo. Sea sensual. Aprenda a relajarse y a recibir. Si usted está dispuesta, permítale a su pareja que le vende los ojos y le dé un masaje sensual. La venda añade un poco de suspenso y novedad y le permitirá concentrarse más en las sensaciones.

Aprenda sobre su propio cuerpo. Pase el mayor tiempo posible aprendiendo lo que mejor funciona para usted y sobre qué se siente rico. Experimente. No se detenga. No tiene nada que perder y todo por ganar. Usted tiene derecho a a sentir placer.

Si usted realmente se siente atascada, consulte con un doctor o sexólogo o psicólogo que tenga experiencia en la sexualidad. Usted aprenderá mucho y descubrirá que no está sola. Ellos le ofrecerán una variedad de ideas y, cuando se combinen con lo aprendido en este capítulo, descubrirá herramientas nuevas para alcanzar su potencial máximo de placer.

Capítulo 8

Ambientación

El mundo entero es un escenario, pero usted y su pareja probablemente acondicionarán la mayoría de sus "juegos" en la cama. Crear un ambiente erótico, acorde con su idea del romanticismo, puede ser una actividad divertida que usted y su pareja pueden realizar juntos. El "toque" que usted le agregue a su habitación y su hogar guía la energía y expande su conciencia para hacer el amor con su pareja.

Dele nueva vida al romanticismo

Acondicionar el escenario comienza con el romance, esos pequeños detalles que dos personas pueden hacer a cualquier hora del día o noche para comunicarse: "Te amo... te deseo... estoy feliz de estar contigo... me muero de ganas de estar contigo en la intimidad". La palabra *romance* tiene distintos significados según cada persona. En cierto sentido, se refiere a cualquier cualquier cosa que lo emocione a usted.

Información esencial

Las personas se sienten más románticas cuando se sienten valoradas. Todos queremos ser apreciados y reconocidos. De eso realmente se trata el romance. No hay nada de misterioso o difícil de conseguir. Simplemente piense en su pareja y los gestos pequeños vienen por sí solos.

Los pequeños gestos

En caso de que los pequeños gestos románticos no le lleguen a usted automáticamente, haga una lista de algunas cosas simples que usted podría realizar para hacerle saber a su pareja lo que sería seductor para usted o su pareja o para hacer la vida un poco más agradable a esa persona.

Sonría cuando su pareja entre en la habitación. Escuche sus historias. Tienda la cama por las mañanas. Haga cosas que para usted son fuera de lo normal o se salen de la rutina. Ábrale la puerta a su pareja. Cocine algo u organice el garaje.

Son asombrosos los beneficios que resultan de estas acciones.

Momentos románticos

Trate de crear momentos románticos durante el día con su pareja. Hay culturas en las que no es habitual expresar su afecto en público; haga parte o no de una de estas culturas, siempre hay una manera de demostrar su afecto y su cariño de modo que sea bien visto por la sociedad.

Tómese de la mano durante una caminata. Bésense en público.

Recree algún juego infantil con su pareja: juegue con los pies debajo de la mesa o cubra los ojos de su pareja con sus manos mientras toman asiento en la mesa del comedor.

El escape fantástico

Escápese a otro mundo. Tómese unas minivacaciones en un lugar escondido de su ciudad. Llévese todas las cosas que usted piense que va a necesitar para un escape completo que sane y alimenten sus cuerpos y espíritus. Esto también podría ser una salida al campo, o un fin de semana en alguna ciudad grande. No importa lo que escoja, será recordado por mucho tiempo si usted lleva algunas cosas que ayuden a conservar los recuerdos.

Atuendo para el aposento del amor

El modo en que está organizada la habitación propicia cierto humor tanto al despertar cada mañana como al acostarse por las noches. Para ayudarle a estar en su mejor momento debe crear un espacio sensual, picante, acogedor y privado. Su habitación podría ser un santuario y escondite donde usted comienza y termina su día.

Al crear belleza, armonía y al tener un espacio limpio y cómodo para llevar su vida sexual, alimentamos nuestro espíritu así como nuestras necesidades estéticas. Vivir en armonía con la energía del ambiente que nos rodea es una forma de arte.

Hecho

De acuerdo con el increíble consultor de feng shui (www.amazingfengshui.com) Gayla Yates, "¡un buen feng shui en la alcoba puede mejorar sustancialmente sus relaciones sexuales!".

Feng shui en la alcoba

Existe una manera de armonizar las energías de dos personas empleando el antiguo arte del *feng shui*, el cual se define como el arte y la ciencia china de diseñar construcciones, y crear espacios y ambientes en los que se pueda alcanzar un equilibrio de la energía más armonioso.

La idea de emplear el *feng shui* en su alcoba es mezclar las energías masculinas y las femeninas y crear un ambiente de confianza, honestidad y unicidad entre los dos.

Al organizar la energía, o *qi*, de la habitación se puede propiciar una armonía en la alcoba.

Las últimas impresiones antes de dormirse se filtran en su subconsciente y le permiten disfrutar de un buen sueño. Y lo primero que ve al abrir los ojos por la mañana marca la pauta para su relación en ese nuevo día. ¿El ambiente de su habitación lo invita a regresar a su subconsciente o es bombardeado con mensajes abrumadores como ropa que se desborda de los closets, libros no leídos, noticias desagradables en periódicos viejos, etcétera?

Al estudiar el *feng shui* de las alcobas, vemos que la ubicación de la cama, la disponibilidad de la luz y aire y el flujo creado en la habitación son aspectos importantes que deben tenerse en cuenta. También se deben tomar en cuenta los colores que ha escogido y el nivel de comodidad que usted desea. ¿Qué tan acogedora es la habitación? ¿Cómo sienten usted y su pareja esta energía?

¡Alerta!

Usted puede ambientar su alcoba con incienso y velas, eso sí, sin exagerar. Una vez quemados, estos objetos pueden polucionar el aire y con ello agitar el *qi*, por tanto úselos moderadamente.

Cambie la posición de la cama. De ser posible, evite ubicar la cama directamente enfrente de la puerta o contra la pared que da hacia la plomería del baño. Cuando la cama se encuentra hacia un lado de la habitación pero sigue teniendo la vista hacia la puerta, se crea una corriente agradable. Las mesas y equipos de ejercicio deben estar en otro cuarto; o, si deben permanecer ahí, coloque un biombo para separarlos cuando no estén en uso.

Los cuatro elementos

Los cuatro elementos son tierra, aire, fuego y agua, y lograr un equilibrio entre todos estos elementos en su habitación le ayudará a armonizar sus energías.

El elemento tierra podría ser un trozo de madera flotante que haya encontrado o una piedra que tenga un significado especial para usted. Plantas verdaderas —ya sean flores recién cortadas o plantas de matera— con hojas redondeadas y suaves también son bienvenidas en las alcobas.

El aire se visibiliza cuando prendemos un incienso. El fuego es visible cuando prendemos una vela. El agua puede estar representada por una fuente pequeña o por un cuadro con una representación del agua en cualquiera de sus formas, pero debe evitar paisajes de aguas turbulentas y fuentes afectadas por el moho.

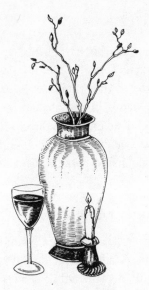

▲ Su habitación puede embellecerse con elementos sensuales como velas (que representan el fuego) o plantas (que representan la tierra).

El uso del color

A veces unos pocos cambios pueden hacer grandes diferencias. Ensaye un cambio de color para crear una atmósfera diferente.

Los tonos de color cremosos combinados con tonos rosados, naranjas, rojos y cafés pueden crear una atmósfera cálida. Los blancos, azules y verdes son colores más fríos que no tienen la calidez y la pasión normalmente asociadas con la sensualidad. Si puede, utilice tejidos naturales como el algodón y la lana para la ropa de cama y los pisos. Las fibras naturales son más amigables para la piel ya que "respiran" mejor. También tienden a ser más sensuales.

Espejos en la pared

También sería buena idea colocar un espejo en un lugar apropiado en la pared o techo; si es en el techo, asegúrese de que este no sea de vidrio por razones de seguridad.

El *mylar* puede utilizarse como sustituto para el vidrio ya que no se rompe; y le da un aura interesante "impresionista" a las imágenes que refleja. Sin embargo, desde el punto de vista *feng shui*, los espejos no son aconsejables en las alcobas porque estos afectan el flujo libre del *qi*.

Música de fondo

¿Podría usted imaginarse una buena película sin el acompañamiento de una música emocionalmente evocadora? Los investigadores han encontrado que los mismos centros de placer del cerebro, estimulados positivamente por la comida y el sexo, también son afectados por la música. Cualquier música que le erice la piel tiene un efecto directo sobre su estado de ánimo. Cuando ponemos música que nos estimula de un modo positivo, podemos mejorar nuestro estado de ánimo para sentirnos más contentos, relajados, enérgicos y excitados.

Una banda sonora para el amor

Usted no debe dejar por fuera la música en una noche dedicada al sexo. La música ayuda a los ánimos y además puede utilizarse en la coreografía de una noche de amor. Seguramente usted tiene sus canciones y cantantes favoritos viejos que lo emocionan y que seguramente usted y su pareja ya han puesto cuando han hecho el amor antes. ¡Excelente! Póngalos, y también vaya de compras y busque canciones que sean nuevas para los dos. Pueden ponerse cita en una tienda de música y escuchar distintos y nuevos tipos de música.

Escuche la música nueva antes de oírla en su habitación. Explore posibilidades inusuales que pueden incluir ritmos de todo el mundo, tambores y música cultural exótica. La introducción de nuevos ritmos los animará a los dos a ensayar espontáneamente posiciones y prácticas que no se les habían ocurrido antes.

Información esencial

Asegúrese de conocer el tipo de música que excita a su pareja. Si tiene gustos diferentes de música, haga una mezcla de ambos tipos de música para una noche de sexo y así ambos se sentirán estimulados.

Si usted es hábil para grabar, grabe una hora con la música ideal para una noche dedicada a hacer el amor. Podría ser para una noche especial erótica que dure varias horas.

Puede ser la banda sonora habitual para sus sesiones de masajes. O podría ser una lista de sonidos más calientes y picantes, preparada para cuando se sienta especialmente atrevido.

La idea de crear su propia sesión de música le permite crear el "baile" que usted desee. Puede comenzar con música suave, piezas melódicas que lentamente suban de intensidad y que vayan de acuerdo con la duración y ritmo de amor de los dos. De pronto está creando un rito especial de cumpleaños y desee diseñar una nueva onda para hacer el amor como regalo para su pareja.

Para el final de la grabación de música, incluya melodías suaves y sensuales con las cuales usted pueda acurrucarse, besarse y sentir el aliento del otro antes de perderse en el mundo de los sueños, o antes de levantarse y emprender las labores del día. Pero no importa lo que haga, debe cerciorarse de terminar sus sesiones de amor de manera cariñosa y sensible.

Fragancias y aromas

Las fragancias y aromas son estímulos poderosos; pueden influenciar su estado de ánimo y encender recuerdos o sentimientos particulares. Nuestro cuerpo almacena y recuerda emociones de momentos de nuestras vidas que muchas veces tienen un olor o fragancia especial asociado. Todos tenemos momentos en los que percibimos olores de algo que nos evocan experiencias vividas en la infancia, un primer amor o nuestras vacaciones favoritas.

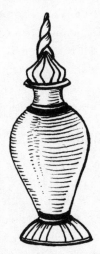

▲   Aceites esenciales pueden utilizarse para un baño o masaje.

Los investigadores han descubierto que determinado tipo de alimentos con olores fuertes pueden contribuir a un aumento del flujo de sangre en el pene. El doctor Alan R. Hirsch ensayó 30 fragancias y 46 olores en hombres entre 18 a 46 años de edad. Sus resultados determinaron que los rollos de canela provocan la mayor excitación y que la combinación de torta de auyama con lavanda provocaba un aumento general en el flujo de sangre en el pene de 40 %. Los hombres mayores reaccionaron mejor a la vainilla y los que tenían una vida sexual maravillosa reportaron una preferencia por el olor de la fresa. Cada fragancia y olor utilizado en la investigación provocó un aumento en el flujo de sangre en el pene.

Hecho

Los restaurantes finos de comida hindú muchas veces ofrecen pequeños recipientes llenos de hierbas de anís, orozuz y esencias florales para masticar después de las comidas. Además de limpiar el aliento, estos detalles ayudan también a estimular la libido.

El doctor Hirsch también estudió las reacciones femeninas y obtuvo un listado de productos diferente. Entre las mujeres de edades de dieciocho a cuarenta, el orozuz provocó la mayor estimulación sexual. La combinación entre el orozuz y el pepino provocó un aumento de 13 % en el flujo de sangre vaginal. La combinación de la auyama y lavanda que tanto gustó a los hombres, provocó un aumento del 11 %. Las mujeres tuvieron una reacción negativa al olor de la parrillada, lo que provocó una disminución del 14 %, y la cereza, una disminución del 1 %. Además, ¡las mujeres mostraron una disminución del 1 % de flujo sanguíneo vaginal cuando eran expuestas a una variedad de colonias para hombres! Atención hombres: ¡no asuman que la colonia que ustedes utilizan excita a las mujeres!

Experimente con las fragancias

Los humanos pueden detectar entre 10 000 y 30 000 fragancias diferentes, entonces diviértase ensayando para encontrar aquellas que los pongan en sintonía a usted y a su pareja. Consiga una variedad de aceites esenciales en el mercado de hierbas cercano a usted o en una tienda naturista y empléelas en diferentes formas. Ensaye colocando unas gotas en la bombilla de la luz de la lámpara al lado de su cama. Traiga un plato de frutas a la cama y dele de comer a su pareja y viceversa.

Antes de colocar los trocitos de fruta en la boca de su pareja, inhale su fragancia y permita que ella haga lo mismo; usted le puede vendar los ojos para sensibilizar mucho más los sentidos del gusto y del olor.

El atuendo para el aposento del amor

A lo largo de la historia, los vestuarios y trajes eróticos han cambiado mucho. De extremadamente sugestivos, como los corsés que resaltaban los senos y ceñían las cinturas, a montones de telas y velos que revelaban poca piel, los diseños tendían a adaptarse a cada cultura y cada época. Hoy, en la privacidad de nuestras propias casas, tenemos más facilidad de dejar volar nuestra imaginacion.

Aunque en algún momento terminen desnudos, los juegos sexuales pueden ser mucho más poderosos y prolongados cuando se añade el elemento de la ropa al escenario. Algunos elementos de ropa se prestan para el erotismo.

Las nalgas, los senos, las piernas y los hombros (en ese orden) son las partes del cuerpo que, según los hombres, son las más eróticas. Por tal motivo, los escotes profundos, las faldas apretadas que dejan ver las piernas, las medias veladas y los hombros desnudos son recursos que las mujeres pueden utilizar para provocar. En la habitación, vístase de un modo más suelto, utilice prendas que sugieran las curvas del cuerpo debajo de la ropa. La tela debe envolver su cuerpo para acentuar sus propias curvas, naturalmente eróticas.

Lo básico

Solo se requieren unas pocas cosas para vestirse de un modo erótico. Es muy simple, basta incorporar alguno de los siguientes elementos:

- Un pareo hecho de rayón o seda (que pueden vestir tanto hombres como mujeres).
- Un pareo transparente.
- Un oso de peluche, un brasier que le haga juego y ropa interior o un *body*.
- Una bata de terciopelo, seda o rayón.
- Un boa de plumas.

Además de esto, usted puede incorporar cualquier cantidad de cosas que les llamen la atención a usted y a su pareja. Puede utilizar la siguiente lista de cosas en caso de que esté buscando un regalo erótico para su pareja:

- Toda clase de bufandas.
- Prendas de lujo adquiridas en tiendas de ropa de segunda.

- Elementos de fantasía que usted considere buenos aditamentos para su juego de amor.
- Una selección mayor de ropa interior y osos de peluches.
- Abanicos de plumas, máscaras y otros detalles que usted considere seductores.
- Joyas que le den un toque erótico a sus trajes.

Información esencial

Escoja texturas como el terciopelo, el rayón y la seda; estas se perciben agradables al tacto tanto para la persona que los lleva puesto como para la persona que los toque. La seda se desliza bajo la mano y sobre el cuerpo muy fácilmente; brilla y se siente resbalosa y le da al cuerpo un aspecto húmedo y mojado.

Aunque siempre pensamos en las mujeres cuando pensamos en ropa erótica, los hombres también tienen varias opciones. De acuerdo con algunos estudios, las mujeres dicen que ellas aprecian la fortaleza y la bondad en un hombre más que sus características físicas, pero cuando se menciona lo físico, ellas ponen en sus listas que prefieren un tamaño de estatura promedio, estómagos firmes y brazos fuertes. Escoja batas de seda, bóxers cortos y de pronto un pareo para su relación íntima. Incluso, para una noche especial, usted puede colocarse varias prendas y ponerse una tanga debajo de sus bóxer.

Cuando elija prendas que produzcan un aspecto más ceñido, con los abultamientos en los sitios donde deben estar, escoja telas que respiren y que no lo limiten mucho. Es bien sabido que el recuento de esperma del hombre baja cuando su escroto está cerca de su cuerpo por largos períodos de tiempo. Seleccione cosas que permitan que su cuerpo se deje tocar completamente.

Pregunta

¿Hombres, se atreven a tomar a sus parejas por sorpresa? Aprender a utilizar y a ponerse un pareo es bastante conveniente para aquellos momentos en los que usted se tiene que levantar porque dejó algo olvidado. Puede incluso ser útil cuando usted quiera hacer un baile erótico para su pareja cualquier noche.

La comida como afrodisíaco

La comida sensual tiene un lugar definitivo en la habitación. Es especialmente bienvenida si es jugosa, suave, misteriosa y dulce. Si la comida logra evocar los órganos sexuales, existe una mayor razón para incluirlas en su ritual para hacer el amor. Encontrará más información sobre comidas como afrodisíacos en el capítulo 13, pero aquí le daremos unas pocas ideas para principiantes.

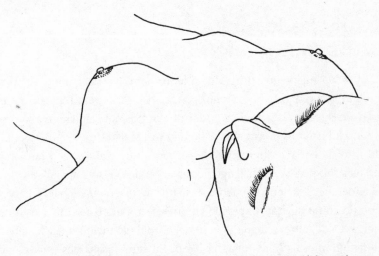

▲ Aquí tenemos otra idea: usted puede utilizar su cuerpo como bandeja para servirle la comida a su pareja.

Nos podemos divertir mucho con la comida dentro de la habitación. La comida puede utilizarse para estimular los sentidos. En una noche dedicada a hacer el amor, ensaye vendando los ojos de su pareja y ofreciéndole diferentes tipos de fruta, chocolates y postres que son sugestivos por sus texturas, por ser suaves o jugosos, o hágalo simplemente para divertirse. Esto con el fin de sentir más que de comer. Ofrézcale bocados más bien pequeños y sírvale la comida con delicadeza, de modo que la pueda oler y sentirla en los labios primero antes de permitir que su pareja se lleve el bocado a la boca.

La crema batida y el sirope de chocolate son muy divertidos en la cama, pero debe saber algunas cosas antes de llevar estas comidas altas en azúcares cerca de la vagina de la mujer. El azúcar puede ocasionar infecciones vaginales por hongos en las mujeres. Si usted decide hacer un festín sensual sobre su pareja, tenga cuidado de dónde pone estos dulces. Ponga las delicias en las partes externas y báñense juntos antes de hacer el amor.

¡Alerta!

Demasiada comida en el estómago durante la relación sexual puede restarle intensidad erótica a la experiencia. Una cena agradable antes podría ser un juego sexual romántico, pero puede temporalmente reducir su capacidad de sentir placer sexual. Para una noche picante, ¡lo mejor es una comida ligera!

No hay nada mejor que un baño caliente

No hay nada mejor que un baño caliente para vigorizar tanto su mente como su cuerpo. Un baño caliente puede inspirarlo para relajarlo y dejar de pensar. Puede calmarlo y propiciar una atmósfera semejante a la de un santuario. El baño es un ritual fácil de hacer para usted.

El acto de bañarse juntos puede ser algo muy elaborado o tan simple como usted lo decida. Es fácil agregar el jabón de espuma al agua de la tina y encender algunas velas alrededor de la tina. O usted puede hacer algo más elaborado como utilizar un cepillo japonés seco para consentir y estimular la piel antes de entrar al agua. A veces es apropiado incluir música, bebidas, comidas y fantasías juguetonas al baño. En otras ocasiones puede bañar ceremoniosamente los pies de su pareja y untarles cremas y aceites. Usted también puede sostener una conversación importante mientras están los dos dentro de la bañera.

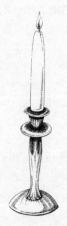

▲ Encender una vela ayuda a crear un ambiente romántico.

No hay límite para imaginar lo que usted podría hacer en el baño. Sea creativo y piense en hacer algunas cosas locas para sí mismo:

- Lave el pelo de su pareja de un modo amoroso.
- Masajee los pies y la cabeza de su pareja.
- Deslice su cuerpo enjabonado hacia arriba y hacia abajo sobre el cuerpo de su pareja.
- Aplique jabón sobre una esponja suave y enjabone el cuerpo de su pareja.
- Seque el cuerpo de su pareja con mucho amor.
- Cepíllense el pelo mutuamente.

También puede añadir algo al agua de la tina para que la experiencia sea más placentera. Aquí algunas ideas:

- Coloque pétalos de rosa en la tina y en el piso del baño.
- Aplíquele unas gotas de su aceite esencial favorito al agua.
- Utilice jabones herbales y de fragancias.
- Ralle finamente la cáscara de una naranja o de un limón dentro del agua.
- Meta una astilla de canela o algunos clavitos dentro del agua.
- Utilice jabón de espuma para el agua.

Dejen todo arreglado para no ser interrumpidos

Es muy importante estar tranquilo para una noche erótica. Lo que distrae a los hombres y a las mujeres son las cosas viejas de rutina que consumen nuestras vidas diarias: el trabajo, las fechas límites, la ropa para lavar, las visitas, los hijos, etc.

Información esencial

No se sienta culpable si necesita un poco de tiempo lejos de sus hijos. Es importante pasar tiempo con ellos, pero también es importante que los hijos vean que sus padres se aman y están conectados. El modelo que los hijos ven es esencial en la creación de sus propias relaciones sanas.

Despeje el espacio lo mejor posible y no se preocupe por lo que no está haciendo. Ya llegará el tiempo para hacerlo, así usted se preocupe o no. La diferencia es que usted estará mucho más relajado y feliz. Es más: se va a dar cuenta de que cuando ustedes se regalan noches placenteras de las que siempre se acordarán, podrán manejar mejor el estrés diario de sus vidas.

Tiempo lejos de los hijos

Si usted tiene hijos, trate de encontrar amigos o parientes que los cuiden por una tarde o por toda la noche, de ser posible, hasta el otro día. Ensaye esto con otra pareja para la cual usted ha hecho lo mismo, cuidar de sus hijos de un día para otro. A medida que pasa el tiempo y sus hijos crecen, usted tendrá más posibilidades de sacar tiempo para usted y su pareja. Ellos comprenderán que ustedes necesitan pasar tiempo juntos y que necesitan un poco de privacidad. Mientras tanto, trate de crear situaciones de despreocupación y sin las distracciónes habituales del día a día.

Capítulo 9
Diversión con los juegos sexuales

Casi todo lo que se hace a cualquier momento podría calificarse como un juego sexual, siempre y cuando sea placentero. Existen muchas maneras de dar y recibir placer. Cada persona y cada pareja son diferentes. Entonces, por qué no incluir algo que siempre se ha asociado con el placer a lo largo de toda su vida en el extenso campo de los juegos sexuales. Lo mejor es pensar que cualquier cosa puede estar bien con respecto a las relaciones sexuales.

Juegos sexuales las veinticuatro horas del día

Es muy erótico sentirse amado y apreciado. ¿Recuerda usted la primera vez que se enamoró? Seguramente no podía dejar de pensar en el latido de su corazón. Eso era un juego sexual constante.

Las parejas maduras normalmente necesitan un poco de ayuda para recordar que es importante tener presente a su pareja durante el día, cuando no están uno al lado del otro. Llame a su pareja para decirle que está pensándola. Tanto hombres como mujeres aman hasta los gestos más pequeños que demuestren que están dentro del corazón de alguien.

Hecho

En una reciente encuesta de Tantra.com, de las 2400 personas que respondieron, el 30 % dijo que gastaban menos de 10 minutos en juegos sexuales y otro 19 % dijo que gastaban entre 10 y 30 minutos. Esto no es suficiente.

Averigüe el horario de su pareja y pregúntele cómo está. Pregunte si usted puede colaborar en algo. Deslice una pequeña nota dentro del maletín, bolso o almuerzo de su pareja para que lo encuentre a lo largo del día. Invítelo a un encuentro secreto para más tarde por la noche. Provoque un poco. Tóquense mutuamente y seguido.

Claro que los gestos típicos también son válidos: flores, una cena en un restaurante, una película, un regalo, todo es bienvenido y apreciado. Pero todas esas cosas no son tan importantes como esos pequeños recuerdos que no cuestan tanto. Cuando usted ofrece su ayuda y asistencia, estamos hablando de juegos sexuales. Cuando usted dice "te amo" en diferentes formas, está haciendo juegos sexuales. Y esto no es para que solo lo hagan los hombres y para que las mujeres reciban. Son actividades para que participen activamente ambos sexos.

Masajes eróticos

Cuando soñamos sobre la experiencia sensual perfecta con la pareja, muchas veces se incluye el masaje. No hay nada que relaje y disponga más a la pareja que unas manos suaves y tibias untadas de aceite. Esto sintoniza nuestros cuerpos y mentes para lo que viene a continuación.

Una de las cosas básicas que se deben tener en cuenta cuando se hace un masaje es preparar todo de antemano. ¿Dónde va a dar el masaje, en la cama, sobre una camilla o a lo mejor delante de la chimenea encendida? Cuando usted lo decida, asegúrese de tener una toalla grande o una sábana vieja a la mano. No querrá untar algo nuevo o valioso de aceite.

Caliente levemente el aceite para el masaje. Si usted se prepara, su compañero se va a sentir aún más honrado de recibir este regalo.

Comience masajeando el cuerpo de su pareja

Cuando esté listo, deje que su amante se acueste sobre su estómago. Invítela a relajarse y a recibir su amor y energía. Pregúntele si necesita algo antes de comenzar.

Para comenzar, frote sus manos vigorosamente por unos minutos para calentarlas y luego déjelas reposando encima por unos minutos mientras se conecta.

Información esencial

El masaje es una práctica que se ha perfeccionado a lo largo de miles de años. Se utiliza para reducir el estrés, para la relajación, la caricia erótica, la salud muscular, la salud linfática, la descarga emocional, el equilibrio corporal y mucho más.

Ahora, mueva sus manos con movimientos suaves y delicados sobre el cuerpo de su pareja. Sienta sus dedos y palmas. ¿Se sienten bien? Haga cualquier ajuste para que usted, la persona que está dando, se sienta cómoda y relajada, para que sus manos no solo ofrezcan placer sino que también lo reciban. Palpe el vello suave sobre el cuerpo de su pareja. Sienta las líneas y el contorno de sus pantorrillas, muslos, nalgas, cintura, espalda, cuello y brazos.

Masaje con aceite

Aplique un poco de aceite para masajes sobre sus manos y comience con los pies. En este punto usted puede ejercer un poco más de presión, ¡pero recuerde que los masajes sensuales no son de naturaleza terapéutica! Recuerde: usted está erotizando la carne, no ablandándola.

Masajee la parte anterior a la planta del pie, el talón y el tobillo. Pase por entre los dedos y arriba del arco. Transmita a través de sus manos el amor que sana y nutre. Suba por las piernas y quédese un rato masajeando las pantorrillas, la parte posterior de las rodillas y los muslos. Es mejor trabajar primero un lado y luego pasar al otro.

¡Alerta!

Trate de que su pareja no se exalte durante el masaje. Experimente con la intensidad y la presión del masaje. Comience con un masaje suave y luego siga con una mayor presión. Debe estar atento a la reacción de su pareja y ajustarse a ella.

Muévase hacia el torso y suavemente masajee los bananitos. Cuando usted vaya a aplicar más aceite, deje una mano reposando sobre su pareja y aplique un poco de aceite sobre la mano que se encuentra todavía sobre el cuerpo. Esto tiene dos propósitos: evita que su pareja se estremezca por el contacto con el aceite y permite que usted y su pareja permanezcan en contacto. Su pareja no tendrá la sensación de que usted se ha ido, ni siquiera por un minuto. Trate de mover sus dos manos al tiempo sobre la parte trasera de su pareja. Muévase en movimientos circulares, primero en una dirección y luego en la otra. Esto tiene un efecto relajador y energizante al mismo tiempo. Pregúntele a su pareja qué es lo que más le gusta: si preferiría un masaje más fuerte o más suave.

Siguiendo hacia más arriba

A medida que usted se mueve hacia arriba sobre el torso, puede aplicar más aceite. Deslícese muy suavemente hacia la columna pero nunca toque directamente la espina dorsal. Los músculos de cada lado de la columna sostienen y protegen las vértebras y los puntos de unión de las costillas. Trate de sentir cada uno de estos puntos a medida que usted lentamente va subiendo por la espalda. Se dará cuenta de que los dedos pulgares también trabajan bien. A medida que usted hace el masaje, asegúrese de que tanto sus dedos como sus manos se sientan bien y no se cansen o se sientan incómodos.

Recuerde que esta experiencia debe ser placentera tanto para usted como para su pareja.

Muévase hacia la parte exterior de la espalda y pase sus manos por los lados del cuerpo, desde la cintura hasta las axilas. Emplee movimientos largos y firmes para no hacer cosquillas.

Concéntrese en las sensaciones que percibe a través de sus manos. Existen muchas terminaciones nerviosas en esta región y puede ser una zona erógena importante para muchas personas. Dedique más tiempo a los hombros y las escápulas.

A medida que trabaja estas áreas, usted puede ir acercándosele más a su pareja y coquetearle con palabras que tengan connotaciones sexuales. Dígale lo mucho que está disfrutando de ese momento o cualquier otra cosa que se le venga a la mente. O simplemente béselo/la en el cuello.

Finalice el masaje de los lados en cada brazo y las manos. Nuestras manos nos prestan un gran servicio y se encalambran y cansan. Usted puede besarlas y masajearlas con gran ternura, les puede hablar y agradecerles por todo el trabajo que hacen. Ensaye utilizando ambas manos para el masaje de los brazos con movimientos hacia arriba y hacia abajo o sostenga una mano firmemente con la otra mano y masajee el brazo con su otra mano. Esto permite un tironeo y estiramiento suave sobre el brazo.

Con la cara hacia arriba

Suavemente voltee a su pareja para que quede mirando hacia arriba y conéctese a ella con la mirada por unos instantes. Aunque puede volver a masajear sus pies, usted podría comenzar con la parte anterior de sus piernas y muslos. Trate de hacer movimientos de adentro hacia afuera, comenzando en el centro, en la rodilla, subiendo con una mano y bajando con la otra hasta llegar hasta los dedos de los pies. Usted también podría ubicarse junto a sus pies y con ambas manos moverse hacia arriba por cada pierna.

Hecho

Si la persona que da el masaje es mujer, ella puede hacer el masaje con los senos. Cuando ella se acerque al interior de los muslos de su pareja, sus senos pueden bendecir sus pies. Los senos son la representación del corazón y pueden ser utilizados para transmitir su amor.

El interior de los muslos son áreas sumamente eróticas que por lo general responden a una caricia suave y consciente. Fíjese en la respiración de su pareja a medida que usted se acerca a esta área. ¿Reaccionó su pareja con un suspiro de satisfacción? ¿Soltó un gemido?

Usted podría pedirle a su pareja que abra un poco sus piernas ahora. Los músculos que conforman la parte interior de los muslos son muy sensibles, entonces acaricie suavemente.

Juegue con el vello púbico de él y aproveche para sentir el vello suave de sus muslos. El vello es altamente erótico y cuanto más suave pueda acariciarlo, más rico se siente. Roce suavemente sus genitales, provóquelo tan solo un poquito y diríjase a la parte anterior del torso.

Añada más aceite y masajee la barriga y el abdomen con las palmas de sus manos. Sea firme pero sensible, sobre todo si su pareja ha comido hace poco. Luego diríjase hacia el pecho.

A medida que va subiendo por el cuerpo, comience en el centro, muévase entre los pezones y acaricie sus contornos. Incluya la parte superior del pecho y baje hasta la parte exterior de los pezones y luego más abajo. Comience nuevamente desde el principio. Este es un masaje especialmente bueno para abrir el área del corazón. Repítalo varias veces enfocando su atención en el amor. También puede incluir palabras amorosas para su pareja.

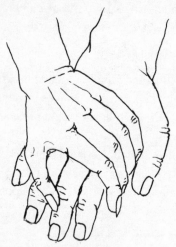

▲ Una caricia suave es la clave para un buen masaje.

Ahora, concéntrese en los senos. A las mujeres por lo general les encanta que les masajeen los senos con movimientos hacia arriba y al lado, debajo de sus brazos. Haga movimientos circulares, primero en una dirección unas seis veces, y luego en la otra dirección. Masajee la aureola y los pezones con delicadeza. Los pezones de los hombres también pueden ser muy sensibles. Concéntrese un poco en ellos para desarrollar su potencial erótico aún más.

Termine con el masaje del cuerpo completo ubicándose al frente de la cabeza de su pareja y masajeando sus hombros y brazos desde esa posición. Masajee los músculos de los hombros y estire su cuerpo sobre el de su pareja, utilizando ambos brazos para masajear los brazos de su pareja bajando hasta sus manos. Mujeres, cuando ustedes se doblen para hacer estos movimientos, permitan que sus senos toquen levemente la cara de su pareja. Repita este movimiento varias veces.

Un masaje facial

Al final, usted podría añadir un masaje facial. Con una toalla pequeña retire el exceso de aceite de sus manos. Mire los ojos de su pareja por un momento y conéctese con él. Ponga sus manos sobre su cara lo más suave posible como si estuviera recibiéndola en sus manos. Acaricie su piel de la manera más tierna posible. Acaricie sus párpados, sus labios, su frente y su pelo. Acaricie sus pómulos y las sienes. Hágalo de tal forma como si estuviera venerándolo. (Usted podría añadir el masaje sexual descrito en este capítulo).

Un toque electrificante

Cuando están explorándose nuevas áreas en sus técnicas para hacer el amor, tendemos a buscar lo picante, las cualidades evidentes en vez de entrar al reino de lo suave y sensual. Reducir la velocidad y estudiar cada centímetro de la piel de su pareja puede, a primera vista, parecer demasiado obvio.

Pero hágase esta pregunta: ¿cuántas veces me he tomado el tiempo de realmente descubrir las zonas erógenas de mi pareja? ¿Alguna vez le he preguntado lo que le gusta? Cuando nosotros nos abrimos en estas nuevas y sutiles formas a nuestras parejas, abrimos puertas nuevas hacia una variedad más completa de intimidad y conexión.

Información esencial

Haga una lista de las áreas de su cuerpo que a usted le gusta que le toquen o que le gustaría que le tocaran. Luego, anote los cinco principales lugares de su cuerpo que son sus zonas erógenas personales favoritas. Comparta esta lista con su pareja.

La caricia erótica es un asunto que tiene mucho para explorar: existen muchas maneras secretas de tocar con las manos, los pies y otras partes del cuerpo. Por ejemplo, Charles y Caroline Muir de Source Tantra enseñan una técnica que hace referencia al pene como una varita o pincel que "pinta" y acaricia la parte externa de la vagina. En este tipo de juego sexual, el hombre utiliza su pene, que normalmente se encuentra en una erección leve, para acariciar los labios exteriores. Cuando recibe la luz verde de su pareja, él se acerca a la abertura vaginal y acaricia el área que va desde el clítoris hasta el ano.

A continuación veremos algunas otras ideas de cómo emplear el tacto en el juego sexual:

- La caricia debe ser tan suave como el de una pluma: toque como si estuviera acariciando únicamente el vello del cuerpo. Utilice las puntas de los dedos, sus palmas y el revés de la mano o sus mejillas.
- Rasque suavemente: si tiene uñas largas, trate de arañar a su pareja en la entrepierna, el escroto, las nalgas, la espalda y la cabeza. Haga movimientos muy suaves.
- Mordiscos suaves: los mordisquitos suaves en su pareja pueden ser muy eróticos. Hágalo alrededor de las orejas y del cuello.
- Hale: suave pero firmemente el vello alrededor de los genitales de su pareja. Hágalo halando grandes áreas, no pequeñas.
- Sople: utilice su aliento para soplar sobre su pareja, detrás de las orejas, sobre la cara y sobre los genitales.

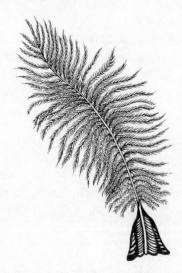

▲ El toque de pluma debe sentirse tan leve como una pluma.

El arte de besar

Besar es un arte y se puede mejorar con la práctica y la determinación. Nuestros labios son sumamente sensibles y receptivos a la estimulación. Muchas personas sostienen sus labios rígidamente y no permiten que se relajen y abran para recibir y dar lo requerido para besar bien. Practique besar con sus labios de manera suave y abierta. Ábralos ligeramente y manténgalos húmedos. Esto aumentará la sensibilidad.

Haga pucheros suaves con sus labios cuando esté solo o sola. Esto permite que los labios se relajen y expongan más el interior carnoso. En general, tome más conciencia de sus labios. Trate de comer más lento que de costumbre y disfute del momento en que la comida se pose en sus labios. Practique succionando una fruta blanda, como un trozo de mango, por el efecto que causa en su boca y sus labios.

Técnicas para besar

Cuando usted está a punto de besar, humedezca sus labios con la lengua, abra un poco su boca, incline un poco su cabeza hacia atrás y muévase lentamente hacia delante.

Al principio no comprometa su lengua. Utilice sus labios para explorar suavemente el interior de los labios de su pareja. Muévase lentamente pero seguro de sí mismo.

Vaya más allá, y abra un poco más su boca a medida que usted siente que está entrando más en el acto del beso. Succione levemente a medida que usted abre más su boca.

Pregunta

¿Cuántas formas diferentes tiene usted de besar? Haga un concurso de las diferentes formas que usted conoce para besar. Rete a su pareja a un duelo de labios para ver cuántas técnicas diferentes tienen.

Tome la boca de su pareja en la suya. Haga esto de manera afectuosa, como si estuviera explorándola por vez primera.

Cómasela, pero lentamente.

Ahora, si lo desea, puede besar al estilo francés: poniendo su lengua dentro de la boca de su pareja y permitiendo que ella haga lo mismo. Deje que su lengua explore lentamente en vez de hacerlo de manera forzada. Provoque y permita que lo provoquen a usted. Cuanto más sutil sea usted, mejor.

Uno puede besar por mucho tiempo si se hace como una actividad juguetona y erótica.

Música para mis oídos

El oído es una de las principales zonas erógenas; tiene muchas terminaciones nerviosas, y se encuentra cerca del cuello, que es otra zona altamente erótica. Los oídos hacen posible escuchar, es uno de los cinco sentidos. Usted puede deleitar sus oídos con la música, que es un sendero directo hacia el alma.

El acercamiento hacia los oídos debe ser lento, provocativo. Comience con un leve soplo. Acérquese al oído que está a punto de disfrutar ser el objeto para la excitación. Con los labios levemente abiertos, sople su aliento tibio alrededor de la oreja y en la parte de atrás. Siga con besos muy suaves y leves hasta la parte de más arriba y en la parte donde comienza el pelo justamente encima del oído. Usted podría tomar un poco de pelo en su boca y jalarlo levemente, solo para seducir.

Baje hacia la parte más carnosa de la oreja hasta el lóbulo. Béselo y sóplelo levemente. Háblele a su pareja de tal forma que sea casi inaudible, provocándole un poquito si así lo desea, y diciéndole a su pareja que se relaje y que respire. A medida que su pareja comience a reaccionar con movimientos o sonidos, presione con sus labios un poco más fuerte y con más pasión. Tome el lóbulo y presione y succione con sus labios.

¡Alerta!

Sienta el acto de hacer el amor como si fuera un baile, con muchos movimientos y sentimientos que pueden explorarse en la pista de baile de la alcoba. Recuerde que, sin importar el modo en que se está desarrollando su relación sexual, la persona que da debe sentir el mismo placer que la que recibe.

Mordiscos de amor

Pase rápidamente hacia el cuello justamente debajo de la oreja y bese esa área varias veces antes de regresar al lóbulo. Ahora, ensaye con unos mordisquitos sobre la parte inferior carnosa de la oreja. Sea tierno y juguetón. Estos mordiscos son para seducir y mostrar su pasión; no tienen la intención de herir.

Después de los mordiscos, no se aleje antes de besar primero y succionar un poquito más. Nunca se debe alejar después de una provocación como un mordisco suave. Regrese y dele nuevamente un tratamiento suave y sensual a esa oreja antes de continuar.

Un ejercicio para la comunicación sexual

Este ejercicio es tanto una diversión sensual como una experiencia de aprendizaje. Se debe hacer en pareja y deben estar preparados para dedicarle tiempo. Sea franco y trate de descubrir algo sobre su pareja o usted.

Esto es una práctica para el toque sensual y estará acompañado por una técnica sencilla pero poderosa de comunicación. Esencialmente, a usted se le pedirán diferentes tipos de caricias. Esto será una práctica para aprender a saber qué le gusta a usted, cómo pedirlo, y cómo entrenar a su pareja para lo que usted desea.

Información esencial

Esta es una actividad a la cual usted puede regresar una y otra vez; cada vez puede ser más detallado y preciso. La práctica de una comunicación clara en esta divertida forma ayudará en aquellos momentos en que la comunicación es más difícil.

Sentirse digno de pedir más intimidad y tener a alguien que pueda honrar esa solicitud es algo difícil para muchos de nosotros. Pero lo que va a descubrir es que si uno se permite ser un poco humilde y vulnerable en nuestras vidas, su pareja lo verá hermoso de una manera que no había visto antes. Si usted se revela de nuevas maneras, está diciendo "confío en ti, y estoy confiando en ti mi ser más vulnerable". Este tipo de cosas son irresistibles, así se trate de una experiencia nueva y un poco incómoda. Vea la incomodidad como una señal de inocencia, una señal de que usted y su pareja están entrando en un territorio inexplorado juntos. Este tipo de cosas mantienen el amor vivo y fresco.

Comencemos

Para comenzar el ejercicio, prepare el lugar encendiendo unas velas en sitios estratégicos. Aromatice el sitio; decore con flores; tenga a la mano aceite para masajes y una bebida para usted. Asegúrese de que el cuarto esté a una temperatura agradable. Cuando esté listo, proceda de esta manera:

1. Haga un comentario positivo acerca de cómo está siendo acariciado en el momento. Que sea simple."Me encanta la forma como me miras cuando

me tocas". O:"Me fascina como se sienten las puntas de tus dedos sobre mi cara".

2. Pida un cambio. También debe ser algo simple:"¿Podrías hacer un poquito más de presión?"O:"¿Podrías hacerlo un poco más rápido para ver cómo se siente?".

3. Cuando su pareja responda, dele las gracias: "Mmmmm… fantástico". Cualquier cosa que sea positiva, sirve. Eso no quiere decir que a usted le gustó el cambio. Está bien si dice:"Wau. Pensé que me iba a gustar eso, pero me equivoqué. Gracias por ayudarme a conocerme más a mí misma".

Dificultades en la comunicación

Si su pareja está reacia a expresarse, utilice el masaje positivo para animarla a hablar. Pregunte algo como:"¿te gustaría que te presionara aquí un poco más duro o más suave?". Si es usted la que está un poco tímida para hablar, trate de encontrar el valor para ser alentada por su pareja. Por ejemplo, usted podría decir:"¿Realmente quieres escuchar lo que a mí me gustaría? Si lo quieres, quisiera que tú lo recordaras de vez en cuando".

A continuación veremos algunas preguntas que le ayudan a saber cómo le fue con este ejercicio:

- ¿Cómo se sintió con esta experiencia?
- ¿Cómo percibió su respiración?
- ¿Pudo tomar el tiempo especial que su pareja le ofreció y disfrutarlo?
- ¿Fue difícil recibir tanto tiempo y energía de su pareja?
- ¿Se sintió nervioso y deseó "echarse para atrás" antes de que finalizara el tiempo de recibir?

Cada vez que practique este ejercicio, conteste estas preguntas para ver si su reacción ha cambiado.

Mucho, mucho más

Usted va a encontrar fantásticas ideas para más juegos sensuales y sexuales a lo largo de este libro. Una de las áreas obvias que se deben explorar más es el sexo oral (capítulo 12), el baño juntos (capítulo 8), los juegos (capítulo 16) y el masaje sexual (capítulo 15). A veces es apropiado y emocionante divertirse simplemente con los juegos sexuales y dejar a un lado el plato fuerte. Explore y diviértase.

Capítulo 10

Tome una posición

Las posiciones nuevas posiblemente son la mejor manera de agregar variedad e interés a una relación sexual. Estas pueden ser emocionantes, desafiantes y muchas veces inspiradoras. Se trata simplemente de unas pocas posiciones básicas, pero hay muchas, pero muchas variaciones en cada una de ellas, y practicar la variedad le ayudará a cualquier pareja a alcanzar un mayor placer.

El *yin* y el *yang*

Muchas culturas orientales creen que las energías masculinas y las femeninas corren hacia lados opuestos. Los taoístas dicen que el hombre jala su energía (*yang*) sexual y vital de sus pies llevándola hasta su pene y luego hacia arriba hasta su corazón. Las mujeres, por el otro lado, reciben su energía (*yin*) de arriba, que luego baja por su corazón y por último llega a sus genitales.

He aquí la razón de la guerra de los sexos: ella necesita la conexión desde el corazón antes de tener sexo; él necesita sexo antes de que pueda tener una conexión desde el corazón. ¿Cómo proceden ellos?

La elección de sus posiciones puede tener gran influencia en su relación *yin/yang*. El *yin* es el principio de la receptividad. El *yang* es el principio activo. La posición que usted escoja y la utilidad para su necesidad en particular puede ser la diferencia entre una experiencia femenina/masculina de "danza de energía" o "una guerra de sexos".

Cuando la mujer amplía su repertorio sexual para incluir posiciones sexuales donde ella se encuentra arriba y en control, ella se convierte en el principio "masculino" o el *yang* en el acto sexual en ese momento. Esto le da el poder a ella y le puede dar una confianza mayor para desempeñar un papel sexualmente más activo. Esto hace que las cosas se calmen, por decirlo así. Él puede relajarse. Pues ya no se siente en la obligación de tener que actuar. El simple hecho de ensayar una posición nueva muchas veces puede ser una transformación para una relación.

Siempre habrá algo nuevo

Cuando usted investiga una posición nueva, puede estar seguro de tener cosas nuevas que contar y aprender juntos. Explorar posiciones nuevas debe ser algo divertido y debe estar preparado para comunicarse con su pareja y reírse de sí mismo en caso de que no lo logre hacer bien desde el comienzo. Seguramente se dará cuenta de que hay posiciones que le van bien y otras que definitivamente no son lo suyo.

¡Alerta!

Antes de comenzar a aprender posiciones nuevas, usted debería leer la sección de este libro dedicado a encontrar el punto G de la mujer y cómo hacer para que el hombre resista más tiempo, entre otros.

Cuantas más posiciones ensaye usted, más fácil es aprender posiciones nuevas, ya que su incomodidad y timidez desaparecerán. Se va a dar cuenta de que querrá ensayar nuevas cosas con su pareja. Esto es lo que hace tan importante la exploración de posiciones diferentes. Ensayar esto transformará positivamente sus relaciones sexuales. Para las parejas que deseen aprender y ampliar su repertorio sexual, la exploración de posiciones nuevas puede ser la mejor manera de hacerlo.

Las posiciones no solo son divertidas para ensayar sino que también son la clave para que las mujeres aprendan cómo aumentar su placer y cómo crear la posibilidad de los orgasmos vaginales o del punto G. Los hombres también obtendrán mucha más satisfacción de las relaciones sexuales descubriendo posiciones nuevas que aumenten su resistencia y le proporcionen un mayor control.

El encaje perfecto

Experimentar posiciones diferentes también puede ayudar a resolver problemas del encaje imperfecto. Estamos hablando de una mujer con una vagina grande que tiene a un hombre con un pene pequeño. O por el contrario, una mujer con una vagina estrecha puede tener una pareja cuyo pene es demasiado grande para ella, lo que le causa dolor durante el acto sexual.

Una pareja que sufre de este problema debe ensayar posiciones nuevas para obtener lo mejor de su relación sexual. Las posiciones que le provocan dolor a las mujeres o no le permiten mover sus caderas y ajustar su cuerpo al de la pareja pueden hacer del sexo una experiencia desagradable.

Hecho

Aproximadamente el 80 % de los hombres tienen penes que son de tamaño "promedio", entre 5 y 7 pulgadas de largo; las medidas más comunes son entre 6 y 6,5 pulgadas. La dimensión normalmente está entre 4,5 y 5,5 pulgadas.

Si la mujer o el hombre no pueden comunicarse en torno a estos problemas, la pareja puede comenzar a perder interés en la actividad sexual. Esto podría ser el comienzo de la caída de la relación. La pareja puede no superarlo nunca y solo porque ninguno de los dos fue capaz de decir que no se sentían cómodos con la manera como su experiencia sexual estaba encaminándose. La exploración de posiciones nuevas puede ayudar.

En la mayoría de los casos, la vagina se expande o estrecha de acuerdo con el tamaño del pene. El juego preliminar en la mujer puede hacer una gran diferencia. Es muy raro el caso en que el tamaño no funcione.

Una gran variedad de posiciones

Existen tantas posiciones como posibilidades en la mente creativa. Cuando se ensayan, mantenga activa la comunicación. Dígale a su pareja lo que le gusta y lo que no funciona para usted.

Muy pocos podemos leer la mente, por tanto, cuando haya dudas, pregunte. Si su pareja es más tímida que usted, anímela a decir lo que quiere. Formule preguntas que ofrezcan varias respuestas.

- ¿Prefieres que haga esto más rápido o más lento?
- ¿Te gusta que haga esto más duro o más suave?
- ¿Quieres que pasemos a otra posición o quieres que yo continúe?

Así la respuesta sea "ninguna de las anteriores", con el solo hecho de saber que usted se preocupa le puede dar a su pareja el valor de hablar. Recuerde: los dos realmente desean saber lo que el otro quiere y le gusta.

Existe más que una sola forma

Existen muchas variaciones sutiles en cada grupo mayor de posiciones. Si una posición nueva no está funcionando para usted, no la abandone enseguida.

Observe qué sucede si usted mueve una pierna un poco hacia la izquierda o derecha, o pone una almohada debajo de sus nalgas para levantar la pelvis o cambia de una rodilla a otra.

Tenga varias almohadas de diferentes tamaños y formas como medialunas, redondas y cuadradas para usar debajo de su cabeza, brazos, piernas, nalgas, estómagos y pies para cambiar sutilmente de ángulo y posiciones. Cabeceras altas, mecedoras y hasta el mismo piso pueden formar parte del repertorio de su relación sexual. ¡Sea creativo y diviértase!

Información esencial

En años recientes han salido al mercado almohadas rellenas de alforjón de varios tamaños. Además existen algunos fabricantes de "muebles para el amor". Estos son ideales para usarlos durante el acto sexual ya que sus formas pueden moldearse y ajustarse a sus necesidades.

La posición del misionero

La posición del misionero seguramente es la más utilizada durante el sexo. En esta posición la mujer se encuentra acostada sobre su espalda con las piernas dobladas y sus rodillas están hacia arriba sobre la cama o superficie. El hombre se apoya sobre sus brazos y las caderas de la mujer apoyan las de él.

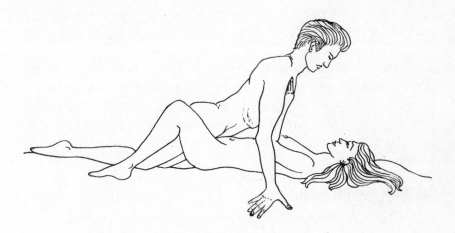

▲ La posición del misionero.

El hombre es el que más hace los empujes y movimientos en esta posición. Es una posición un tanto difícil para que la mujer pueda moverse libremente, sobre todo si el hombre es un poco más grande que ella y se recuesta sobre ella cuando hacen el amor.

Las variaciones básicas de la posición del misionero incluyen a la mujer colocando sus piernas alrededor de los tobillos, muslos o nalgas de su pareja. Incluso ella puede subirlos hasta la cintura y espalda. Estas variaciones a veces ocurren de manera espontánea a medida que la mujer va excitándose y emocionándose. La reacción natural es acercarse más el uno hacia el otro a medida que se desarrolla el acto sexual.

Esta posición puede estimular el punto G y los puntos interiores de la vagina que las mujeres identifican como productores de placer. También es buena para establecer contacto visual, susurrar, decir palabras amorosas y darse besos; y las parejas pueden colocar sus brazos alrededor de cada uno. Sin embargo, el empuje tradicional no hace mucho por la mujer porque no hay estimulación del clítoris.

La técnica del alineamiento del coito

La técnica de alineamiento del coito (TAC) es una posición frontal modificada que mejora la estimulación de la mujer. La TAC es similar a la posición del misionero con la diferencia de que el hombre se eleva y se mueve aproximadamente cuatro pulgadas hacia arriba (del cuerpo de la mujer). En esta posición, él puede combinar pequeños empujes y frotes de su cuerpo hacia arriba y abajo para excitar más a la mujer.

La acción de frote, que ambos pueden hacer rítmicamente el uno contra el otro, frota el hueso púbico del hombre sobre el hueso púbico de la mujer y capuchón del clítoris.

Esta fricción añade suficiente contacto al clítoris para que este alcance el orgasmo durante el acto sexual. En general, la posición TAC une bastante a la pareja que colocan los brazos alrededor de cada uno creando así la tracción que produce el ritmo de movimientos hacia arriba y abajo. Esta fricción de arriba abajo hace que la mujer se excite más y el hombre resista más tiempo también.

La posición profunda

Esta posición vulnerable y profunda podría convertirse en una de sus favoritas. La mujer se encuentra acostada sobre su espalda y sube sus piernas colocándolas sobre los hombros de su pareja quien se encuentra encima de ella. Las piernas pueden descansar sobre los hombros de él si no son demasiado pesadas. Ella no debe usar una almohada debajo de sus nalgas ya que esto limitaría su movilidad.

Con el hombre encima, usted puede cambiar de la posición misionera a la posición profunda sin mayor dificultad. El empuje debe comenzar levemente ya que esta posición es vulnerable para algunas mujeres. Con las piernas sobre los hombros del hombre, ella tendrá el equilibrio suficiente para levantar la cadera sin problema y cambiar el ángulo de la penetración.

Hecho

La mayoría de las mujeres comienzan a sentir orgasmos en algún momento de sus vidas pero no necesariamente cada vez que tienen relaciones. Más mujeres sienten orgasmos del clítoris que vaginales o en el punto G.

Una de las ventajas de esta posición es que la mujer puede fácilmente rotar sus caderas para alcanzar el máximo contacto en su punto G. La rotación también estimula al hombre y ambos pueden controlar el movimiento y los movimientos de empuje más fácil y libremente. Adicionalmente, con esta posición las manos quedan libres para estimular otras zonas erógenas. El hombre puede usar sus manos y dedos sobre el clítoris, los senos, cara o cualquier otra área sobre el cuerpo de la mujer donde él sepa que puede aumentar el placer de ella. Las manos de la mujer están libres para acariciar la cara, la espalda, el cuello, los muslos, las piernas y el escroto; puede halar suavemente su vello; o abrazar a su pareja poniéndole los brazos alrededor del cuello.

Ella puede ayudarle a alcanzar el orgasmo sin eyacular en esta posición porque ella puede leer fácilmente su energía. Ella se puede mover, hacer sus Kegels para apretar con más firmeza o quedarse acostada quieta para que él no tenga su orgasmo demasiado rápido. Quedarse acostado quieto en un momento de excitación elevado con la mujer apretando sus músculos pélvicos en esta posición es éxtasis puro. Esta es una buena forma de permitir que el hombre se estabilice en caso de que sienta que está a punto de eyacular. Quédese acostada quieta y, en caso de ser apropiado, apriete sus músculos pélvicos lentamente y manténgalo a él al borde del éxtasis.

Una variación de esta posición podría ser si la mujer endereza sus piernas y empuja firmemente la parte posterior de las piernas lejos del hombre, para que sus pies se acerquen más a la cabeza de ella.

Haciendo esto ella obtiene un mejor ángulo sobre su pelvis y consecuentemente el pene del hombre llega más facilmente al punto G. Con esta variación ella tiene más control sobre los movimientos de empuje y puede hacer los movimientos profundos o leves así como modificar la velocidad de los movimientos. Esto es un poco más difícil para ciertas mujeres, pero ensáyelo antes de decidir que no es apropiado para usted. Cuanto mayor sea el ángulo entre su vagina y el pene, más presión se ejercerá, lo cual producirá un mayor placer.

División de la posición bambú

En la traducción de Sir Richard Burton del *Kama sutra* se puede leer lo siguiente: "Cuando la mujer coloca una de sus piernas sobre el hombro de su pareja, y extiende la otra, y luego coloca esta última sobre su hombro y extiende la otra pierna, se le denomina *partir el bambú*".

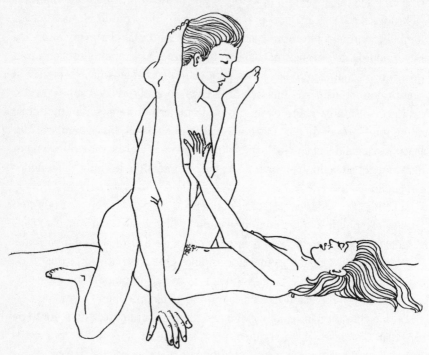

▲ La posición de partir el bambú (cuando la mujer mueve su pierna derecha hacia abajo).

En esta posición, la mujer está acostada sobre su espalda y puede subir un poco su posición con almohadas debajo de su espalda. Su pareja se agacha en cuclillas, se arrodilla o se sienta sobre sus pies con una leve inclinación hacia delante. La mujer tiene una pierna doblada con el pie sobre el piso o cama. La otra pierna la coloca sobre el hombro del hombre con el tobillo enganchado sobre él o en el aire y sostenido por la mano de su pareja. De acuerdo con el ritmo de la pareja, las piernas se colocan luego en la posición opuesta. Así como en la descripción del *Kama sutra*, las piernas en un momento se dividen en una forma y luego en otra.

Esta es una fabulosa posición para hacer los cambios sutiles que muchas veces son requeridos para la estimulación efectiva del punto G. La mujer puede moverse como moliendo y rotar sus caderas u ondularse y utilizar sus músculos pélvicos para crear un mayor placer tanto para ella como para él. El movimiento hacia arriba y hacia abajo de las piernas crea una especie de arco que frota con un movimiento semejante al de un limpiaparabrisas, de un lado a otro a lo largo del área del punto G. Esta posición es más avanzada que las otras, pero ensáyela. Puede llevarse una sorpresa.

La mujer en la posición de arriba

Adquisición de poder, satisfacción, vulnerabilidad, creatividad y provocación son algunos adjetivos de los muchos que pueden aplicarse a las posiciones cuando la mujer se encuentra arriba. Muchas veces considerada como diosa o puta, una mujer puede tener dificultades para asumir ambas manifestaciones en un solo cuerpo. A veces las mujeres desean ser "controladas" y a veces ellas desean dominar la situación. Asumir la posición de arriba puede servir para sacar la "pasión animal" poderosa que hay en cualquier mujer. Los hombres obtienen más de lo que ellos desean con una pareja de tantos sabores.

¡Alerta!

Mujeres: ustedes pueden contribuir a que su hombre resista más durante el sexo. Desempeñando el papel de iniciadora sexual y animando a los cambios de posiciones durante la relación sexual, usted hará que las cosas sucedan más lentamente para el hombre. Preste atención a la respiración y a los movimientos de él para saber cuándo iniciar un cambio en la posición.

Un amante maravilloso es aquel que permite que la mujer despliegue todo su repertorio sexual. Sin embargo, las mujeres mismas son las que en silencio se someten a los preceptos sociales conteniendo sus energías sexuales. Es difícil deshacerse del entrenamiento al cual la familia, la sociedad, la religión y la cultura nos han sometido.

Los temores personales muchas veces previenen a las mujeres de explorar todas las posibilidades cuando hablamos de la sexualidad. Sea amable consigo misma, y asegúrese de comunicarle a su pareja cualquier sentimiento de vulnerabilidad que usted esté sintiendo.

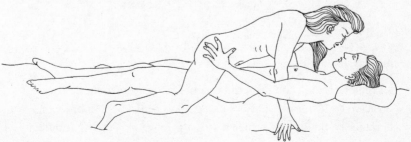

▲　La posición básica de la mujer arriba.

Variaciones de la mujer cuando se encuentra en la posición de arriba

La configuración básica de la gran variedad de posiciones que hay para la mujer estando arriba es que el hombre esté acostado sobre su espalda y la mujer esté montada sobre él, pero existen muchas variaciones para esta posición básica. Por ejemplo, la mujer puede estar en posición de mirada hacia delante, hacia los lados o hacia atrás. La mayoría de estas posiciones son mejores si la mujer se encuentra mirando hacia delante porque puede establecer contacto visual y la pareja puede besarse o hablarse el uno al otro. La posición de tipo hacia delante también ofrece el mejor estímulo para el punto G. Cuando la mujer se encuentra arriba, el hombre puede estrechar sus piernas sobre la cama o las puede tener dobladas con las rodillas hacia arriba. La mujer puede experimentar con todas las siguientes variaciones:

- Aleteo o mariposa voladora: esta posición, descrita en el *Kama sutra*, se realiza poniendo los pies de la mujer sobre la cama. Esto permite que la mujer pueda elevarse y bajarse sobre el hombre. La mujer lleva el control del ritmo, la profundidad de la penetración, la velocidad y el ángulo de la penetración. Se requieren muslos fortalecidos para mantener esta posición por un período de tiempo más largo. El hombre puede ayudar a sostener a la mujer con sus manos y guiar su ritmo.

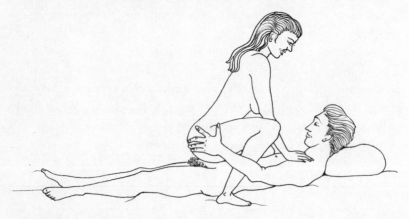

▲ Posición de aleteo o mariposa voladora.

- La mujer erguida con las rodillas sobre la cama: esta modificación de la posición de la mariposa ofrece una gran variedad de movimiento porque la mujer se puede mover hacia arriba y abajo, así como hacia delante o atrás. Está más cerca de la cara de su pareja y muchas veces se apoya con una o ambas manos. Es posible emplear una de sus manos para acariciar la cara y el cuerpo de su pareja.

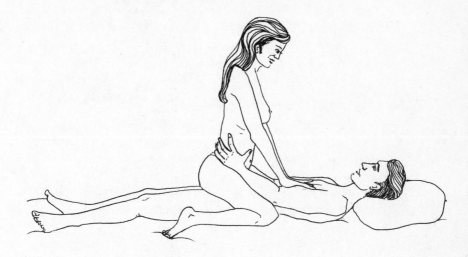

- Ambas piernas estrechadas hacia delante: esta posición es un poco más difícil. La mujer tendrá que usar sus manos para apoyarse mientras se mueve hacia arriba y abajo. Trate de deslizarse de un lado a otro sobre su hombre, pero sea cuidadosa de no lastimarlo, sobre todo si su cuerpo es de un tamaño promedio a grande. También ensaye esta posición con la mirada retirada de su hombre.
- Inclinándose sobre el pecho del hombre con las rodillas sobre la cama: esta posición particular es muy buena para estimular el clítoris porque los dos se pueden frotar uno contra el otro así como en la posición TAC. La mujer puede guiar a su amante para que aplique la mayor fricción en el lugar donde ella más lo necesita.
- Alternando los pies: en esta posición, la mujer tiene una pierna con el pie sobre la cama y la otra pierna con la rodilla sobre la cama. Esta es una buena opción para las mujeres que prefieren la estimulación hacia un lado de la vagina o punto G.
- También resulta muy poderoso si la mujer pone su mano debajo de las nalgas del hombre sobre el lado donde ella tiene el pie sobre la cama. Ella puede acercarlo hacia ella con mucha delicadeza y mecerlo hacia arriba y hacia abajo.

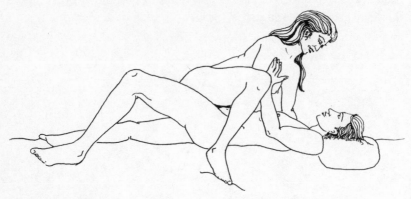

▲ Alternando los pies.

• Acostada arriba: en esta posición la mujer se acuesta encima del hombre, moviéndose hacia arriba y hacia abajo para estimular su clítoris.

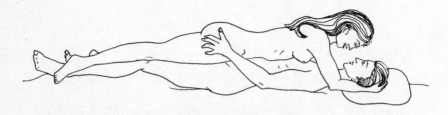

▲ En esta posición, en la que ella está acostada arriba, hay más estimulación del clítoris.

Usted puede ensayar todas estas posibilidades, una por una, como si fuera un baile, a medida que su relación sexual va progresando. Usted puede perfeccionar este baile permaneciendo consciente, ágil y de vez en cuando tomando la iniciativa y a veces permitiendo que su pareja lidere.

Recuerde utilizar sus manos libremente para acariciar a su pareja. Cuanto más cariñosas sean las caricias, mejor será la experiencia.

Posiciones de penetración desde atrás

Sin duda alguna, las posiciones de penetración desde atrás son las mejores posiciones. Estas aumentan la estimulación del punto G, tienen la ventaja de permitir que el hombre tenga las manos libres para acariciar y tocar los senos de la mujer y permiten nuevas posibilidades. Con las posiciones de penetración desde atrás, usted puede ajustar el ángulo y la profundidad de la penetración y los movimientos. Esto permite que la mujer adapte la experiencia a su gusto mientras que al mismo tiempo deja suficiente espacio para aumentar el placer de su compañero. También le permite a la mujer o al hombre estimular el clítoris. Para algunas mujeres, esto es una parte importante de la relación sexual.

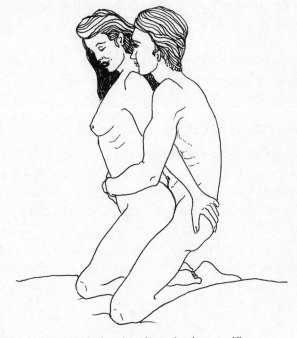

▲   Posición básica de penetración desde atrás: ambos están sobre sus rodillas.

¡Alerta!

Las posiciones de penetración desde atrás no siempre son apropiadas: el momento debe ser el indicado. A veces es simplemente preferible estar frente a frente. El contacto visual, la conexión de la respiración, la conexión del corazón y la intimidad se facilitan todas cuando se encuentran cara a cara.

Los hombres tienden a pensar que se excitan más porque estas posiciones le permiten un mayor control. Usted puede tener control de la profundidad, la velocidad y el ritmo. Usted obtiene una hermosa vista arquetípica de su pareja, recuerdos del hombre antiguo o primitivo. Los hombres pueden sentirse poderosos y de todas formas conservar la sensibilidad con la compañera.

Ensaye esta posición primero estando ambos sobre las rodillas. Para la mujer es mejor si se apoya con ambas manos agarrándose del hombre, que se encuentra detrás de ella, porque de esta manera puede mantener su columna en movimiento y ondulándose. Utilice diferentes ritmos y profundidades de la penetración para explorar cómo se siente esta posición básica para los dos. Haga un estudio de cómo se siente y hable de ello para tenerlo presente más adelante.

Hombres: traten de colocar una mano sobre el corazón de su pareja y la otra sobre el estómago de ella. Ondulen como las olas y permanezcan conectados en la base.

Ensaye algunas variaciones

Una variación podría ser si el hombre se sienta con sus piernas dobladas debajo de él y la mujer sentada sobre él, todo en la posición de penetración por detrás (a esta posición se le conoce como la posición de "las dos arvejas en la vaina"). Cuando usted ensaya esta posición, ¿qué ha cambiado? Ambos deben darse cuenta de posibles cambios sutiles. La mujer también podría sostenerse de algo que estuviera más arriba y que esté enfrente de ella. Esto podría ser la pared o la cabecera de la cama. ¿Siente que su punto G está más estimulado en esta posición? ¿No siente que es más fácil subir y bajar sobre su pareja? ¿Qué ha notado?

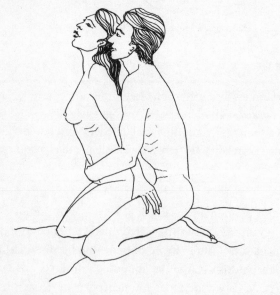

▲   Posición de las dos arvejas en la vaina.

Ahora, ensaye haciendo que la mujer se incline hacia delante y ponga su cabeza hacia abajo. Esta es una buena posición para estimular al hombre acariciando su escroto o parte interior de sus muslos. Usted también puede ayudarle a concentrarse en el placer sin eyacular sosteniendo su escroto en sus manos y jalando hacia abajo con suave presión.

Sea delicada y siempre pregunte primero si le está gustando. Usted también puede aplicarle un poco de presión a su perineo (el área externa entre el ano y el escroto que cubre su glándula de la próstata o punto G masculino). Esto permite que él se sienta en la cima, por así decirlo.

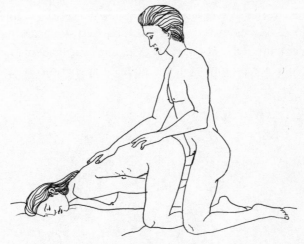

▲   Posición de penetración desde atrás, estando la mujer acostada.

Otra posición en la que la mujer se encuentra acostada sobre su estómago es la posición del león. Esta posición es la indicada si la mujer se quiere concentrar en apretar y soltar sus músculos pélvicos (esto también se puede hacer con otras posiciones de entrada por detrás).

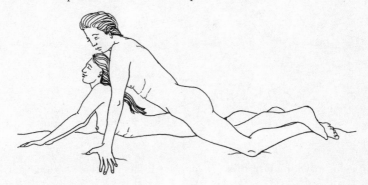

▲   La posición del león.

Tenga un espejo pequeño a la mano cerca de su cama. Es de gran utilidad para estas posiciones porque usted puede pedirle a la mujer que lo sostenga para que los dos se puedan mirar a los ojos mientras van excitándose. Estos ejercicios deben ser suaves, livianos y explorativos. Recuerde: se trata de hacer el amor. Por favor, tómese su tiempo y disfrute cada momento delicioso.

Posiciones del abrazo total

La posición básica del padre y la madre o abrazo total es una posición poco conocida pero excelente. Los amantes están cara a cara y corazón a corazón. Pueden tener contacto con la mirada, besarse y acariciarse mutuamente. Esta posición es la mejor para ampliar la experiencia sexual porque evita que el hombre empuje con tanta fuerza y evita que eyacule demasiado rápido. Permite la conexión profunda que hace que la experiencia de hacer el amor sea mágica.

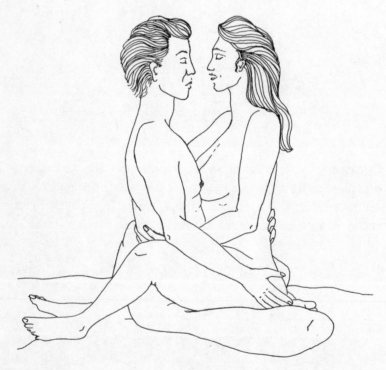

▲ Posición del abrazo total.

En esta posición, el hombre se sienta con las piernas cruzadas sobre la cama o piso y la mujer se sienta sobre él. Ella se sienta mirándolo a él con sus piernas puestas alrededor de él, con las palmas de los pies uniéndose detrás de él. Ambos tienen los brazos alrededor de cada uno y sus caras se encuentran muy cerca. De ser necesario, la mujer puede colocar una almohada firme debajo de su cola para ayudar con la presión que podría tener sobre los muslos de su pareja.

Si no se siente muy cómodo con la posición básica del abrazo total, usted puede modificarla de la siguiente manera: el hombre podría sentarse al borde de la cama o sillón colocando sus piernas sobre el piso mientras que la mujer está sentada de cara sobre él. Asegúrese de que las piernas del hombre estén paralelas al piso desde las rodillas hasta las caderas. Esta es una buena posibilidad para aquellas personas con problemas de espalda.

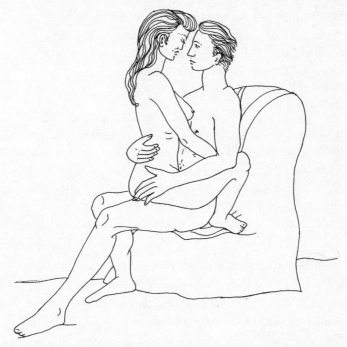

▲   La posición modificada del abrazo total.

El abrazo total es una excelente posición que puede adoptarse cuando el hombre está a punto de eyacular. Está posición le permite al hombre permanecer excitado, aun sin hacer mucho movimiento. Combinando movimientos rápidos y picantes con movimientos mecedores lentos y continuos e incluso estando quieto, se puede crear un baile. Esto le permite permanecer en un estado de conexión elevada por el tiempo que realmente quiera. Es un poco más atrevido y avanzado pero vale la pena.

Posiciones de agarre

En las posiciones de agarre, la mujer y el hombre sostienen una postura de piernas más bien rígidas respecto a cada uno. El agarre proviene de la idea de que la mujer debe agarrarse o sostenerse al pene del hombre con sus músculos vaginales o muslos. Esta posición no permite mucho movimiento. Cuando las piernas se ponen rígidas los pies no se pueden usar para levantar la región de la pelvis, por ello es difícil lograr cualquier movimiento rítmico de las caderas.

Usted puede ensayar cualquiera de las siguientes posiciones de agarre:

- La mujer acostada sobre su espalda con el hombre arriba.
- El hombre acostado sobre su espalda con la mujer arriba.
- La mujer acostada sobre su estómago con el hombre arriba.
- Acostados uno al lado del otro mirándose o en posición de cuchara (ver la siguiente sección).

Hecho

El *Ananga Ranga*, un texto de amor erótico oriental, cuenta de una posición de agarre llamada "la unión del balance". Se trata de una posición en la que la pareja se encuentra cara a cara mientras están acostados de lado. Las uniones de frente permiten un mejor acceso a la estimulación del clítoris para algunas mujeres. El hueso púbico del hombre se frota contra el de la mujer cuando se mueven los dos de arriba abajo.

La posición de agarre tiene una ventaja en aquellos casos en que el hombre tiene un pene muy grande y la mujer una vagina pequeña. Puede ser bastante incómodo o hasta peligroso para una mujer, en esta situación, aceptar una penetración fuerte y profunda de su pareja.

Debido a la posición de piernas cerradas, el pene no puede penetrar profundamente, pero sí ofrece la fricción suficiente para el hombre y por ello facilita el sexo. Por otro lado, una mujer con una vagina generosa con un compañero de pene pequeño no obtendrá el mismo goce en esta posición.

La ventaja de cualquier posición que permite una penetración más superficial a una más profunda es que el punto G de la mujer recibirá más acción que su clítoris. Recuerde que el punto G se encuentra más cerca de la entrada de la vagina que en la parte trasera, cerca del cuello uterino. Cuando hay más empuje frecuente y la penetración del hombre es más superficial, la cabeza del pene hace contacto con el punto G de la mujer más veces, lo cual hace que ella se excite más rápido.

Posiciones de cuchara

La posición de cuchara es una adición fantástica al repertorio del sexo de cualquier pareja. Altamente estimuladora, esta posición es especialmente apropiada para cualquiera de los dos, ya sea al comienzo o al haber terminado la sesión de amor. Las parejas pueden emplear la posición de cuchara para conectarse de manera más profunda antes de hacer el amor o la pueden usar al final cuando han terminado el acto, para sentirse más unidos en esos momentos mágicos antes de dormirse.

Esta posición se puede usar cuando el hombre tenga un pene erecto o no. Quedarse abrazados en esta posición es agradable en cualquier momento de la relación sexual. También se puede usar cuando los dos desean hacer el amor pero la mujer no tiene mucha energía o los dos están más cansados que de costumbre y se quieran quedar como apaciguados. Cuando la mujer se encuentra delante y el hombre está detrás abrazándola, la pareja puede moverse suavemente sin importar si hay penetración o si tan solo desean abrazarse para estrechar sus lazos.

Información esencial

Cuando ensaye cualquier posición nueva, hágalo primero lentamente y esté siempre atento a los sentimientos de su pareja. Las posiciones nuevas pueden desencadenar emociones o sentimientos de vulnerabilidad que han estado enterrados hace mucho tiempo. Mantenga un diálogo franco y tenga la voluntad de contener y explorar los sentimientos que surjan de cualquiera de los dos.

Por lo general, usted adopta una posición similar a las cucharas guardadas una al lado de la otra. Acuéstese de frente o de espalda, ya sea estando el hombre o la mujer adelante, dependiendo de cuál de los dos necesita la mayor cuota de consentimiento. Saque el brazo y la mano que está debajo de usted hacia delante por debajo de la persona que se encuentra enfrente de usted para que pueda abrazarla cerca del área del corazón. La otra mano puede pasar por arriba y abrazar la región de la pelvis cerca de la suya. Arrímese lo que más pueda y arrúnchese.

Nunca deje de explorar

Existen muchas otras posiciones eróticas para explorar. De pronto usted puede descubrir algunas. Para darle una idea, existe una que se llama "las ramas entrelazadas". Para que pueda tener una idea de cómo funciona esta posición, abra sus dos manos, haga la postura de la tijera con su dedo índice y del corazón de cada mano y júntelas para que cada una "corte" a la otra. La figura que resulte sería la posición que ustedes dos asumirían. Esta posición es cómoda y es buena para relajarse y descansar cuando hacen el amor. Las mujeres encuentran que un lado es más cómodo que otro. Encuentre el suyo.

Usted podrá explorar más ideas y variaciones exóticas en el capítulo 14, entonces diviértase y tenga presente que ustedes dos están juntos en un viaje erótico. Acérquese más a su pareja haciendo contacto suave e íntimo con sus ojos. Estudie las expresiones faciales de su pareja. Conéctense. Respiren profundamente.

Capítulo 11

Cómo mejorar sus orgasmos

El gran O—tan exquisito, tan deseado, tan poderoso o tan rápido, tan elusivo, tan decepcionante—y realmente tenemos tan poco conocimiento sobre él. Hemos tenido que descubrir todo lo relacionado con el sexo y el orgasmo por cuenta propia, cada uno de nosotros como exploradores intrépidos sin contar con un mapa. Llevados por el instinto, las hormonas, la presión de pares y el deseo profundo de complacer y ser complacidos, buscamos descubrir el cómo y el porqué del orgasmo maravilloso que llena el alma.

¿Por qué tienen orgasmos los humanos?

La respuesta básica a la pregunta de por qué los humanos tienen orgasmos es la procreación. Para asegurar que los humanos se reproduzcan, la naturaleza nos ha dado el orgasmo como recompensa sensual. ¿Por qué desearíamos tener relaciones sexuales si no existiera algo muy placentero relacionado con el acto? Después de todo, el clítoris no cumple ninguna función biológica diferente a la del placer y sin embargo tiene la concentración más alta de terminaciones nerviosas de todo el cuerpo.

A pesar de que los orgasmos nunca son iguales, y aunque no podamos describir la experiencia individual de cada hombre o mujer, sí sabemos el sendero básico que toma el orgasmo cada vez que somos bendecidos por esta experiencia. (Lea los capítulos individuales acerca de la sexualidad masculina y femenina para entender mejor lo que ocurre). La parte importante es que el orgasmo depende de la capacidad de cada persona de sentir y recibir placer.

Información esencial

Los científicos han descubierto que cuando la mujer siente un orgasmo el cuello uterino se inclina hacia abajo durante cada contracción y "absorbe" el semen hacia el útero. Es perfectamente claro que a lo largo de la historia evolutiva tanto los hombres como las mujeres han necesitado el placer del orgasmo para mantener el deseo de la supervivencia de la especie.

El placer es su derecho de nacimiento

La naturaleza nos ha dado los órganos sexuales, las hormonas y el deseo de tener sexo. Poseemos la capacidad de tener fantasías, de pensar acerca del sexo y de hacer realidad el acto sexual. Es su derecho de nacimiento sentir el mayor placer posible de esta experiencia. Usted puede decidir buscar su máximo potencial sexual o puede escoger la abstinencia. Y, claro, decidir cualquier cosa que esté entre estas dos opciones.

Usted y solo usted es responsable de cuánto placer va a sentir. Su pareja no es la responsable. Si usted tiene metido en la cabeza los "debería" y los "no debería" del sexo que limita su capacidad de sentir placer, llegó la hora de deshacerse de ellos. En cierto modo, la mente puede ser el mejor "órgano sexual" o el peor inhibidor del placer corporal.

Si usted está abiertamente curioso de saber acerca de su propio ciclo de reacción sexual y de darse permiso para tener placer, descubrirá mundos nuevos. Si usted cierra su disposición natural con falsas expectativas y creencias limitantes, disminuirá su capacidad de sentir placer. Si se hace cargo de su placer sexual, se sentirá con tanto poder y liberación que traspasaría los confines de la alcoba.

Aprenda a sentir placer nuevamente

Se supone que los hombres y las mujeres deben disfrutar de un buen sexo; sin embargo, vivimos en una cultura que reprime la sexualidad o lo confunde con símbolos de poder o falta de poder. Una sociedad como la de nosotros no educa a los jóvenes adultos en cómo honrar y amar a sus propios cuerpos. Con raras excepciones, toda persona joven debe reinventar la rueda o vencer obstáculos de grandes prejuicios para aprender acerca de la sexualidad y la sensualidad.

Aproximadamente el 26 % de todas las mujeres dicen nunca haber sentido un orgasmo; esa cifra era aún más grande en la década de los años sesenta. La incapacidad de sentir un orgasmo es un problema frustrante que afecta directamente nuestra autoestima y nuestras relaciones. ¡Los hombres eyaculan mucho antes de que sus parejas hayan siquiera comenzado a excitarse! Estas cosas pueden frustrar a las personas tanto que deciden que no vale la pena.

¡Alerta!

A veces nuestros problemas pueden verse tan grandes y abrumadores que no nos damos cuenta de que casi todo el mundo tiene luchas similares. Nosotros nos revelamos cuando estamos dispuestos a hablar sobre nuestras vidas con otros, cuando nos mostramos vulnerables con nuestros amigos y parejas, cuando decidimos tomar el poder para obtener más de nuestras vidas: más placer y más intimidad.

Las claves para el placer maravilloso

No se estrese con su búsqueda de alcanzar el orgasmo perfecto. Confíe en que con amor, práctica e inocencia usted puede comenzar a tener las experiencias sexuales con las cuales siempre ha soñado. La siguiente lista recoge los ingredientes básicos para expandir la intensidad de los orgasmos (vamos a analizar cada uno más detenidamente en este capítulo):

- Aprenda a relajarse. En los momentos de quietud, métase en la bañera. Reserve un tiempo para usted. Váyase a un spa un fin de semana solo.
- Conviértase en un experto en respiración.
- Permanezca consciente durante el sexo; no se distancie.
- Aprenda a meditar, esto le ayudará a saber enfocar su atención.
- Conozca su cuerpo y lo que le gusta.
- Haga sonidos. Los sonidos le ayudan a su pareja a saber lo que le gusta y le ayuda a usted a profundizar más en la experiencia.
- Haga sus ejercicios Kegel.

Dese cuenta de que en esta lista no hay nada que tan solo insinúe la palabra "técnicas". Aunque la velocidad, ser oportuno, el lugar y las nuevas técnicas son fantásticos, estos no le ayudarán a concentrarse ni a aumentar el placer. El dominio personal sobre la mente y el cuerpo sí lo hará.

Aprenda a meditar

¿Qué tiene que ver la meditación con el buen sexo? Nos ayuda a aprender a enfocar nuestra atención. Una de las principales cosas que se interponen en la obtención del orgasmo en las mujeres es la preocupación. No podemos sacar de nuestras mentes a los niños, las facturas, las llamadas telefónicas, las compras, los negocios y tantas otras cosas. La meditación durante tan solo veinte minutos tres veces a la semana le brindará una fantástica herramienta para lograr la relajación y el enfoque.

Haga sus ejercicios Kegel

Nunca sobra enfatizar: ¡tanto hombres como mujeres necesitan fortalecer sus músculos pélvicos y utilizarlos! Una vez que usted haya adquirido una buena práctica haciendo los ejercicios Kegel, ¡estará en condiciones de excitarse! Usted puede hacer una sola serie de 200 ejercicios en tan solo cinco a diez minutos, y estos se pueden hacer en cualquier momento en cualquier sitio: mientras conduce su carro, sentado en su escritorio, en una reunión… ¿Sí sabe cómo?

Los ejercicios Kegel facilitan el flujo de sangre en sus genitales y mantienen los músculos de la base de los músculos pélvicos saludable. Si los hace dos veces al día, usted notará un cambio. Vea el capítulo 5 para repasar cómo se hacen los ejercicios Kegel.

Hecho

Muchos estudios han demostrado que hasta un 46 % de todas las mujeres tienen alguna disfunción sexual o niveles de reacción sexual insatisfactorios. Los médicos están comenzando a entender que algunos de estos problemas son de naturaleza orgánica y física y que algunos son psicológicos.

Cómo deshacerse de viejos hábitos

Existen algunas mujeres que aprendieron a sentir orgasmos manteniendo sus cuerpos derechos y rígidos. Ellas tienden a tensionarse en vez de relajarse entregándose al placer. Es como aprendieron a sentir el orgasmo.

Para estas mujeres puede ser difícil aprender a relajarse y abrir sus cuerpos a nuevas posiciones y sensaciones. Para algunas puede ser bastante difícil abrir sus piernas para las posiciones abiertas. La vulnerabilidad de exponer sus genitales para que sean vistos, tocados y honrados puede ser difícil de manejar. Pero si usted pone un poco de buena voluntad, un corazón lleno de picardía y amor y un poco de paciencia a la práctica, puede cosechar los beneficios de ampliar sus capacidades orgásmicas. Poder deshacerse de viejos hábitos siempre es difícil, pero por lo general vale la pena el esfuerzo y la concentración.

El dominio de su respiración

Para la mayoría de los humanos, la respiración no es una actividad consciente. Es algo que simplemente sabemos hacer. Sin embargo, la clave para una mejor salud y vitalidad, experiencias de mayor conciencia y el orgasmo de todo el cuerpo, es el dominio de la respiración. Los practicantes del yoga hacen un gran énfasis en aprender a profundizar y prolongar la respiración.

Ser consciente de la respiración y de sus patrones es el primer paso para el proceso de expansión del orgasmo.

Somos una cultura que respira con el pecho. La respiración con el pecho provoca secreciones de adrenalina que pueden producir pánico y miedo. Estamos enseñados a apretar nuestros estómagos hacia adentro y de usar cinturones y ropa ceñida. Esto empuja nuestra respiración hacia nuestros pechos. No sabemos respirar por el estómago.

Información esencial

Poder descubrir su punto G y comenzar a desarrollar la capacidad de tener orgasmos vaginales además de los del clítoris puede hacer que usted se convierta en una persona más entregada. Recuerde respirar profundamente desde su estómago, tener paciencia y amarse.

Usted no puede relajar sus genitales si está tensionando su estómago. El cuerpo se pone rígido. Es muy difícil tensionar y sostener sus genitales cuando su estómago está lleno de aire. Inténtelo. Un cuerpo relajado hace que la actitud sea más relajada, lo cual lleva a una vida más relajada. La manera como usted respira puede hacer una gran diferencia en la calidad de sus orgasmos y su vida.

Problemas de respiración entre las mujeres

Las mujeres que no pueden tener orgasmos con facilidad tienden a sostener su respiración a medida que van excitándose. Cuando están aproximándose al estado de transición en el camino hacia la excitación total, digamos que un siete u ocho en la escala de diez, muchas veces sostienen la respiración y luego nada sucede después. El resultado es que tienen que volver a comenzar con el incremento de la energía y, para mala fortuna de ellas, vuelven a perder la energía. Se vuelve difícil la transición sin obstáculos hacia el siguiente nivel de sensaciones.

A medida que la excitación aumenta en las mujeres, ellas por lo general comienzan a respirar más rápido.

Si ellas tomaran conciencia de su respiración, podrían comenzar a "manejar" la experiencia incrementando y concentrando la respiración para aumentar el flujo de sangre y la excitación. Así como con la meditación, es de gran ayuda si se enfoca la energía y se pasa de un estado de separación a un estado de unificación con la energía.

Una buena respiración para los hombres

Una vez se haya practicado la concientización, los hombres pueden respirar más lentamente cuando se dan cuenta de que su respiración está acelerándose.

Esto les permite disfrutar su excitación sexual a través de sus cuerpos en vez de simplemente pasar a lo largo de todos esos sentimientos exquisitos y de "desbordamiento".

Un ejercicio de respiración

Esta es una práctica simple pero profunda que no debe tomar más de quince minutos. Para empezar, utilice ropa suelta, sin cinturones y que la última comida haya sido por lo menos una hora antes. Acuéstese cómodamente en el piso sobre su espalda en un sitio tranquilo donde nadie lo moleste. Descanse unos minutos y luego préstele atención a su respiración. ¿Cómo está respirando? ¿Por su boca o su nariz? ¿Se expande su pecho o la respiración proviene de su estómago?

Hecho

Una encuesta realizada por Carol Rinkleib Ellison en su libro *Las sexualidades de las mujeres* encontró que 38 % de las 2600 mujeres que se estudiaron nunca habían tenido un orgasmo durante la relación sexual.

Después de poner atención a su respiración por un breve período, coloque sus manos cuidadosamente sobre su abdomen y comience a respirar desde su estómago, concentrándose en el lugar donde colocó sus manos. Respire larga y profundamente por su nariz y suavemente obligue a su barriga a subir y bajar con la respiración. Puede ser que se tenga que concentrar bastante para hacer esto. No respire con su pecho. Esto puede ser difícil para algunas personas y más fácil para otras.

Practique mantener una respiración sostenida y suave mientras sigue observando cómo sube lentamente su estómago. Respire honda y profundamente. Que sea lento y deliberado. Permanezca relajado. Si tiene problemas, no se frustre. Si este ejercicio le parece fácil, sígalo haciendo por diez minutos.

Lléveselo consigo

Trate de practicar la respiración lo que más pueda para que sea más fácil y libre. Tome nota de las veces en el día que usted respira como lo hacía antes. Cuando sentimos miedo o estamos molestos empezamos a respirar superficialmente. Esto crea un círculo retroalimentador de más ansiedad. En esos momentos, trate de manera consciente de cambiar su respiración ahí mismo y en ese momento. Usted se calmará y funcionará con mucha más eficiencia.

Si usted se da cuenta de que está sosteniendo su respiración en algún momento, respire lenta y profundamente y purifique sus pulmones.

Continúe respirando profundamente con su estómago. Si usted se llega a dar cuenta de que está sosteniendo su respiración durante el sexo y justamente antes de llegar al orgasmo, relájese, suéltese y expanda su abdomen con su respiración. Una inspiración profunda puede abrir canales que permiten un orgasmo de cuerpo entero. Le ayudará a relajarse y, al mismo tiempo, hacer una recarga más rápida.

Practique con su pareja

Usted puede practicar la respiración honda y profunda con su pareja de diferentes maneras: cuando se encuentran en la posición de cuchara o cuando están viéndose de frente estando acostados o en la posición del abrazo total.

La posición de cuchara es cuando ambos están acostados espalda con parte delantera, y la persona que se encuentra detrás tiene la mano sobre el corazón de la persona que está de espalda a ella. Si usted escoge la posición de sentarse cara a cara, hágalo con las piernas cruzadas lo más cerca posible o en la posición del abrazo total: cuando la persona está sentada con las piernas cruzadas y su pareja está sentada sobre su regazo con las piernas alrededor de ella. Mírense manteniendo los ojos suavemente enfocados y abiertos.

Comiencen a respirar juntos lentamente. Por lo general es mejor si la persona que respira más rápido siga la respiración de la persona que tiende a respirar más lentamente. (Muchas veces las mujeres son las que respiran más lento que los hombres). Permanezca relajada y que la respiración no se convierta en una obsesión. Respiren hacia sus estómagos. Continúen durante unos cinco minutos. Usted también pueden tratar de respirar alternando.

Haciendo ruido

La respiración y el ruido van de la mano. Los sonidos profundos, resonantes y bajos pueden transformar sus habilidades orgásmicas. Estos abren la cavidad corporal porque normalmente la boca está bien abierta y el flujo de energía se acentúa mucho más. El sonido y la respiración pueden provocar orgasmos múltiples.

Hacer ruido durante el juego sexual excita y ayuda a saber cuándo su pareja se encuentra en el ciclo de reacción sexual. Los signos de la excitación y estimulación, en especial en las mujeres, son difíciles de interpretar así se les añada el sonido. Cuando abrimos nuestras bocas para dejar salir el sonido, literalmente abrimos nuestra cavidad corporal y permitimos que la energía y el placer se expandan a través de nosotros.

Es casi físicamente imposible hacer sonidos profundos mientras estamos sintiendo un orgasmo y, al mismo tiempo, sostener la región pélvica tensionada.

Los gemidos abren la región pélvica y relajan el área genital, permitiendo que los orgasmos de cuerpo entero que vienen sean más fuertes.

Información esencial

Practique hacer sonidos cuando está haciendo el amor o cuando esté sola, por diversión. Respire profundamente por el estómago y abra su boca. Deje que su boca se suelte y relaje. Cuando exhale, sienta el sonido que sale de su barriga, no de su cuello. Haga sonidos de gemidos lentos y profundos.

Si hacer sonidos es algo nuevo para usted, dígale a su pareja que usted desea ensayar haciéndolos. Al principio le puede parecer hasta gracioso, pero ser vulnerable atrae más a su pareja, por tanto hágalo. De manera consciente, haga sonidos cuando haga el amor para que se pueda dar cuenta de cómo funciona.

Posiciones para incrementar su reacción orgásmica

Cambiar y variar las posiciones puede ser útil para encontrar nuevas maneras de estimular el punto G en las mujeres. También es valioso para ayudarle a los hombres a dominar sus eyaculaciones y a que sean más prolongadas. Además, al practicar posiciones alternativas se mantiene la energía entre la pareja y se invita a una exploración abierta.

Las posiciones que aumentan la conexión entre el punto G y el pene en el coito son aquellas que facilitan el ángulo de penetración en donde la cabeza del pene apunta hacia la pared de la vagina. Las posiciones en que la mujer está acostada sobre su espalda con sus piernas sobre los hombros de su pareja son apropiadas para lograr este ángulo.

Cuando la mujer se encuentra arriba, ella puede ayudar a guiar el pene hacia la dirección correcta y hacia la profundidad adecuada para obtener el efecto máximo. Las posiciones que directamente afectan el clítoris son la misionera y su pariente cercano la TAC. En estas posiciones lo mejor es el frote hacia delante y atrás en vez de la penetración del sube y baje. En general, el empuje hala los labios menores y el capuchón del clítoris, pero la mejor estimulación es la indirecta.

Hombres, facilítense las cosas

Infortunadamente, las posiciones que producen la mayor fricción para las mujeres también lo son para los hombres. Si usted tiene problemas eyaculando más rápido de lo que desea, tendrá que entrenarse para resistir más tiempo. Hombres, si su pareja ya tuvo un orgasmo del clítoris antes de haber iniciado la penetración y usted siente que no puede resistir el tiempo que desearía, ensaye con posiciones que no produzcan tanta fricción. Estas serían la posición del misionero, de la cuchara y ciertas posiciones que involucran muebles, sexo de pie o cualquier posición donde ambos pueden tener contacto con la mirada y mantener una comunicación profunda.

Bailemos

Realmente ayuda a hacer del sexo un baile. Acelere; desacelere; muévase a este lado, y luego a ese otro. Al hacer esto usted está dándose permiso a detenerse y respirar juntos cuando siente que está a punto de eyacular. Si su pareja ha estado practicando sus ejercicios Kegel, ella puede apretarlo mientras usted permanece quieto y así se conservan las sensaciones. En otras palabras, ¡incluya una variedad de pasos en su baile!

Patrones de penetración

Los buenos amantes han aprendido que el sexo no solo tiene la función de entrar y salir. Hombres, cuando son ustedes los que hacen la mayor cantidad de movimientos, dedique un tiempo a la provocación quedándose un poco quietos y luego sorprendiendo a su pareja con tres penetraciones fuertes.

Invéntese un baile de empujes acelerados y profundos y luego otros empujes más suaves y lentos y luego comience de nuevo.

Un patrón clásico de empujes aconsejado por uno de los libros antiguos eróticos son nueve empujes profundos y acelerados y luego uno suave (y lento); ocho profundos y acelerados y luego dos suaves; siete profundos y luego tres suaves; y así sucesivamente. Vaya despacio, mire a los ojos y respire profundamente.

La respiración carga esos sentimientos intensos a través de todo su cuerpo: traduce la aceptación del placer a su cerebro. Este patrón de penetración permite que el hombre se excite mucho y luego transmita esa excitación a la mujer.

¡Alerta!

La penetración suave estimula el área del punto G con mucho más efecto. Por lo general, a una mujer le gustará la penetración profunda y acelerada y la suave y lenta intercalada durante la excitación. Pregúntele a su pareja qué le gusta más. Invéntese su propio patrón con la ayuda de su pareja.

El dominio de la eyaculación para los hombres

Esta es la queja y frustración más común que los hombres tienen relacionado con el sexo:"¿Qué puedo hacer para no tener orgasmos tan rápidos? A veces, ¡eyaculo después de tan solo quince minutos! Mi pareja no puede llegar al orgasmo. Por favor, ayúdeme".

¿Cuál es el apuro? La eyaculación precoz puede ser el resultado de sentimientos de culpa, miedo a ser atrapado mientras se masturba, no estar en la misma frecuencia que su cuerpo o temas relacionados con la honestidad y confianza con la pareja. Como resultado, los hombres se han entrenado a sí mismos para eyacular demasiado rápido.

Por miles de años los tantra y taoístas han desarrollado técnicas simples, fáciles y divertidas para ayudar a los hombres a entrenarse para resistir más. Aunque existen cualquier cantidad de libros escritos respecto a este tema, aquí veremos lo más esencial de las prácticas.

Todo lo que usted necesita es un poco de entrenamiento, determinación, atención enfocada y práctica. Si usted se esfuerza un poco, valdrá la pena el resultado.

La mayoría de los hombres ven buenos resultados en tan solo unas semanas de práctica.

Información esencial

El dominio de la eyaculación es el primer paso hacia los orgasmos múltiples en los hombres. Una vez usted haya aprendido a resistir, usted se dará cuenta de lo cerca que está de tener orgasmos cuando está en el límite de la meseta de placer. Desde ese punto usted puede sintonizar la experiencia por medio de la respiración, conciencia y relajación.

Usted está a punto de embarcarse en un viaje hermoso y satisfactorio que es bastante sencillo para la mayoría de los hombres. Sin embargo, hay algunos hombres que necesitarán consultar a un especialista —sea un sicólogo o un urólogo— para ventilar sus problemas relacionados con la eyaculación precoz.

Comience su entrenamiento

En el entrenamiento para alcanzar una mayor resistencia, usted puede practicar solo o con su pareja. El primer paso que debe tomar es adquirir fuerza de voluntad. Usted estará tentado a simplemente dejarse ir, así como siempre, para alcanzar un placer orgásmico breve. Pero tenga la plena seguridad de que si está dispuesto a confiar y abstenerse varias veces de llegar a ese punto de no regreso, se le abrirán mundos nuevos a usted y su pareja. El entrenamiento incluye:

- Dedicar un tiempo de calidad para estas sesiones divertidas.
- Aprender a relajarse en la excitación del goce orgásmico.
- Cambiar su hábito de respiración de pecho por la respiración de barriga.
- Aprender prácticas de comunicación simples con su pareja.
- Amar su cuerpo y todas las cosas hermosas de las cuales es capaz de realizar.

Si usted hace esto solo, mastúrbese hasta llegar al punto ocho o nueve (en la escala del uno a diez) de su excitación. Pare, relájese y respire profundamente hasta lo profundo de su barriga por unos minutos; luego comience nuevamente. No tensione su cuerpo, relájelo. Esto requiere un poco de autodisciplina al comienzo. Saque a relucir su concentración y fuerza de voluntad.

La tensión es lo que típicamente hace que los hombres eyaculen. Con la relajación voluntaria durante el estado máximo de excitación y la combinación de la respiración lenta y profunda desde el estómago, usted va a crear un contenedor de placer mucho más poderoso y duradero.

Si usted tiene una pareja, es mucho mejor practicar esto juntos. Las técnicas son divertidas y muy seguramente añadirán una dimensión nueva a la relación sexual de muchas parejas. Es muy rara la ocasión en que se le entrega el control remoto del hombre a la mujer. También se requerirá que ambos aprendan muchas nuevas técnicas de "trabajo manual" para alcanzar el placer. (Usted puede leer el capítulo 15 para aprender más acerca de las caricias).

Hecho

Se reporta que un 75 % de todos los hombres eyaculan durante los primeros dos a cinco minutos de haber comenzado el coito. Una encuesta de 1370 hombres realizado por Tantra.com reveló que menos del 35 % sentía algún control sobre su eyaculación.

Incorpore lo aprendido

Pronto entenderá que, a medida que ejerce un mejor dominio sobre el desbordamiento del placer, usted estará viviendo un placer parecido al orgasmo sin eyacular. Después de unas semanas de práctica, usted querrá ensayarlo durante la relación sexual con su pareja.

No espere llevar su control recién adquirido sin ningún tropiezo durante el coito. Usted tendrá que comenzar nuevamente con el proceso pero esta vez será mucho más fácil. Deberá detenerse en el punto de excitación número ocho o nueve y descansar. Sin embargo, esta vez su cuerpo y mente trabajarán juntos y sabrán qué hacer.

Descubra qué le produce placer a usted

El cambio de posiciones, aprender la respiración correcta y el control de las eyaculaciones con toda seguridad le ayudará a usted y a su pareja a aumentar los orgasmos. Pero existe un aspecto que muchas veces no se tiene bien en cuenta y que resulta evidente para alcanzar su placer total; se trata de conocer lo que a usted realmente le gusta. Aproveche cuantas oportunidades tenga para aprender acerca de sus puntos excitantes. ¿Qué lo moja o excita? ¿Son las palabras?

¿Qué hay de la provocación o seducción? ¿Acaso son los bailes eróticos de su pareja? ¿Pequeños obsequios? ¿La ternura?

Explore su cuerpo y pregúntese cómo prefiere ser tocado. ¿Prefiere usted las caricias suaves o los apretones y los abrazos? ¿Le gusta que lo toquen en todas partes o tiene áreas específicas que son más sensibles al tacto? ¿Prefiere usted un solo punto de estimulación o puede resistir que lo toquen en dos, tres o más puntos? ¿Le gusta que le aprieten los pezones o todo el seno y levemente los pezones? ¿Le gusta que le cojan el escroto con firmeza o lo tomen en la mano con delicadeza?

Las preferencias de una persona normalmente cambian de un momento a otro. Nos puede gustar una cosa en un momento y luego algo diferente la próxima vez. Pero la mayoría de nosotros tenemos nuestros puntos favoritos y deseos secretos cuando se trata de las caricias. El problema es que lo mantenemos secreto. Deje que su pareja se entere de lo que le gusta a usted; pero, primero, descúbralo usted mismo. Usted no puede contar qué le gusta si no lo sabe.

Nuestros genitales son muy sensibles a las caricias, pero existen otras áreas erógenas que usted podría explorar:

- La parte interior de los brazos y las axilas.
- Los dedos del pie y el pie.
- Las nalgas.
- El escroto.
- La parte interior y exterior de los muslos.
- El ano.
- El cuello.
- Los lados de su cuerpo que van desde sus brazos hasta las caderas.
- Los bananitos.
- La parte trasera de sus rodillas y la parte interior de sus codos.
- Los dedos de la mano y las muñecas.
- Los senos y los pezones.

Ensaye combinando una o dos de estas áreas adicionales estimulando también los genitales. Haga variaciones con el tacto empleando las puntas de sus dedos, soplando levemente, rascando con suavidad o simplemente sosteniendo el área. Aprender a recibir múltiples tipos de caricias crean muchas más posibilidades para el placer orgásmico.

Capítulo 12

Las zonas calientes y los tabúes sexuales

os tabúes sobre el sexo varían según las culturas. En nuestra sociedad, algunas personas consideran el sexo oral, el sexo anal, la estimulación del punto G, el empleo de juguetes sexuales o incluso el masaje sexual como actividades mal vistas. Como resultado, estas actividades pueden producir temores, rechazo, crítica o ansiedad, pero estos mismos actos pueden también excitar, producir cosquilleos y estimular el deseo y la curiosidad en muchas personas.

El punto G o punto de la diosa

Se dice que las mujeres tienen por lo menos dos áreas vaginales que reaccionan al estímulo de excitación sexual. Una se encuentra hacia la parte de atrás del canal vaginal y más cerca del cuello uterino (la abertura del útero). El otro es el punto G, un área localizada en la pared anterior superior de la vagina, alrededor de 1 a 1½ pulgadas adentro, más alla de la entrada de la vagina y justamente detrás del hueso púbico. El punto G se encuentra entre las dos raíces del clítoris, que se encuentran debajo de la piel y debajo del hueso púbico. Consta de un material esponjoso análogo a la glándula prostática de los hombres.

Hecho

El término "punto G" viene del nombre Grafenberg, el científico que identificó esta área sensible. En años recientes, al punto G también se le ha llamado cariñosamente como el punto de la diosa. Casi todas las mujeres tienen este punto o área, y la mayoría lo pueden encontrar con un poco de práctica.

Explore su punto de la diosa

Aprendamos a tener acceso al punto G y a saber qué nos espera. Al despertar el punto G, usted tendrá acceso a todo un nuevo reino de potencial orgásmico. Algunas mujeres encontrarán esta exploración como algo fácil y para otras será un poco más difícil. Viejas heridas emocionales sobre las cuales no tenemos mucho conocimiento pueden salir a flote al estimular este punto. Otra posibilidad es la reacción de una risa incontrolable. ¡Nunca se sabe qué emociones se encuentren ahí! Pero sin importar lo que descubra, ¡vale la pena todo!

Los beneficios del despertar del punto G se verán realmente durante la relación sexual. Con un poco de práctica usted podrá reconocer exactamente dónde se encuentra su punto G durante el coito, y esto le permitirá adoptar cuidadosamente la posición correcta para obtener el contacto indicado. Su punto G estará en su conciencia por decirlo así. Usted comenzará a notar esto cuando practique sus ejercicios Kegel y cuando esté haciendo el amor. Esto le ayudará a adquirir poder para alcanzar su propio potencial orgásmico.

Cuando explore su punto G, es mucho mejor estar con la pareja. Si no tiene una pareja sexual, encuentre a una persona amiga o de mucha confianza que también le gustaría encontrar su punto G. Trabajen juntas para crear una hermosa experiencia de aprendizaje íntimo. Esto no significa que usted sea lesbiana, en caso que esto le llegara a preocupar. Si usted se siente mejor explorando sola, no hay ningún problema. Más adelante, en este capítulo, encontrará consejos sobre posiciones que le ayudarán en las exploraciones solitarias.

Comencemos

Relájese. Tome un baño o ducha para prepararse. La música, una luz tenue y un masaje, de ser posible, abrirán al corazón y cuerpo para una mayor sensibilidad. Dedique un tiempo a los juegos sexuales. Excítese. La mujer podría incluso obtener un orgasmo del clítoris. Esto aumentará el flujo de sangre en su vulva y, como consecuencia, en su punto G.

Una vez estén preparados los dos, el hombre puede emplear su dedo del corazón para explorar el punto G que se encuentra a menos de dos pulgadas en el interior de la vagina, justamente detrás del hueso púbico, en la parte superior del cuerpo de la mujer. Él debe lubricar su dedo y, con la mirada fija en la mujer, pedir permiso de entrar en la vagina.

Es importante moverse con suavidad. A medida que su dedo penetra en la vagina, usted sentirá la suavidad y luego el área marcada con su cresta. Si usted pasa el dedo alrededor de esa área, se dará cuenta de que no hay ninguna otra parte dentro de la vagina como esa. Regrese a esa zona y explore un poco más allá, justamente hacia un espacio hundido que se encuentra directamente detrás del hueso púbico.

¡Alerta!

Si usted ha estado practicando sus ejercicios Kegel, muy seguramente podrá tocar su punto G con más facilidad. ¡Usted ha estado estimulándolo durante sus ejercicios!

Aplique una presión bastante fuerte. Su dedo debe estar en una posición de "gancho". Al estar en este lugar, pregúntele a su pareja qué está sintiendo. A lo mejor ya le ha estado dando algunas indicaciones de sensaciones. Mueva su dedo cuidadosamente en la posición de "gancho". Ahora suavemente mueva su dedo despacio haciendo movimientos de abanico, como los limpiaparabrisas de su carro. ¿Siente alguna diferencia? ¿Es mejor? ¿Qué le gusta más a su pareja? Usted se sorprenderá de la cantidad de presión que resiste esta área. No tema ejercer un poco más de presión.

Es muy importante al comienzo de esta fase inicial preguntar cómo está sintiéndose su pareja. Anímela a realizar primero la técnica de comunicación de las tres preguntas para estar seguros de lo que le gusta y de lo que no le gusta. Si se trata de algo nuevo para ella, ella estará agradecida si le pregunta cómo se siente y así tendrá más confianza para poder guiarlo a usted. Ella está descubriendo cosas nuevas acerca de su cuerpo y si ambos están dispuestos, establecerán una conexión y comunicación por medio de las cuales no solo obtendrán información sino también mucho más placer.

Qué se debe esperar

Pueden surgir muchas reacciones cuando se está en este punto. La mujer puede sentir la necesidad de orinar, una sensación de quemazón, placer o una combinación de cualquiera de estas sensaciones. Puede sentirse preocupada, temerosa o extasiada. Puede sentir ganas de reír, llorar o encogerse de dolor. Recuerde, ¡esta es una zona sensible!

Cuando usted termina con esta exploración, por favor, asegúrese de mirar a su pareja y agradecerle a ella o él por haber permitido que participe en su exploración.

Partícipele el amor y la gratitud que usted siente por tener a esta persona en su vida. Usted puede quedarse acostada con él o ella por un momento o también adoptar la posición de la cuchara.

La mayoría de los hombres se sienten fuertes y exitosos como amantes cuando ayudan a su pareja a encontrar su punto G. Aunque no debe permitir que esto se le suba a la cabeza, dese crédito por ayudarle a su pareja a conocer más su cuerpo y de expandir su potencial placer.

Practique sola

Si va a practicar sola, entonces aplica la misma información. Usted debe encontrar una posición que le permita utilizar su dedo medio cómodamente para penetrar su vagina y tener suficiente latitud para moverse adentro. Las buenas posiciones para esto pueden ser de rodillas, ligeramente sentada sobre las pantorrillas o "en cuatro" teniendo una mano libre para la exploración.

Estas posiciones bajan un poco el útero y brindan un mejor ángulo para que su mano tenga un mejor acceso.

Práctica avanzada

Cuanto más practique los métodos con el dedo, más contacto tendrá con su vagina y punto G. Usted está en el proceso de ¡despertar a la bella durmiente! Al hacer este descubrimiento, fíjese si siente algún cambio en su percepción de su punto G durante la relación sexual. Si usted practica sus ejercicios Kegel a diario, debería tener aún más sensaciones.

Para sentir mejor su punto G durante la relación sexual, pídale a su pareja que la penetre lenta y suavemente por lo menos durante la mitad del tiempo. Esto hará que la cabeza del pene frote contra el punto G con más frecuencia y produzca más fricción. Ensaye varios patrones de penetración como las siguientes: nueve leves, una fuerte; ocho leves, dos fuertes; siete leves, tres fuertes y así sucesivamente.

Hecho

Algunas posiciones benefician ampliamente desde atrás la estimulación del punto G. Las posiciones de la "mujer arriba" y la "entrada" son fabulosas para la gratificación del punto G. Ensaye algunas de las que están en el capítulo 10.

Y finalmente, usted debe hacer ruidos. Se pueden descubrir cosas increíbles si nos salimos de nuestros contextos de comportamiento usuales. Ensaye haciendo sonidos que salgan de lo profundo de su estómago. Usted puede hacerlos cuando esté sola y luego incorporarlos más adelante a su relación sexual. Abra su boca y gima suavemente pero que no provenga de su garganta sino de su abdomen. Estos sonidos pueden provocar orgasmos múltiples.

Sexo oral

Aunque los tiempos están cambiando, algunos hombres y mujeres tienen sentimientos encontrados respecto a dar y recibir sexo oral. No todas las parejas se sienten cómodas con esto y pueden necesitar un poco de estímulo en este campo de relación sexual. Otras parejas ya disfrutan del sexo oral, pero se beneficiarían con información nueva para mejorar.

El sexo oral muchas veces se considera una parte esencial de los juegos sexuales. Lo que es menos claro es que el sexo oral también puede otorgar un tipo de placer especial. Muchas mujeres dicen que el sexo oral es la única forma en la que ellas pueden tener orgasmos. Mientras que este libro tiene como objetivo ayudarle a expandir su potencial orgásmico, el hecho de que para muchas mujeres sea la única manera de experimentar el orgasmo nos indica la importancia del sexo oral.

Cuando está preparándose para iniciar este contacto tan íntimo, es muy importante el aseo. Báñense juntos y preste mucha atención a los pequeños detalles. Hombres, si no están circuncidados, preste mucha atención a las partes que se encuentran debajo del prepucio. Mujeres, lávense cuidadosamente con jabón. Ambos se sentirán mejor y más relajados sabiendo que están limpios y preparados.

Información esencial

La técnica en el sexo oral es importante. No importa si se trata de movimientos suaves o de emplear la lengua en el lugar indicado o de las técnicas de felación, es importante practicar y preguntar qué funciona mejor para su pareja. Ensaye nuevas técnicas y varíe cosas como la velocidad, las diferentes áreas y la firmeza. Y siempre trate de ser pícaro.

¿Es sexo o no lo es?

Es interesante escuchar las diferentes opiniones sobre si el sexo oral es sexo. El sexo oral muchas veces se define como "no tener sexo realmente", como una manera de camuflar las verdaderas acciones de la persona. Los adolescentes muchas veces opinan que tener sexo oral realmente no es tener sexo. Es una forma de negación. En estos tiempos modernos, también es peligroso por la proliferación de enfermedades de transmisión sexual.

No importa cómo se le llame, el sexo oral es exquisito de recibir, es un honor poder darlo y requiere cierta práctica para hacerlo bien. Existen muchos trucos y consejos, pero el principio más importante que se debe recordar es el deseo de dar y recibir. La imposición sobre alguien o sobre usted puede resultar contraproducente. Si esto es un problema en su relación, converse sobre ello. Utilice una de las herramientas de comunicación ofrecidas en este libro para tratar el tema adecuadamente.

Disfrute del sexo oral

Este ejercicio puede ser disfrutado tanto por los hombres como por las mujeres. Pele y corte en tajadas un mango. Tome una rebanada y sosténgala cuidadosamente con sus dedos. Ahora deslícela lentamente y sensualmente hacia su boca. Realmente disfrute el paso de la tajada por sus labios y partes carnosas de su boca y lengua. ¿Cómo lo siente? Ensaye esto con un banano o pedazo de papaya. Succiónelo cuidadosamente. Muévalo lentamente hacia afuera y hacia dentro de sus labios.

Pregunta

¿Qué son el cunnilingus y fellatio? *Cunnilingus* se refiere al empleo de la lengua para estimular el clítoris. *Fellatio* es la estimulación oral del pene.

Compre arvejas frescas que todavía estén en la vaina. Ábralas y mordisquee cada arveja sacándola de la vaina empleando solo sus labios, nada de dientes. Fíjese en cuán sensibles pueden ser los labios. Trate de emplear su lengua y de voltear las arvejas dentro de la vaina. Juegue alrededor de la arveja. Muévalas de lado a lado. Trate de permanecer en un solo lugar sobre la arveja con la lengua. Utilice la punta de la lengua. ¿Cómo se siente?

La boca es una parte extremadamente sensual de su cuerpo. Las membranas mucosas y el tejido blando que forman parte de los labios y regiones interiores están llenos de terminaciones nerviosas. La evolución ha hecho que la boca sea sensible no solo para comunicarnos lo que debemos colocar en ella, sino también para que lo podamos disfrutar.

Estimulación del clítoris

El clítoris viene en diferentes tamaños, pero es pequeño en comparación con el resto de los órganos sexuales de la mujer. El clítoris está cubierto por una piel o capuchón que lo protege de los frotes o de las irritaciones durante el día. La cabeza del clítoris y el capuchón son las partes externas del clítoris, pero hay mucho más debajo de esa piel que llega hasta la cabeza.

Cuando la mujer se excita, el clítoris comienza a llenarse de sangre y a ensancharse.

Esto hace que el clítoris tenga una erección. Cuando sucede esto, la cabeza del clítoris se "esconde" aún más debajo de capuchón. Muchas veces ayuda cuando la mujer sostiene el capuchón que cubre el clítoris hacia atrás, quitándolo del camino para la pareja.

Cuando se practica el sexo oral en la mujer, usted debe ser cuidadoso pero debe estar concentrado. Escoja una región que usted crea es bien sensible y adopte una velocidad y un tipo de movimiento por un rato. La persona que esté practicando el sexo oral debe desarrollar la resistencia requerida para realizar estos movimientos repetitivos.

Es bueno saber que la mayoría de las mujeres tienen una zona en particular de su clítoris que es más sensible que otras. Esto no significa que el resto no sea agradable, pero sí hay una región que es mucho más sensible. La mayoría de las mujeres encuentran que la estimulación en la parte superior del clítoris es la más placentera.

También debe prestar atención a los labios de la vulva, los cuales son bien sensibles al tacto y la lengua. Comience con los labios y lentamente aproxímese hacia el clítoris después de haber prestado un poco de atención a las partes de alrededor. Usted puede succionar, lamer, soplar suavemente y mordisquear con mucho cuidado sobre cualquiera de estas partes. (Alerta: ¡nunca sople aire dentro de la vagina de la mujer. Esto puede ocasionar una embolia de aire que puede ser mortal). Ensaye diferentes modalidades de toques con sus labios, lengua, punta de los labios e incluso dientes si tiene mucho cuidado. Sea muy delicado al tocar.

Hecho

Aunque muy pequeño, el clítoris tiene aproximadamente 8000 terminaciones nerviosas concentradas en un pequeño bulto del tamaño de una arveja. Durante la estimulación sexual, a medida que los nervios reciben estímulo, el clítoris se erecta igual que el pene.

Mujer, cuando usted esté recibiendo sexo oral, recuerde que debe relajarse a medida que van excitándose. Respire profundamente y tome conciencia de su cuerpo y de lo que está sucediendo. A medida que va excitándose, usted notará que se arquea un poco. Su estómago, sus caderas y nalgas se tensionan un poco. Cuando se tensione, relájese nuevamente. Si usted permite que su cuerpo se arquee, solo hará que su clítoris se esconda más y sea más difícil de estimular por su pareja. Abra su cuerpo, expóngalo y respire. Esto aumentará su potencial orgásmico.

Estimulación del pene

El sexo oral es tal vez la experiencia sexual sobre la cual más fantasean los hombres. Normalmente los hombres son más abiertos y relajados en cuanto al sexo oral que las mujeres. Muchos hombres han visto pornografía en la que muestran a mujeres practicando sexo oral sin inhibición alguna. Ellos lo consideran erótico, además de algo íntimo cuando su pareja les practica el sexo oral y eyaculen dentro de la boca de su pareja para que ella se trague el semen.

¡Alerta!

Recuerde: no se trata de hacer que el hombre eyacule demasiado rápido. Entrénelo y conozca los patrones de excitación y deténgase cuando esté a punto de eyacular. Este entrenamiento puede ser útil cuando está haciendo el amor y ambos deseen que resista más.

Algunos piensan que el sexo oral no era tan común hasta cuando en la décadas de los años sesenta y setenta comenzaron a popularizarse las revistas de mujeres en donde se buscaban más historias novedosas para la vanguardia cultural. Nuestros padres seguramente no tomaron parte de estos placeres, pero hoy día ha perdido el estatus de tabú. Aunque en algunos estados de los Estados Unidos de Norteamérica el sexo oral todavía se considera ilegal, es muy apetecido y le da una gran creatividad y placer erótico a cualquier relación.

Es increíble comenzar con un pene flácido. Esto permite tener la exquisita sensación de tener a un hombre que reacciona a la caricia que usted está dándole con su boca. Cuando comience, toque a su pareja con mucha suavidad con sus manos y sople cuidadosamente el área púbica. Tome el escroto en sus manos y acaricie suavemente el vello y la piel alrededor de sus genitales. Comience a besar y lamer su órgano. Comience con una caricia provocativa primero y a medida que va excitándose acaricie con más firmeza.

Cuando el pene comience a crecer, diríjase hacia la cabeza. Cuando se prepare a colocarlo en su boca, asegúrese de que su boca esté bien mojada. Juegue con él, provóquelo moviéndose de la base del pene hacia la cabeza una y otra vez, besándolo, succionándolo y hasta mordisqueándolo levemente a medida que va subiendo de la base hacia la cabeza de su pene.

Cuando esté bien excitado, comience a ejercer mayor control y vuélvase más agresiva.

Permanezca más tiempo en la cabeza proporcionando más caricias regulares con su boca. Si se siente bien con esto, utilice la técnica llamada "garganta profunda" al tomar el pene en su boca con más profundidad. Tenga cuidado y hágalo despacio: a él le gustará más así. Preste especial atención a la cabeza y al borde donde se une con el cuerpo del pene. Esta área es muy sensible en la mayoría de los hombres y a él le encantará la atención que está recibiendo de usted.

A muchos hombres les gusta una mayor estimulación a medida que van excitándose más. Les gusta una serie de acciones y caricias repetitivas. Varíe la intensidad para que así tenga una visión del grado de excitación de su pareja.

Si pasa de hacer una especie de baile con caricias suaves y más sensuales a succiones más picantes y firmes, usted podrá ayudarle a su pareja a entrenarse para que resista más.

Súbale a la temperatura

Para pasar a un mayor nivel en el sexo oral, usted puede excitar aún más empleando sus senos o las manos. Anime a su pareja a recibir más placer estimulando otras partes de su cuerpo mientras hace el sexo oral. O también le puede pedir a su pareja que la toque mientras usted le hace el sexo oral.

Hecho

Los olores que hay alrededor de los genitales están en parte compuestos por feromonas. Son mensajeros químicos altamente eróticos y nos atraen más al cuerpo de nuestras parejas. Inhale profundamente su esencia. Esto lo mantendrá excitado.

Las caricias, la provocación, el frote, el mordisqueo, los soplos, los jaloneos y hasta rascar levemente (estas y mucho más cosas) harán que aumente el placer en general durante el sexo oral. Ensaye halando levemente el vello púbico alrededor de los genitales de su pareja. Pase sus dedos entre los vellos como si los estuviese peinando y utilice sus manos para provocar placer en los senos y pezones. Mujer, frote sus senos a lo largo de la piernas de él al mismo tiempo que lleva el pene a su boca.

A continuación veremos unas sugerencias divertidas:

- Trate de tararear mientras practica el sexo oral. Vibre suavemente con los labios para agregar una sensación tanto a la vulva como al pene.
- Ensaye cómo se siente dar o recibir sexo oral mientras se encuentre parado o sobre las rodillas. Por lo general, los hombres se ponen más duros estando parados o de rodillas.

- Relájese sobre un sillón cómodo mientras practica el sexo oral. Esto sirve para cualquiera de los dos y evita que el cuello del que está practicando el sexo oral se encalambre.
- Muchas parejas piensan que la posición 69 (cuando ambos están dando y recibiendo sexo oral al mismo tiempo) es lo máximo. Para las mujeres es a veces difícil recibir las caricias suaves porque el hombre tiende a querer caricias más rápidas, fuertes y firmes. Sin embargo ambos tienden a fundirse si reciben similares caricias, a una velocidad parecida, cuando están en la posición 69.
- Utilice cubos de hielo, líquidos tibios o licores, o mantequillas corporales comestibles como ingredientes adicionales. Esta podría ser una excelente manera de convencer a una pareja esquiva a ensayar el sexo oral.

¡Alerta!

Nunca obligue a una pareja renuente a hacer cualquier cosa que no sienta que esté bien de hacer para ellos. Anímela a hablar sobre sus sentimientos y actitudes sobre el tema y exprese sus propios sentimientos pero no trate de obligarla a cambiar.

La comunicación es la clave

A medida que ensaya el sexo oral, pida retroalimentación de su pareja. Si usted es el que está dando, preste atención a lo que su pareja está diciéndole. Si usted es el que recibe, no parta de la base que su pareja sabe lo que está en su cuerpo y mente. Si necesita ayuda para expresarse, utilice esta simple técnica de comunicación:

1. Diga cuando algo le gusta en ese mismo momento: "Me fascina la velocidad que estás empleando".
2. Pida cosas simples: "¿Te importaría moverte un poco hacia la izquierda?".
3. Comunique algún tipo de reacción: "Ah, gracias, qué rico" o, "Eso no se siente tan rico como pensaba".

Esta sencilla técnica de comunicación incluye un reconocimiento, un cambio sencillo y una reacción o respuesta. Esto puede hacerlo una y otra vez hasta obtener el tipo de caricia que le fascina.

¡Es un entrenamiento para su pareja y para que usted pueda saber exactamente lo que lo excita a usted!

Estimulación anal y sexo anal

La actividad del sexo anal es un tema tabú para muchas personas. Sin embargo, así como lo fue el sexo oral hasta hace unas décadas, el sexo anal y otras formas del juego anal están siendo más populares últimamente. El 30 % de las parejas dicen haber ensayado algún tipo de estimulación anal.

La mayoría de las veces son los hombres a quienes les gustaría que su pareja participara en el sexo anal. Hombres, si su pareja está dispuesta a ensayarlo, fantástico. Pero si ella no lo está, es mejor sugerir otros tipos de estimulación anal.

La verdad es que el ano y el área alrededor del ano están llenos de terminaciones nerviosas. Existe una variedad de cosas que usted y su pareja podrían ensayar para estimular estas partes aparte del sexo anal. Hombres: no pierdan la oportunidad de recibir estimulación anal. Si se le presta más atención de placer al ano, ustedes dos pueden experimentar orgasmos mucho más fuertes y éxtasis sexual.

A las mujeres les gusta la estimulación del ano cerca del área del punto G. La membrana entre el ano y la vagina es bien delgada. Las mujeres pueden obtener más sensualidad si se estimula la parte anal y el punto G.

Como el punto G es análogo a la glándula prostática, a los hombres también les gusta esta área superior. Trate de palpar la glándula prostática. Ejerza presión aquí cuando esté estimulando al hombre.

Juego con los dedos

No hay razón para afanarse. Comience hablando acerca de cualquier creencia o duda que pueda tener con su pareja. Si los dos están dispuestos a hacer juegos anales, que sean simples y hablen de lo que sienten mientras realizan esta exploración. Al comienzo es mejor no tener demasiadas expectativas y es recomendable permitir que la pareja que reciba tenga el control absoluto de la situación.

Es mejor si ensaya primero utilizando solo los dedos. Antes de comenzar, báñese y esté relajado y limpio. Relaje a su pareja con masajes e insinuaciones.

Comience con los juegos anales lubricando un dedo y jugando en el área inmediata al ano antes de pasar a la abertura del ano. Lenta y suavemente estimule un poco sin penetrar. Pregúntele a su pareja si él o ella está listo para ser penetrado. Si obtiene el permiso, de manera lenta y suave introduzca el dedo.

Información esencial

Los guantes quirúrgicos pueden ser de gran utilidad para las actividades como el sexo anal. Tenga a la mano guantes y condones para dedos en esas ocasiones. Estos pueden añadir un sentido de fantasía, juego y seguridad a la exploración sexual.

Nosotras les sugerimos tanto a los hombres como a las mujeres ya estar excitados para el juego anal. Hombres, comiencen practicando primero sexo oral en sus parejas y cuando ella ya esté cerca del orgasmo y después de haber estimulado la parte exterior del ano, pregúntele a ella si quiere que la penetre con el dedo. Para las mujeres, lo mismo aplica en los hombres. Él debe estar excitado, así estará mucho más dispuesto a ser penetrado.

Sexo anal

Practique primero con juguetes anales antes de tener sexo anal. A las mujeres les puede encantar tener un tope blando anal introducido en ellas mientras tienen sexo vaginal. Hombres: a ustedes también les va a encantar la sensación de estrechez.

Si usted está listo para el sexo anal, asegúrese de utilizar mucho lubricante a base de agua porque la cavidad anal no produce lubricación. Y, a menos que los dos sean monógamos y negativos para el VIH, utilice un condón durante el sexo anal.

Antes de comenzar, hágale masajes y caliente el área anal de su pareja. Asegúrese de que ella esté relajada y lista. El ano de la mujer se relaja y abre si usted actúa lentamente y marca el ritmo. Coloque la cabeza de su pene en la entrada y permita que ella se acerque hacia usted.

Las buenas posiciones para el comienzo son cuando la mujer está sobre su espalda con sus piernas arriba y el hombre sobre sus rodillas. La penetración por detrás funciona bien, pero no lo haga la primera vez que tienen sexo anal porque la mujer tiene menos control en las posiciones de penetración por detrás.

Recuerde: nunca obligue o coaccione a su pareja a hacer algo que no quiera. Aprenda a relajarse con la estimulación anal; es saludable. El ano y las nalgas soportan mucha tensión, tanto física como emocional.

Nunca introduzca un dedo, mano, pene, vibrador o cualquier otra cosa dentro de la vagina si primero estuvo dentro del recto o ano. Esto puede producir infecciones vaginales en la mujer. Siempre lave todo lo que ha estado en el ano muy bien antes de insertarlo en la vagina.

Fantasía y juego de roles

Los juegos, los juegos de roles y la recreación de algunas de sus fantasías pueden añadir nueva diversión y posibilidades a la maduración de las relaciones. Nosotros nos inventamos las fantasías porque hasta en las mejores relaciones se necesitan nuevos estímulos y aportes. Las fantasías son un tema aparte. Todos tenemos fantasías. Así usted piense que no, usted tiene deseos y los deseos también son una especie de fantasía. Somos seres creativos y con mucha imaginación. Cuando nos sentimos amados, seguros y en confianza, muchas veces nos entregamos a nuestra vida de fantasía.

¡Alerta!

Nunca obligue a una pareja renuente a hacer algo que él o ella no siente que está bien. Anímelos a hablar acerca de sus sentimientos y posiciones respecto a un tema y exprese usted también sus sentimientos, pero no la convenza a cambiar.

Las fantasías son mejores si se comparten. Compartir una fantasía abre nuevos reinos para muchas parejas. Es posible que su pareja exprese un deseo que usted también tenía pero que no había revelado. O de pronto no sea una fantasía que usted haya tenido pero que a usted también le suena bien. Tener la voluntad de escuchar abiertamente y a veces de ensayar cosas son signos saludables.

Sin embargo, tenga presente que algunas fantasías no necesariamente se deben cumplir. Cuando usted habla la verdad sobre algo que ha mantenido en secreto, la fantasía pierde importancia o significado. Nos sentimos menos inclinados a desempeñar el papel.

Hable abiertamente acerca de sus fantasías, comenzando lentamente y con sensibilidad para luego con el tiempo hablar de aquellas que son más picantes. Mantenga una perspectiva saludable de lo que se puede hacer y de lo que no. Y no piense que, por el solo hecho de tratarse de algo que usted desea mucho, esto significa que su pareja debe estar dispuesta a participar.

Algo importante acerca de las fantasías durante el acto del amor es que estas se deben tratar directa y abiertamente.

De esta manera, cuando las parejas estén haciendo el amor, pueden estar 100 % presentes. No hay nada que pueda socavar con más rapidez una relación que una pareja que mentalmente esté "en algún otro lugar" o "con otra persona" durante el sexo. Su pareja se dará cuenta de que no está ahí presente y se sentirá desconectado e incluso abandonado.

Información esencial

Existen suficientes catálogos que ofrecen ayudas sexuales, juguetes y artefactos para fantasear que pueden utilizarse durante el sexo. Si usted y su pareja están interesados, podrían salir de compras juntos y esto podría formar parte del juego preliminar.

Juego de roles

El juego de roles es fantasear juntos, y es muy importante porque muchas veces nos estancamos de tal manera que eventualmente nos limitamos como individuos. Si un hombre explora su lado más femenino y permite que su pareja tome control por una noche, esto podría abrir puertas de entendimiento, alimento para pensar y conversar.

Como mujer, usted se puede identificar con facilidad con los roles de madre, hija y esposa, ¿pero qué tal si experimenta con los roles de presidente ejecutivo, musa, virgen, héroe y religiosa? Hombres, ustedes pueden ser papás, esposos e hijos, ¿pero qué tal si son un chamán, un vendedor que viaja mucho, un donjuán o el presidente? Diviértase con algunos de estos roles que sean diferentes de lo normal para usted. Es solo un juego, y cuando usted es consciente de esto, se sentirá más cómodo.

Columpios, esposas de terciopelo y mucho más

Existe todo un espectro de cosas extras con las cuales las parejas pueden disfrutar y que ayudan a avivar sus relaciones. Asegúrese de estar los dos de acuerdo antes de tomar acción sobre sus fantasías y deseos. Lo más importante es divertirse.

Existe una gran variedad de posiciones para hacer el amor. Las columpios ayudan en la estimulación del punto G y le pueden ayudar a los hombres interesados a aprender a resistir más. Estos se pueden colgar en diferentes lugares de la casa o en el jardín, según lo dictamine la imaginación.

Si usted está interesada en participar en dinámicas sadomasoquistas, existen muchos libros sobre este tema. Se sugiere que se hable del tema e investiguen juntos antes de entrar en este tipo de actividades. La comunicación y confianza son muy importantes, y usted debe estar preparada para saber cómo actuar en estas actividades con cuidado y sabiduría. Las parejas pueden encontrar mundos completamente nuevos para ellos a través de experiencias como estas.

Capítulo 13
Afrodisíacos y ayudas sexuales

A lo largo de la historia, los seres humanos han tratado de incrementar sus experiencias sexuales con comidas especiales, fumando, empleando juguetes sexuales y estimulando la imaginación. Así como podrá ver en las descripciones de las muchas ayudas para el sexo en este capítulo, prácticamente cualquier cosa puede ayudarle a aumentar su placer si su mente lo asocia con el sexo.

El poder de los afrodisíacos

Un afrodisíaco típico es cualquier sustancia que usted ingiere o utiliza para aumentar el placer o la susceptibilidad al placer. La lista de los posibles afrodisíacos es infinita, ya que cada persona ha tenido diferentes vivencias en la infancia asociadas con ciertas comidas, olores o ambientes con el sexo. Por ejemplo, el sonido de la descarga de la cisterna del baño puede ser un afrodisíaco para un hombre que cuando joven descargaba la cisterna después de masturbarse en el baño.

Hoy día, los eventos, ropa, sonidos y ambientes pueden tener propiedades afrodisíacas. Puede ser divertido e interesante explorar con su pareja las cosas que los excitan.

Hecho

Algunos de los afrodisíacos más populares en tiempos antiguos eran el cuerno de rinoceronte y alces y el caballito de mar pulverizado. Hay muy poca evidencia que estas sustancias realmente tengan un efecto, sin embargo, lo que sí se sabe hoy es que se causa un grave daño al medio ambiente por culpa de esas creencias antiguas.

De los siguientes productos se tiene evidencia que aumentan el interés sexual o la excitación:

- El arte erótico.
- Las flores.
- Un ambiente o cuarto sensual.
- Ver una película pornográfica.
- Leerse mutuamente.
- La compasión.
- La vulnerabilidad.
- Mirar libros eróticos.
- La respiración profunda y la relajación.
- Hablar sobre sexo.
- El ejercicio compartido.
- La seducción y la caricia.
- Las palabras de amor.
- Ciertos olores y comidas.
- Muchas hierbas y extractos.

Las feromonas, los químicos del amor

Las feromonas son los químicos encontrados en las secreciones de nuestros cuerpos que atraen el sexo opuesto. No tienen ningún olor o aroma claramente discernible, pero los humanos tienen detectores especiales en sus narices para las feromonas. Respondemos fisiológicamente a las feromonas de otra persona, así no podamos olerlas de manera consciente.

Información esencial

Las feromonas se pueden comprar en el mercado; puede agregarlas a sus perfumes favoritos o aplicarlas por separado. El apéndice B muestra sitios y tiendas en la red donde puede adquirir las feromonas. Ahora, los jueces acerca de su efectividad están allá afuera, ya que no existen muchos estudios realizados con las feromonas comerciales, pero no son tan costosas, así que ensáyelas usted mismo.

La palabra "feromona" se deriva del griego *pheromone*, que significa "transferir la excitación". La temperatura corporal, la sensibilidad de la piel, el latido del corazón y la presión de sangre son algunas de las funciones que pueden afectarse por nuestras reacciones a las feromonas de nuestras parejas. (Las mujeres que toman anticonceptivos orales parecen menos susceptibles a las feromonas). Las feromonas también se han aislado como las causantes de los ciclos menstruales sincronizados entre las mujeres que viven juntas o muy cerca durante un período de tiempo.

Las feromonas masculinas y femeninas son segregadas por glándulas en los folículos capilares, debajo de los brazos y la región de los genitales. Algunos hombres y mujeres son fuertemente atraídos por el olor debajo de los brazos y cabello de su pareja. Sumerja su nariz en el cabello de su pareja la próxima vez que usted desee excitarse.

Fragancias y perfumes

Las fragancias y los perfumes se han utilizado, desde los tiempos más remotos, seguramente para imitar a las feromonas. Unas de las más populares ha sido el almizcle, cuyo olor se parece a la testosterona masculina. Los romanos utilizaban la civeta y el ámbar gris como portadores de los perfumes espléndidos de carácter erótico.

La vainilla, la lavanda y las esencias florales se han utilizado por años para agregar más encanto a nuestros olores corporales. Muchos de los bosques tropicales en Hawái fueron deforestados en los siglos XVIII y XIX para obtener la delicada fragancia almizclada y terrosa del sándalo. Los abanicos más finos de Europa hechos para las mujeres aristócratas eran hechos del sándalo. Esta madera nunca pierde su fragancia, así que servía como un perfume cuando la mujer se ventilaba para seducir.

Cuando escoja un perfume, seleccione algo que no sea demasiado hostigante. Debe complementar el aroma sutil de su propia piel, de su pelo y de sus feromonas.

En ocasiones debe intentar no aplicarse ningún perfume, en especial antes de una noche de relación sexual. Esto también aplica para los hombres. No utilice siempre colonias. Pueden ocultar los olores eróticos naturales.

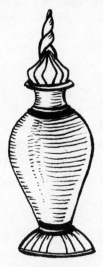

▲   Utilice las fragancias y los perfumes con moderación.

Los inciensos tienen una larga trayectoria de uso para realzar el ambiente donde se tiene planeado hacer el amor. Nuevamente, escoja algo que sea apropiado y no hostigante. De pronto es mejor encenderlos en un cuarto diferente pero cerca, por ejemplo en el baño, para que le llegue la fragancia indirectamente y no llene toda la habitación en la que usted se encuentra con ese aroma.

Usted también puede "refrescar" una habitación con incienso; no lo deje encendido mucho tiempo de modo que obtenga tan solo una insinuación del aroma.

Hacer el amor y las comidas

Muchas veces se ha dicho que el amor entra por el estómago. Bueno, esto tiene implicaciones diferentes. Claro que la comida sana es lo más óptimo para todos nosotros. Pero hay ciertas comidas que tienen un efecto positivo en la libido.

Antes de proseguir con la evaluación de qué comidas son compatibles con hacer el amor, debemos prestar atención a la siguiente alerta. La comida en exceso, cuando se tiene planeado hacer el amor, puede tener un efecto poco beneficioso tanto para la libido, como sobre el desempeño.

¿Alguna vez ha tenido una gran comida y luego regresado a la oficina y puesto a trabajar a su cerebro con pensamientos críticos?

Muchas veces el cerebro no puede funcionar bien durante esos momentos porque el cuerpo ha concentrado el mayor flujo de sangre en el estómago para ayudar a la digestión. Cuando comemos, la sangre se retira del cerebro, de las extremidades y de los genitales.

Pregunta

¿Qué otras cosas lo excitan a usted? Haga una lista corta de las cosas que lo excitan y aumentan su libido. Comparta esto con su pareja y dígale que haga lo mismo. Observe las similitudes y las diferencias.

Tiempo para comer, tiempo para hacer el amor

Si tiene planeada una noche para el amor con comida incluida, haga la comida parte del ritual de la ceremonia del amor. De esta manera usted puede incluir la comida en la noche sensual sin tener que interrumpir la acción. La comida puede ser una adición divertida.

Se pueden dar de comer el uno al otro. Incluya diferentes platos, el de entrada, el principal y el postre para que así la comida sea más prolongada y se distribuya entre las "comidas" del amor.

Servir comidas como el *sushi*, pastas ligeras, pequeños pinchos de vegetales y pescado, o ensaladas, es perfecto. El postre podría servirse más tarde.

El postre podría servirlo entre la parte interior de sus muslos o usted podría ofrecerle a su pareja servir de plato. Busque maneras divertidas y únicas para sorprender a su pareja.

Figuras sugestivas

Ensaye crear comidas con formas sugestivas y sexuales: con chocolate, tortas pequeñas, ostras, dulces, panes y platos fuertes. Su imaginación se encargará de llevarlo lejos. Remoje fruta seca en vino o licores para realzar sus sabores. Utilice fruta fresca y seca para untarlas en salsas endulzadas y que sean a base de yogur. Unte la fruta fresca en chocolate o salsas dulces. La salsa de frambuesa, la crema batida e incluso el helado pueden emplearse en formas eróticas para realzar una velada de amor.

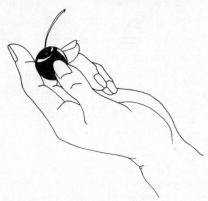

▲   Invéntese un postre *sexy* para su amante, ¡y que no se le olvide la cereza como decoración!

Póngale ingredientes a su vida

Algunas especias, ingredientes y comidas con ciertos aminoácidos son buenos para "calentar" los ánimos. Si añade una variedad de especias a sus brebajes, estos pueden crear efectos increíbles de excitación. La calabaza, las especies para las tortas, el orozuz, la canela, la hierbabuena, el curry, el cilantro, el cardamomo, la lavanda, los chiles, el ajonjolí, el azafrán, la nuez moscada, la pimienta... de todos estos se dice que intensifican el deseo sexual. Y de por sí también son muy buenos para su salud y la vitalidad.

El jengibre, las cebollas y el ajo también son considerados afrodisíacos en muchas culturas; los espárragos, el higo, las uvas, las almendras, las ostras, los mejillones, el caviar, la albahaca, los bananos, los mangos... la lista es interminable. Recuerde: cualquier cosa puede ser erótica, y normalmente lo erótico es individual para cada persona, así que haga comidas que para usted y su pareja sean eróticas. Es divertido crear y descubrir juntos cosas nuevas, y el tiempo que se emplea para los detalles será recompensado. Usted está creando un ritual para honrar su relación sexual.

Tentación de chocolate

Uno de los ingredientes activos del chocolate produce feniletamina, el químico que el cuerpo produce cuando se enamora. Estos mensajeros químicos aceleran el flujo de información que viaja entre nuestras terminaciones nerviosas. La feniletamina se parece mucho a la anfetamina, que dilata los vasos sanguíneos y crea energía y concentración. No es por casualidad que el chocolate se relacione tanto con el amor.

Hecho

Cuando los conquistadores invadieron a México, se decía que Moctezuma bebía hasta cincuenta tazas de chocolate al día con chile y otras especias. ¡Él tenía que incrementar su resistencia para satisfacer a sus muchas mujeres! Algunas mujeres, cuando cambian sus niveles hormonales, sienten unas ansias de comer chocolate porque es un medio para de levantar los ánimos y crear energía.

En el goce embriagado

En cantidades pequeñas, el alcohol puede aumentar la experiencia sensual/ sexual. Lo puede relajar e desinhibir. Se afirma que en cantidades pequeñas puede ayudar a que los hombres resistan más para que no eyaculen tan rápido. Sin embargo, tenga cuidado porque en cantidades mayores tiene el efecto opuesto.

Trate de tomarlo a manera de ritual creando una especie de ceremonia al beberlo. Tome unos sorbos mientras hace el amor. Comparta un beso con un poco de licor en su boca y deje que escurra por sus mejillas.

Tome un poco de licor en su boca y luego practíquele a su pareja sexo oral mientras lo conserva en su boca. Incluya el factor sorpresa. Esto puede añadir sensaciones nuevas para los dos. ¡Lo pueden succionar o lamer en su pareja!

Lectura y escritura erótica

La lectura de material erótico a su pareja puede ser muy sensual. A medida que lee, usted puede darle su propia entonación a las frases que lee para otorgarles énfasis. Usted también puede interpretar algunas partes y discutir o fantasear sobre lo que están leyendo juntos.

Los libros de almohada a veces incluyen imágenes, textos y a veces instrucciones, como libros de posiciones. Estos ofrecen un gran recurso para la aventura erótica. El *Ananga Ranga*, el *Kama sutra* y los *Jardines perfumados* son libros antiguos de almohada que no solo produjeron placer sino también sirvieron para educar a las personas por muchas generaciones. Estos libros se pueden adquirir hoy en versiones modernas y también son informativos así como sugestivos y emocionantes.

Información esencial

Si usted está tentada a escribir una carta de amor pero se siente intimidada, solicite ayuda en la librería. Compre un libro de poesía de Rumi u otro poeta de amor e incluya algunas de sus palabras en su carta. ¡Esto excitará a su pareja!

Escribir poemas ha sido considerado por mucho tiempo un símbolo tanto para el amor romántico como para el erótico. Hasta los escritores de pocas habilidades pueden escribir con éxito para su amante y ser acogido como si proviniera de un maestro. El don de escribir es cuestión de tiempo, interés y amor. Lean y escriban poesía juntos. Ensayen escribir un poema juntos y observen lo que son capaces de crear.

Así la poesía no sea algo que le llame mucho la atención, trate de ser un poco generoso si usted ve que a su pareja le gustaría. Pueden además escribir pequeños papelitos de amor que anuncien algún evento erótico en particular que estén planeando. Concretar una cita por medio de pequeños papelitos escritos y cartas de amor es una manera extravagante de crear una tensión emocionante. Una vez los dos se encuentren, ¡correrán hacia los brazos de cada uno!

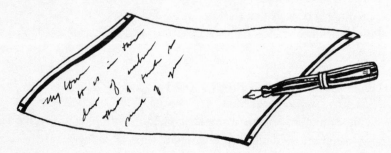

▲ Escríbale una carta de amor a su pareja, insinuando un encuentro erótico que usted planea tener con él o con ella.

Palabras de amor y lujuria

Tanto para hombres como para mujeres, las palabras pueden ser estimuladores eróticos. En general, los hombres prefieren un lenguaje sexual más explícito, con lujuria, provocación. Las mujeres tienden a reaccionar más al lenguaje indirecto: insinuaciones, palabras de amor y deseo, halagos. Sin importar lo que le guste, la idea es comenzar con el juego erótico antes de llegar a la cama.

Cuanto más nos provoquemos, más apasionadamente reaccionaremos cuando lleguemos allá.

No tema utilizar palabras con toda libertad cuando esté haciendo el amor. Y haga sonidos para que su pareja sepa cómo está sintiéndose. Aquí hay una actividad para que practique. Tiene varias opciones. Puede crear versiones distintas, apropiadas para otros momentos cuando no está teniendo relación sexual. Cuando la practique, siéntase de cara con su pareja y actúen por turnos.

- Regálense un minuto de solo cumplidos. Simplemente diga la mayor cantidad de palabras y frases amorosas y tiernas que pueda y que le vengan a su mente. No piense mucho, simplemente permita que fluyan.
- Cada uno de ustedes tome un minuto para decir la mayor cantidad de palabras eróticas, picantes y sexis que se les ocurran. No censure sus palabras, permita que estas fluyan.
- En un minuto diga todas las palabras de compasión, cariño y simpatía que se le vengan a la mente. Haga esto cuando uno de ustedes o ambos se sientan heridos o vulnerables.
- Utilice palabras de gratitud y agradecimiento por un minuto cada uno. Este ejercicio nos ayuda a recordar a hablar sobre lo preciadas que son nuestras vidas.
- Invéntese su propia versión de temas que encajan en su vida.

Entre sábanas

Existen muchos juguetes y artefactos sexuales que son seguros, además de lubricantes y cremas que pueden ser muy útiles y adecuados durante el sexo. Si usted todavía no ha ensayado alguno de estos productos, hable con su pareja acerca de la posibilidad de comprar uno que les produzca curiosidad a ambos. Si usted es soltero, con toda seguridad encontrará algo en esta lista que le llame la atención.

Vibradores

Los vibradores son excelentes para las mujeres que necesitan ayuda para aprender a tener orgasmos. Si una mujer ha estado frustrada en cuanto a su capacidad de tener orgasmos, un vibrador puede abrirle la puerta a esa experiencia. Comience con uno pequeño diseñado para la estimulación del clítoris.

A algunas mujeres les gustan los vibradores mientras que a otras les gustan más los consoladores que se utilizan dentro de la vagina. O puede adquirir un consolador vibrador. Puede ser que tenga que ensayar varios antes de descubrir el que mejor le funciona a usted. Cada tipo tiene su función específica.

Si usted tiene una pareja, háblele de ir a una tienda de sexo para que ambos puedan ver la selección. Considere los sentimientos de su pareja acerca de esto. Puede crearle sentimientos de ineptitud y hacerle pensar que no es la pareja que usted desea. Tranquilícelo y dígale que solo desea ampliar el repertorio de sus aventuras en la cama.

Los vibradores tienen un lado negativo: pueden ser adictivos e insensibilizar.

Si ha estado utilizando el vibrador mucho, su pareja puede pensar que a usted está dificultándosele tener un orgasmo cuando él le esté practicando el sexo oral. Preste atención a esto y modifique su uso en caso de ser un problema. Los vibradores pueden ser fabulosos durante el sexo para estimular el clítoris de la mujer. Cualquiera de los dos puede emplearlo para aumentar el placer.

Hecho

Los vibradores inicialmente se inventaron para personas con discapacidades. A finales del siglo XIX y a principios del siglo XX los médicos utilizaban los vibradores para curar a las mujeres que sufrían de "histeria" o frustración sexual.

Los hombres sienten curiosidad por las sensaciones que un vibrador ofrece. Ensaye utilizando vibradores pequeños de clítoris en el perineo durante la relación sexual o mientras esté practicándole sexo oral. Esto es una estimulación y un ejercicio saludable para la glándula prostática también. Puede aumentar la excitación sexual o puede desacelerar la intensidad, lo que retrasaría el orgasmo y la eyaculación en los hombres.

Consoladores

Los consoladores vienen en todos los tamaños, formas, materiales y figuras. Son combinaciones para estimular el clítoris y para introducir en la vagina; existen unos especiales para la vagina; hay tapones anales para la estimulación anal; y existen combinaciones para la vagina y el ano. Algunos son vibradores que funcionan con pilas, y algunos funcionan sin estas. Y en cada una de estas categorías existen literalmente cientos de variedades.

Existen innumerables opciones para escoger. Diríjase a una página web bien equipada o a una tienda para adultos cuando vaya a hacer sus primeras compras.

Las páginas web son excelentes para navegar y para hacer pedidos porque ofrecen privacidad y tranquilidad. En el apéndice B encontrará algunas buenas sugerencias.

Condones y guantes

Los condones, guantes y otros productos de látex pueden ser divertidos para usar incluso para las parejas estables y monógamas que están libres de transmitirse enfermedades de transmisión sexual. Así usted se encuentre en una relación estable que puede practicar sexo sin protección, de vez en cuando utilicen un condón.

Lo mismo aplica para los guantes. El uso de guantes látex añade una dimensión de fantasía a la relación sexual y son muy buenos para la estimulación anal tanto para hombres como para mujeres. Pueden ayudar a disminuir el nerviosismo si este tipo de exploración sexual es algo nuevo para usted.

Lubricación

Algunas adiciones divertidas para una alcoba que invita al sexo son las ayudas resbalosas, mojadas y cremosas que nos ayudan a sentirnos físicamente más cómodos. Estas le ayudarán a divertirse más cuando hace el amor. Son divertidas de aplicar tanto para usted como para su pareja.

Los lubricantes, las cremas y aceites vienen en diferentes tamaños, consistencias y calidades.

Debe ensayar varias para saber cuál le gusta y cuál le sirve más. Si llega a tener una reacción negativa con una, ensaye otra. Revise los ingredientes para estar seguro de que no sea alérgico a uno de los componentes y compare los efectos deseados.

¡Alerta!

Algunos lubricantes son hechos a base de petróleo. No utilice estos con nada que esté hecho de látex como los condones y guantes que se utilizan para tener sexo seguro. El petróleo descompone el látex y comprometerá la protección que brinda el condón.

Los lubricantes están disponibles para cualquier uso que usted quiera darles. Generalmente se utilizan en los tejidos sensibles de la región genital. Pueden ser utilizados dentro de usted. Algunos lubricantes se secan rápido. Otros son más pegajosos de lo que usted desea.

Compruebe si el lubricante que usted quiere escoger contiene nonoxinol-9. Este aditivo es un espermicida, lo que quiere decir que mata el esperma. Si usted no necesita protección contra el embarazo, se recomienda no emplear estos productos. Pueden causar irritación y una reacción alérgica.

Perfumes y aceites

Los aceites para masajes son fabulosos para los masajes de relajación o los eróticos, sin embargo, no deben penetrar el cuerpo: manténgalos en la parte externa.

Escoja una fragancia que sea agradable para usted y su pareja. La base debe estar hecha de aceites naturales de buena calidad. Cualquier cosa con almendras, germen de trigo, aceite de oliva o coco es fantástica. También puede utilizar manteca de cacao, sobre todo si a usted le gusta el olor a chocolate que tiene aunque no se pueda comer.

Los perfumes son mejores si son naturales, si son aceites esenciales creados para ofrecer la máxima experiencia sensual. Los aceites esenciales populares utilizados con fines eróticos son la vainilla, el almizcle, la naranja, el *ylang-ylang*, las rosas, el cedro, el geranio, la lavanda y el limoncillo. Busque mezclas que lo exciten a usted. También puede crear su mezcla propia, experimentando con diferentes combinaciones de aromas.

Si al principio se siente inseguro de escoger algo, vaya a una tienda naturista o tienda de productos naturales y pida consejos. Alguien le ayudará gustosamente. Si usted decide ensayar por cuenta propia con sus propios aceites de masajes, usted se dará cuenta de que los sobrantes de los aceites esenciales son una excelente adición para los baños sensuales para usted y su amante. Sencillamente añada unas gotas al agua de su baño para obtener una sensación mayor.

Cremas realzantes

Existen muchas cremas nuevas en el mercado diseñadas pensando en las mujeres. Así como el Viagra, estas se supone que deben ayudar con los aspectos físicos de la disfunción sexual que presentan algunas mujeres para alcanzar un orgasmo.

Hecho

Durante su primer período de prueba clínica que el Viagra les dio a las mujeres, menos del 45 % de ellas dijo haber tenido una reacción positiva. Un grupo separado determinó que si primero se examinaba a las mujeres para ver si tenían problemas psicológicos y se eliminaban esos temas, el grupo de mujeres restante que presentaba síntomas físicos tenían una tasa de éxito de más del 90 %.

La función general de estas cremas es incrementar el flujo de sangre en los genitales. El flujo de sangre hace que se ensanche y excite la región genital. La función de muchas de estas cremas es que se absorba L-arginina en el flujo sanguíneo en el área íntima de los genitales. La L-arginina incrementa el óxido nítrico que se encuentra en el tejido y este hace que se expandan los vasos sanguíneos permitiendo un mayor flujo sanguíneo en la región.

Las cremas que actualmente se venden en el mercado tienen diferentes grados de éxito. Esta es un área nueva de conocimiento acerca de la reacción sexual y apenas está comenzando. Vamos a ver más de estos productos en el mercado en los próximos años.

Es emocionante que la comunidad médica por fin esté enfocándose en las mujeres.

Remedios para la reacción sexual

Una buena reacción sexual y de vitalidad puede incrementarse si se tiene suficiente sueño, bajos niveles de estrés, ejercicio, buena salud, y si se limita el consumo de alcohol y drogas. Si no tiene suficiente de todo ello, usted podría acudir a los muchos remedios que existen con hierbas para la disfunción sexual que se pueden conseguir actualmente:

- *Ginkgo biloba y ginseng:* los dos se recomiendan para el flujo de sangre en el cerebro y las extremidades. El ginkgo aumenta considerablemente las concentraciones de dopamina y otros neurotransmisores, que son los precursores del aumento del placer, la felicidad y la agudeza mental. El ginseng aumenta la producción de hormonas sexuales como la testosterona y progesterona y ayuda a aumentar su resistencia. Ayuda a moderar el estrés, estimula el sistema inmunológico y puede disminuir los síntomas de la menopausia.

- **Avena sativa (avena silvestre):** hace mucho tiempo se sabe que esta planta tiene un efecto directo en la libido y salud. Produce una relajación profunda, un mayor deseo sexual y mayores erecciones; también puede incrementar los niveles de la testosterona en los hombres. La avena sativa es un ingrediente activo en *Vigorex forte* para hombres y *Vigorex femme* para las mujeres y otros suplementos en las tiendas naturistas.

- **Yohimbine:** esta sustancia se deriva de un árbol nativo en África. Tiene la reputación de ser un estimulante sexual fuerte, pero puede ser peligroso. Su poderosa acción puede bloquear la actividad nerviosa que estrecha los vasos sanguíneos, lo cual causa problemas a aquellas personas que ya están tomando anticoagulantes. Cuando se combina con algunos de los otros remedios herbales que siguen pero no como ingrediente principal en una fórmula, puede ser una adición saludable para la tónica sexual.

- **Palma enana americana:** esta hierba es efectiva para detener el crecimiento de la próstata. Mientras que algunos dicen que realmente puede reducir una glándula prostática, la mayoría de los expertos dicen que solo es efectiva para detener su crecimiento. Esto puede ayudar a incrementar el flujo del semen en los testículos, ayudar contra los problemas del tracto urinario ocasionados por un crecimiento de la glándula. Esta tensión muchas veces produce una sensación desagradable durante el sexo. Y como los hombres mayores de cincuenta años son susceptibles al crecimiento prostático, es buena idea tomar palma enana americana de manera regular como medida preventiva.

- **Muira puama:** también conocida como "la madera de potencia" en su Amazonas nativo, la muira puama ha sido considerada un alto potencial sexual y tónico de los nervios. Aumenta la reacción física y las sensaciones al estímulo sexual. Aumenta la libido y la dureza del pene durante la estimulación sexual. Contiene los químicos constructores de bloques que son los precursores de otras hormonas importantes. La muira puama no tiene ningún efecto secundario nocivo conocido y ha sido utilizado en Europa por siglos, y solo últimamente ha estado ganando aceptación en otras partes del mundo.

- **Cimicifuga racemosa:** esta hierba es conocida sobre todo por su efecto regulador de las hormonas femeninas. Tanto los niveles de estrógeno como los de progesterona se ven influenciados por sus propiedades. Es un tratamiento muy efectivo para los síntomas premenstruales y problemas menopáusicos relacionados con la lubricación y la receptividad sexual.

- **Dong quai:** este remedio es un relajante y aliviador de dolor para los síntomas de la mujer, incluyendo la menopausia y los calambres menstruales. Contiene muchos nutrientes que ayudan a la producción hormonal, equilibran la producción de estrógenos y relajan los músculos blandos del cuerpo. Se ha demostrado que tienen un efecto aliviador para el dolor que es 1,7 veces más efectivo que la aspirina. Todos estos atributos hacen que sea un potenciador ideal para el deseo sexual y el flujo de sangre en los genitales.

- **Ashwagandha:** es una planta nativa de India que se ha utilizado en la medicina ayurveda por miles de años. Sus propiedades afrodisíacas son atribuidas al efecto de tipo esteroide que producen los precursores de la testosterona y progesterona, las hormonas instrumentales en la activación de la reacción sexual y libido.

¡Alerta!

Se dice que fumar es una de las causas principales de la disfunción sexual en los hombres y las mujeres. Se dice estar implicado en el fracaso de tener y mantener las erecciones en los hombres maduros. Fumar disminuye el flujo de la sangre que es indispensable para la estimulación de las regiones genitales.

Además de estas sustancias naturales y fórmulas herbales, existen otros suplementos más que vale la pena mencionar. El ñame silvestre, L-arginina (que se toma vía oral), *kava kava*, Damiana, pygeum y la ortiga para mencionar algunas.

Usted puede encontrar más información acerca de estas hierbas y plantas en libros, Internet y tiendas naturistas de buena reputación. No solo son saludables para su dieta, tienen el beneficio adicional de aumentar su apetito sexual.

Capítulo 14

Tantra, *Kama sutra* y más

Muchas personas que han experimentado estados profundos de éxtasis sexual disfrutan de estos para obtener experiencias trascendentales espirituales. Descubren que la distinción entre lo carnal y lo espiritual no es tan clara. Pueden hasta llegar a pensar que han conocido a Dios o a la realidad máxima a través del sexo. El tantra y el *Kama sutra* ven ambos a la sexualidad como aspectos vitales del sendero de la iluminación.

El tantra ancestral y el moderno

El tantra se originó en la India, donde se ha practicado por miles de años. Las prácticas tántricas tuvieron su auge máximo entre 500 y 1300 a. C. Los componentes transformativos espirituales, sexuales y personales del tantra incluyen medicina para la salud del cuerpo entero y el ayurveda. Actualmente, sigue siendo un sistema vivo diseñado para promover el crecimiento rápido hacia la iluminación en el individuo.

En India no todo el mundo tiene el honor de estudiar el tantra. Para practicarlo usted necesita un gurú que lo estime digno de este arte. En el tantra, los rituales elaborados transforman el acto de hacer el amor hacia un propósito superior.

Usted necesita ser el tipo de persona que idolatre a su pareja como si él o ella fuera un dios o una diosa.

Información esencial

Lo que se percibe como lo más real (o lo que se haya experimentado) es también lo más espiritual. En otras palabras, cuando permite ser impactado profundamente por una experiencia —sintiéndolo en su cuerpo, soltando la necesidad que tiene su ego de querer controlar las cosas—, usted está teniendo lo que los místicos llaman una experiencia espiritual.

Adopción de los principios tántricos

A pesar de que la mayoría de ustedes no saldrán a buscar un gurú, si practica así sea la técnica tántrica más simple de todas, puede brindarle un sentido de mayor comunicación con su pareja, con su naturaleza sexual y por último con su alma. Nos volvemos expansivos porque nuestro espíritu se abre cuando entablamos prácticas sexuales con más confianza que involucran la comunicación, el espíritu de la alegría y la disposición al descubrimiento.

La mayoría de nosotros debemos enseñarnos lo básico sobre el amor y la sexualidad a través del proceso del ensayo y error. Con el tiempo y en especial en las relaciones estables, tendemos a dejar de explorar y de ser ingeniosos. Cuando logramos romper esos patrones viejos y aprendemos nuevas formas de ser —física, espiritual y emocionalmente— nos expandimos y abrimos. En cierto sentido, trascendemos lo que pensábamos que éramos.

En Occidente, actualmente, ha habido una renovación en el interés en las prácticas tántricas.

A lo mejor se debe a que nuestra sociedad está madurando o porque ha habido un gran despertar de la conciencia acerca de que estamos enfocándonos hacia las lecciones de la intimidad consciente que nos ofrece el tantra. La mayoría de nosotros sabemos muy poco acerca de nuestros propios cuerpos y nuestro potencial para el placer. En estos tiempos de tanta información, nos sentimos atraídos por lo que el tantra nos puede enseñar acerca del sexo y del amor.

La búsqueda espiritual que muchos occidentales están practicando encaja bien con las prácticas que ofrece el tantra. El buscador moderno puede darse cuenta de que muchos de los componentes de las prácticas tántricas se integran bien con nuestras vidas diarias.

Es más: las experiencias que uno tiene cuando practica el tantra pueden ser vistas como metáforas de otros aspectos de la vida de uno y pueden darle a uno "herramientas" para estar más presente y consciente en general.

El sexo tántrico

En esencia, el sexo tántrico es una práctica espiritual, como la meditación o el yoga. No tiene como fin ser autoindulgente y el placer no es su única meta.

El tantra utiliza la sexualidad con toda su crudeza, estigma social, temores, vulnerabilidad e ignorancia para disolver el ego y así estar presentes con nuestras parejas y, por ende, con nuestro propio ser.

Hecho

La definición sánscrita aproximada del tantra es "telaraña", o la unión de los opuestos que cuando se unen, se convierten en uno solo con el todo en el universo. La práctica del tantra tiene como objetivo unificar los muchos, y a veces aparentemente contradictorios, aspectos del ser (masculino y femenino, espíritu y materia, oscuridad y luz) hacia un todo armonioso.

Yoga sexual

El tantra es en realidad una rama del estudio del yoga, o prácticas que ayudan a unificar los aparentes opuestos. La práctica del *Hatha yoga*, por ejemplo, tonifica los músculos y masajea y mantiene saludables a los órganos internos vitales en nuestros cuerpos.

Armoniza nuestros cuerpos y mente conectando la respiración consciente con la concentración de la mente. Cuando practica el yoga, usted está practicando una meditación activa; está enfocando su energía a ciertos puntos internos y externos también. Usted le brinda mucha más conciencia al cuerpo y a la mente con el yoga.

Los dioses y diosas tántricos

El tantra se basa en dioses y diosas del panteón hindú. Una relación diciente en este panteón es entre *Shiva* y *Shakti* que son representaciones de las energías masculinas y femeninas, el *yin* y el *yang*.

Shiva es el dios supremo en el tantra hindú. Él representa el principio masculino y el control y movimiento del tiempo y todas las cosas materiales. Su pene (*Lingam* en sánscrito) es recto, orientado hacia la acción y poderoso. Controla el placer del poder nervioso y mundano. La contraparte de *Shiva* es *Shakti*, la esencia femenina.

La energía de *Shakti* es la que literalmente controla el universo. Sin *Shakti*, *Shiva* no es nada y no tendría poder en el mundo. Ella es la creadora, sustentadora y destructora, todo en uno.

Estas dos deidades forman una unión necesaria para mantener el universo en perfecta armonía, representando la vida de cada humano viviente. De acuerdo con la filosofía tántrica, la vida es un viaje para convertirse en una mezcla equilibrada de lo masculino y femenino para convertirse en un todo y unificarse. Su naturaleza sexual puede guiarlo hacia este perfecto balance de energías.

Su gurú

El papel del gurú en el tantra clásico es el del guía, que presiona al estudiante hasta el límite. El gurú conoce al estudiante y las limitaciones de la vida de esa persona. Él o ella establecen un sendero para que finalmente el estudiante se expanda y crezca en maneras que no se atrevería a hacer por cuenta propia.

Lo hermoso del tantra es que es un sendero de aprendizaje de pareja. En cierto sentido, su pareja es su gurú. Poder confiar en otra persona su crecimiento personal es el máximo acto de rendición, y es aquí donde se dan los grandes pasos hacia delante.

Si dos personas pueden hacer esto para ellas, tomar riesgos conscientes que cuidadosamente expandan los límites de sus vidas diarias, ellos obtendrán un gran crecimiento, tanto individualmente como en pareja.

Correr el riesgo de "hacer algo mal", no quedar bien, quedarse estancado emocionalmente y enfrentar sus propias sombras y retos de la vida es acercarse más a su propia alma y al poder que reside en la autorrealización. Por ejemplo, si usted descubre un miedo a la intimidad y se acerca a él con valentía y confianza, sin negarlo y sin esconderse de él, los beneficios son fabulosos.

Información esencial

A medida que usted se enfrenta con sus temores y creencias limitantes, se dará cuenta de que va perdiendo el miedo. La manera como usted se enfrente con sus miedos sexuales es una gran metáfora de cómo usted maneja el miedo en general.

En el sexo, usted no se puede esconder de la verdad. Si su cuerpo siente placer, todo usted siente placer. Si se siente entumecido, usted se siente entumecido y usted lo sabe.

Aproveche la energía de sus chacras

En la medicina oriental tradicional, los chacras son siete centros de energía situadas a lo largo de la columna en lo que se denomina el *cuerpo sutil*. Los practicantes de la medicina oriental tratan al cuerpo sutil así como el cuerpo físico bruto y consideran los chacras muy importantes en la salud general del individuo.

Cada uno de los chacras está asociado con las energías fundamentales básicas con las que trabajamos en la vida.

La energía que fluye a través de ellas y por la columna se llama *energía kundalini*.

Existen símbolos, colores, sonidos, elementos, "impulsos" emocionales y gestos asociados con cada chacra.

A medida que usted va extendiendo sus prácticas de tantra y otras enseñanzas relacionadas con su cuerpo, comienza a ver hacia dónde fluye y dónde se estanca su vida.

Cuando usted aprende a sentir sus energías en sus diferentes chacras a través de la práctica tántrica, puede descubrir dónde no están fluyendo sus energías vitales, dónde está estancado y dónde necesita enfocar su atención para poder revitalizarse.

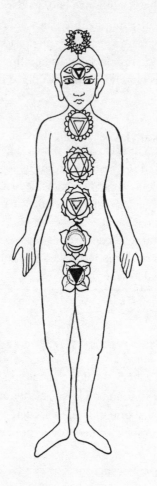

▲ Los siete chacras.

El primer chacra: *muladhara*

El área pélvica en el perineo es donde reside el primer chacra. Representa las buenas bases y seguridad en la comodidad básica física de la vida: la comida, la casa y las necesidades de nuestra naturaleza animal. Sus elementos son la tierra y su color es el rojo.

Un primer chacra asegurado nos ayuda a sentirnos cómodos en nuestras habilidades para cuidarnos a nosotros mismos. Podemos conservar un empleo que nos ofrece suficiente dinero para sobrevivir. Tenemos conceptos realistas de nuestro cuerpo físico y sus necesidades, y la sensación de estar bien integrados.

El segundo chacra: *svadhishthana*

El área genital es la sede del segundo chacra. Representa nuestros impulsos sexuales y de fantasía, creatividad y procreación. Su elemento es el agua, y su color es el anaranjado. Las sensaciones, el placer, la sexualidad y las emociones están todos asociados con este chacra. Cuando este chacra se "abre"y es sano, por lo general experimentamos emociones estables, gracia y autoaceptación.

El tercer chacra: *manapura*

Este chacra está situado en el plexo solar o área del ombligo de nuestro cuerpo. Representa nuestro poder, voluntad, energía autoridad y longevidad. Su elemento es el fuego y su color es amarillo como el sol. La identidad del ego y la autoestima son los productos de un tercer chacra saludable. La confianza, confiabilidad y autonomía sin dominación y manipulación producen el fuego necesario para vivir una vida poderosa pero compasiva. Cuando usted tiene mariposas en su estómago, estas pueden indicar una señal de excitación o de temor. Esto es un disturbio momentáneo en el tercer chacra.

El cuarto chacra: *anahata*

El área del pecho y específicamente del corazón es el hogar del cuarto chacra. Representa nuestro corazón y todo lo asociado con él: la entrega, el amor, la servicialidad, la compasión y la devoción. Su elemento es el aire y su color es el verde. El corazón muchas veces se considera la sede del alma porque cuando se abre, representa las cualidades recién mencionadas.

¡Alerta!

La mayor incidencia de cáncer de mama en las mujeres puede verse como una metáfora de lo que aqueja a las mujeres. Los senos son el centro del cuarto chacra. Poder encontrar a una pareja amorosa, sabia y madura es muy difícil para muchas mujeres. Ser amada por lo que uno es, sin importar si encajan en el estereotipo, muchas veces no es posible.

Todos podemos reconocer los momentos cuando nuestros corazones se sienten aislados. Esto suele suceder cuando estamos molestos, dolidos, sintiendo lástima por nosotros o cuando no nos sentimos amados.

Nosotros podemos incluso sentirlo como un área estancada o aprisionada en el pecho. Los celos han sido llamados el monstruo de ojos verdes, y en realidad el chacra del corazón está representado por el color verde. Decimos que nuestro corazón duele cuando sentimos emociones asociadas con este chacra.

El quinto chacra: *vishuddha*

Se encuentra en la garganta y representa el conocimiento y la verdad. Su elemento es éter o espacio y su color es violeta. El chacra de la garganta se basa en el conocimiento adquirido en los cuatro chacras anteriores. Requiere todo lo que sabemos y hemos aprendido y se atreve a sintetizar y ayudarnos a hablar de lo que sabemos.

Pregunta

¿Cuándo fue la última vez que sintió un nudo en la garganta? Se trata de su quinto chacra que está diciéndole que usted no conoce todos los hechos, que usted tiene miedo de hablar o que no está siendo honesto con lo que dice. Deténgase, respire profundamente, dese cuenta de lo que está evadiendo y diga la verdad.

El sexto chacra: *ajna*

Localizado en la glándula pineal o "tercer ojo", área de la frente, el sexto chacra representa la iluminación y autorrealización. No tiene elemento ya que está más allá de los elementos. Su color es el azul claro. El autodominio, la intuición y la iluminación son señales de un sexto chacra abierto. El significado simbólico y arquetípico es integrado en nuestra autorreflexión. Nosotros podemos movernos hacia y a través de patrones viejos y recurrentes en nuestras vidas cuando el sexto chacra está saludable. Muchas veces este chacra se abre a través de una emergencia o despertar "espiritual".

El séptimo chacra: *sahasrara*

Este chacra se localiza en la parte superior de la cabeza, área donde se encuentra el punto blando en la cabeza de un bebé (fontanela). Es el conducto abierto hacia Dios y el gurú dentro de él. La inmortalidad se logra en este nivel. Es el reino de los santos y hombres y mujeres sagrados a través de todos los tiempos.

La luz dorada blanca y la flor de loto con miles de pétalos son los símbolos de este chacra superior. Un ser humano supremamente consciente muestra compasión, autoconciencia, plenitud mental y conciencia del mundo. Una persona como esta goza de un séptimo chacra muy evolucionado.

Obtenga el equilibrio tántrico

El tantra ofrece prácticas sencillas de aprender que les ayudan a usted y a su pareja a evolucionar espiritualmente mientras disfrutan de un sexo maravilloso. Muchas de las prácticas y lecciones de los otros capítulos en este libro provienen o fueron inspirados en la teoría tántrica, como el recordatorio permanente de concentrar su mente en su corazón y el de su pareja cuando estén haciendo el amor.

Meditación

La meditación está siendo reconocida en diferentes círculos actuales por su valor en darle a la mente concentración y tranquilidad. Sus técnicas sencillas son fáciles de aprender y muy útiles de muchas formas. Con tan solo veinte minutos al día usted puede lograr la relajación, la concentración y bajar la tensión arterial.

Hecho

Cuando nuestros cuerpos reciben esta verdadera experiencia de amor y cuando practicamos para realzarla por medio de patrones de respiración, sonidos y técnicas del "sendero del lado derecho", tenemos el potencial de movernos hacia múltiples orgasmos y de obtener sexo extracorpóreo.

La mayoría de las personas, en algún momento durante el acto sexual, han permitido que sus mentes se pierdan o se han preguntando si están haciéndolo bien o pensando en lo que les gustaría que sus parejas hicieran. El honor y regalo más grande que usted le puede dar a su pareja es la total atención. Si usted aporta esta cualidad a su entrega de amor, no interesa qué técnicas aplica: usted es sencillamente un excelente amante. La meditación le ayudará a concentrar su atención durante la relación sexual.

Permita que su corazón entre

Aquí veremos una práctica sencilla que puede realizar la próxima vez que usted tenga una relación sexual. Se trata de conectar el chacra del corazón con el chacra de los genitales. Tanto hombres como mujeres deben aprender a conectar los genitales con el corazón. Poder tocar estas dos áreas al mismo tiempo puede proporcionar una enorme sanación que le permitiría vivir esa conexión.

Durante los juegos sexuales o sexo oral y mientras usted está estimulando los genitales de su pareja, coloque su mano sobre el chacra del corazón de él o ella. Imprégnelo de amor. Piense en la posibilidad de tener un orgasmo de corazón o extender la liberación orgásmica de los genitales hasta el corazón. Usted puede agitar con una mano las energías sobre el cuerpo de su amante enfocándose en el área del corazón. Recuérdele a la pareja receptora que puede repartir los sentimientos orgásmicos por todo el trayecto hasta el corazón.

Orgasmo tántrico

La filosofía tántrica habla de dos tipos de orgasmos aparentemente diferentes: el orgasmo físico y el orgasmo del corazón. A primera vista parecen opuestos el uno al otro, pero si se observa más detalladamente, uno respalda perfectamente bien al otro.

Información esencial

A medida que perfecciona esta práctica, usted puede comenzar a tener orgasmos de cuerpo entero, u orgasmos de energías por medio de la simple respiración sin ningún contacto físico. Esta energía poderosa se hace más accesible para usted en su vida diaria, ¡a veces solo a través de la respiración!

La sexología moderna reconoce que existen varias formas de orgasmos. En las mujeres existen el orgasmo del clítoris, que tiende a concentarse en los genitales. Luego existe el orgasmo genital, que involucra al punto G y otras áreas de la vagina. Existe el orgasmo mixto, que involucra el clítoris y el punto G. Los orgasmos de los hombres tienden a ser más generalizados. Son todas las formas del orgasmo físico. A través de las prácticas tántricas la meseta orgásmica puede extenderse por largos períodos de tiempo.

Adicionalmente, el tantra ofrece otro tipo de orgasmo: el de la energía u orgasmo del corazón.

Orgasmo del corazón

Las prácticas tántricas nos animan a estar en nuestros corazones a toda hora. Ese estado de goce puede igualarse al estado del ser orgásmico en donde la "energía del corazón" es transmitida a todo lo que vivimos y hacemos durante el día. En el tantra a esto a veces se le llama el "sendero del lado derecho"; algunas sectas practicantes logran llegar a este estado del ser óptimo por medio de la meditación, el yoga, los estados mentales compasivos, los mantras y el celibato.

En el "sendero del lado derecho", la sexualidad es el vehículo que uno conduce para lograr este mismo estado de goce. La sexualidad se usa como una forma de yoga para llegar a los niveles espirituales más profundos que se puedan alcanzar. El orgasmo es la entrada hacia el reconocimiento de este estado de goce.

Una vez se haya reconocido este estado de goce, usted puede utilizar ese reconocimiento para desarrollar la habilidad de alcanzar estados de conciencia más elevados que le permiten llevar ese estado de goce a todos los aspectos de su vida.

Cuando se unen los dos senderos, las posibilidades para el crecimiento personal se expanden poderosamente, y la dualidad entre los dos tipos de orgasmos desaparece.

Así como la respiración es de la mayor importancia en la meditación, la respiración consciente puede servir de herramienta para la experiencia de una relación sexual transformadora.

El *Kama sutra*

Más conocido para nosotros por su variedad de posiciones, el *Kama sutra* tiene mucho para ofrecer a las parejas modernas así como lo hizo con sus contrapartes en la India ancestral. Es el manual del amor más conocido en el mundo, traducido del sánscrito a mediados del siglo XIX por un inglés llamado Sir Richard Burton. Esto sacudió a la Inglaterra victoriana y, después de la muerte de Sir Richard, su esposa quemó muchos de los otros libros que él había traducido. La mayoría de estos no han sido traducidos nuevamente y seguramente muchos se han perdido para la humanidad por siempre.

Se dice que nuestra versión del *Kama sutra* se originó de las narraciones orales que han pasado en forma de versos y que estos versos fueron escritos y recopilados por un hombre que se llamaba Vatsyayana. Las descripciones de las posiciones del *Kama sutra* son cortas y van al grano. Pareciera como si fueran recordatorios para las parejas en vez de instrucciones detalladas. Ese hecho apoya la idea de que las sutras nacieron de una tradición oral y probablemente fueron originalmente enseñadas a las parejas de esa manera.

La riqueza del detalle

La variedad y profundidad de la información varían entre técnicas detalladas para besar hasta la seducción y sugerencias para el cortejo. Explora la idea de morder a su pareja para dejar su marca sobre él o ella. Las instrucciones sobre las técnicas de rasguñar tienen el mismo objetivo e incrementan la sensualidad de la piel durante el acto del amor. Se mencionan muchas formas de empujes. Las posiciones llevan nombres de animales ya que esta era la mejor manera de estudiar la relación del hombre con el mundo natural.

Hecho

El *Kama sutra* describe exquisitamente el "temblor" de la vagina que normalmente precede al orgasmo y el "estremecimiento" que lo anuncia. Dice que no hay dos mujeres que hagan el amor de la misma manera y que se debe ser muy sensible a los ritmos, sentimientos y estados de ánimo de la mujer individual.

El capítulo 9 muestra algunas de las técnicas para besar y tocarse del *Kama sutra* que han sido incorporados en una interpretación más moderna. El libro describe muchas técnicas diferentes para estimular el clítoris como los diez tipos de "soplos" que se pueden emplear para tocar el clítoris con el pene para la estimulación. Detalla la manera como el hombre puede agarrar su pene y agitarlo de lado a lado dentro de la vagina de su pareja. Destaca las áreas que se deben estimular en la vagina y tiene nombres especiales para las áreas laterales y más profundas y el área de entrada.

El *Kama sutra* también anima a las parejas a aprender la mayor cantidad de las sesenta y cuatro artes, tantas como les sea posible, incluyendo la música, el canto, las ciencias, el sexo, las actividades caseras, la poesía, la danza, el tiro al arco, la conversación, la costura, el arte, los juegos, la magia, la química, la perfumería y los rituales. El refinamiento y el logro eran importantes y no eran específicos del género.

Pregunta

¿Qué significa el *Kama sutra*? *Kama* es placer o deseo sensual. Es el nombre del dios hindú que representa la naturaleza sexual en el hombre. *Sutra* es un libro corto o aforismo.

Un catálogo de afrodisíacos

En la antigua India, el uso de los afrodisíacos y su preparación eran comunes y bien conocidos por muchos.

La datura, la miel, la pimienta negra molida, la sábana serpenteante de un cadáver, el hueso de pavo, el sulfuro, las semillas de calabaza, el tallo de bambú, el cactus, las heces de mico y los testículos de cabrito se utilizaban para esclavizar, para la potencia y la resistencia.

Algunos de estos ingredientes, como la semilla de calabaza y la datura, son bien conocidos por sus cualidades de incrementar la potencia. Sin embargo, es mejor que usted se quede con los suplementos que son más fáciles de conseguir y que se describen en el capítulo 13.

Otros manuales antiguos del sexo

Los libros antiguos como el *Kama sutra* son manuales sobre la relación sexual escritos por personas de diferentes culturas para diferentes propósitos. Por ejemplo, muchos son guías para los recién casados acerca de cómo besar, tocar, posiciones para el sexo, actitudes, mandamientos morales y mucho más. Aunque los occidentales los conocen por sus posiciones, estos libros tienen mucho más para enseñarnos.

El *Ananga ranga*

El *Ananga ranga* fue escrito en el siglo XVI en India. Este manual incluye morales, técnicas de seducción y posiciones sexuales, higiene, rituales y hechizos sexuales, afrodisíacos y otros conceptos eróticos.

Presta especial atención a la mujer para que aprenda a controlar sus músculos del piso pélvico e incremente la experiencia sensorial entre su pareja y ella.

El *Jardín perfumado*

El *Jardín perfumado* fue escrito en Arabia en el siglo XVI. Tiene un tratado sobre los muchos y diferentes tamaños y formas de órganos sexuales masculinos y femeninos. Escrito principalmente para los hombres, el *Jardín perfumado* los aconseja para averiguar a través de las mujeres lo que a ellas les gusta y pedirles instrucciones de cómo proporcionárselo a ellas. Habla muy bien de Dios y del don del placer que Dios les ha dado a los humanos. También incluye historias de enseñanzas de diferente tipo y muchas posiciones para el sexo.

El *Ishimpo*

El *Ishimpo* se originó en el Japón como un manual técnico erótico para esa cultura. Similar a su contraparte en India y otras partes de Asia, describe el acto sexual entre el hombre y la mujer como la fuerza esencial que controla el universo. Expresa la importancia de hacer el amor como la fuerza en la naturaleza que hace que la Tierra circule alrededor del Cielo.

Hecho

Las metáforas llenaron las vidas eróticas de los exploradores sexuales antiguos. En los *Secretos de la recámara de la cama de jade*, el pene es descrito como el "tallo de jade"; la vagina se denomina el "jardín de jade".

Los *Secretos de la recámara de la cama de jade*

Para excitar a muchas parejas chinas, este tratado sobre la sexualidad y sensualidad incluye recetas para la potencia, posiciones exóticas y consejos sobre el amor. Así como en muchas sociedades que incluyen el erotismo en su herencia cultural, existe un simbolismo en las palabras seleccionadas para su uso en los libros y por los amantes.

Los libros de almohada

Además de los manuales de enseñanza, China, Japón y muchas otras culturas orientales también tenían libros de almohada utilizados por parejas como estimulantes eróticos y recordatorios del potencial sexual vasto que cualquier pareja podía alcanzar. Hermosamente elaborados, los libros de almohada eran decorados con dibujos eróticos, poesías, textos y sugerencias en los cuales las parejas podían tomar parte juntos para calentar sus pasiones.

En las décadas recientes, ha habido un resurgimiento de manuales eróticos, libros con ilustraciones, libros de instrucciones con imágenes y una amplia variedad de recursos para educar y reconectar a las personas con su naturaleza sexual.

A medida que estos materiales son accesibles, más personas comienzan a hablar abiertamente de la sexualidad y sensualidad. El resultado es una mayor conciencia acerca de nuestra naturaleza sexual y de la variedad de las caricias y sensaciones placenteras que nos excita a cada uno.

Posiciones que usted jamás pensó que ensayaría

Estos libros antiguos nos han dado posiciones que nosotros jamás hubiéramos pensado ensayar. Ensayar algunas de ellas una noche puede ser justamente lo que ustedes necesitan ya sea para probar nuevas maneras de hacer el amor o ¡para hacerlos reír bastante toda una noche! ¿Con nombres como "burros en la tercera luna de primavera", la "posición del cangrejo" y la "posición de la tortuga", no cree usted que se divertiría un poco? A continuación una breve descripción de algunas posiciones:

- La carretilla: la mujer sostenida sobre sus manos y su cabeza sobre el piso o almohada. El hombre está parado sosteniendo las piernas de la mujer. Esta posición es muy erótica para el hombre porque tiene una vista privilegiada de las hermosas nalgas y libertad en cuanto a la pelvis para penetrar sin mayor problema. Se sabe también que si se hace al contrario puede ser benéfico para su salud (si se practica con moderación). Una variación de esta posición es si la mujer descansa sobre un taburete para alcanzar una mayor altura en relación con su pareja. Asegúrese de que el taburete no se vaya a deslizar.

- La posición suspendida: el hombre parado recostado contra una pared o algo que apoye su espalda y la mujer sentada sobre sus manos cerradas en broche mientras la sostiene. Ella está suspendida por sus brazos y se agarra a él con sus propios brazos alrededor de su cuello y sus piernas alrededor de sus muslos. Si es muy pequeña, ella puede empujar colocando sus pies contra la pared que está apoyando al hombre.

- La posición de las tres piernas: el hombre debe tener músculos muy fuertes y ágiles para esta posición. Él se agacha y ella se sienta a caballo de frente a él. Las piernas de ella cuelgan en el aire mientras él la sostiene. Los movimientos suaves y mecidos hacen que la pareja logre el éxtasis.

- El columpio: lo que necesita es cualquier tipo de columpio en el cual quepan los dos. Si usted tiene un columpio para parejas, úselo. Se puede jugar con una variedad de posiciones y lo mejor es que uno de los dos o los dos se sientan ligeras de peso.

Disfrute ensayando estas posiciones nuevas, pero tenga cuidado, sobre todo si usted considera que con alguna de estas posiciones puede correr riesgos físicos. Las endorfinas, aquellos químicos que produce su cuerpo cuando está divirtiéndose, pueden disimular el dolor.

Capítulo 15

El masaje sexual

El buen sexo nunca debe limitarse al acto sexual. Una alternativa divertida es el masaje sexual; es muy placentero y una de las prácticas sexuales más seguras. Convertirse en un experto en masajes y excitar eróticamente a su pareja puede ser un agregado exquisito para su repertorio sexual.

El poder de la caricia placentera

Aprender muchas técnicas para dar y recibir placer lo beneficiará a usted y a su pareja durante toda la vida. Vendrán momentos en que la relación sexual no es apropiada o cuando usted desea dar un mayor placer a su pareja para que él o ella simplemente lo disfruten, sin que tengan que preocuparse por devolverle ese placer. Recuerde que el placer sexual es un regalo. Aprender a dar ese toque exquisito durante el masaje sexual profundizará su conocimiento sobre su pareja y sobre usted también.

¡Alerta!

Este capítulo se escribe teniendo en mente a la pareja, pero las técnicas descritas aquí también son muy útiles para la masturbación. Las caricias que se van a describir, cuando usted esté amándose a sí mismo, pueden ayudarle a aprender más acerca de su propio cuerpo. Usted puede compartir a su pareja sus descubrimientos cuando el momento sea apropiado.

Masajes para su hombre

Durante el masaje genital, averigüe si a su hombre le gusta la variedad, el cambio y/o la innovación. Debe estar dispuesta a recibir retroalimentación y de ensayar cosas nuevas. Sorpréndalo con algunas de las técnicas de este capítulo, y luego pregúntele cómo las siente. Cuando usted combina la experimentación con la dedicación y el amor, esto los llevará hacia nuevas elevaciones de placer. Algunas de las técnicas manuales en este capítulo también son útiles para entrenar al hombre a resistir por más tiempo.

Recuerde que cuando ofrece tocar eróticamente, las manos y el corazón deben sentirse tan bien —o incluso mejor— que el masaje que está recibiendo la persona. Esto puede sonar raro pero, si se pone a pensar, tiene sentido. Todos nos damos cuenta de cuándo una persona no está conectada con nosotros. Sabemos cuándo el corazón está totalmente presente. Usted debe estar presente con su pareja. Enfoque su atención en lo rico que se siente ofrecer ese toque amoroso.

Los hombres tienden a dar caricias consistentes que típicamente son más fuertes y duras y que no le gustan tanto a las mujeres cuando son acariciadas sexualmente. A ellos también les gusta la variedad. Averigüe qué tan duro le gustaría a él que lo toquen y qué tanta variedad prefiere.

Los hombres tienden a ser muy visuales, así que permita que su hombre observe lo que usted está haciéndole.

Acomódelo bien y déjelo que vea.

Cuando acaricie su pene puede ser que tenga que trabajar con uno que esté flácido o duro. No vaya a pensar que uno es mejor que el otro. Si está dificultándosele a él poder relajarse, dígale que respire profundo hasta su estómago.

Frote su barriga para traerlo al presente y recuérdele simplemente permanecer acostado y recibir. Mantenga contacto con los ojos si es posible, y utilice mucha lubricación.

A él le encantará el aspecto mojado y brillante; y los sonidos que se generan son eróticos. Primero aplíquese aceite o lubricante en sus manos para calentarlas un poco.

Información esencial

Algo esencial para el masaje sexual pueden ser las velas, las toallas, un aceite de buena calidad y un lubricante soluble en agua. La música de relajación también es buena. Y, claro, usted necesitará un lugar tranquilo y acogedor para compartir amor y cariño.

Utilice sus manos, sus pies, sus senos, su boca, su pelo, sus uñas y cualquier otra cosa que se le ocurra cuando quiera estimularlo.

Aunque en este capítulo nos vamos centrar en las caricias con las manos, si toma el pene o lo coloca entre sus senos y lo acaricia, ¡puede resultar muy excitante!

Comience el masaje

Pídale a su pareja que se acueste. Busque una posición cómoda que le permita a usted tener ambas manos libres. Puede comenzar con un masaje leve en los pies, en el pecho y en los hombros para empezar. Cuando esté lista para masajear el pene, aplique un poco de lubricación o aceite en sus manos y suavemente frote sus manos para calentarlas.

Con ambas manos, comience acariciando partiendo del escroto hacia arriba hasta su pene.

Hágalo de manera que una mano siga a la otra para que sea un movimiento continuo para él, es decir, una mano tras la otra. Al comienzo muévase lentamente y sienta cómo *sus* manos disfrutan la acción.

Si quiere darle un trato muy especial, bañe a su pareja con cariño antes de darle el masaje. Utilice una toalla tibia para secarlo y otra para envolverlo cuando se acueste sobre la cama u otra superficie que usted haya preparado.

Atención a la cabeza

Con una mano firme alrededor de la parte inferior del pene, con la otra mano jale cuidadosamente hacia arriba con todos los dedos sobre la corona o área donde el pene se une con la cabeza. Esta es un área muy sensible y le fascina recibir atención. Hale, empuje y deslice sus dedos alrededor y debajo de la cabeza.

Como variación, mientras sostiene la parte inferior del pene con una mano, tome el dedo índice y el pulgar de la otra mano y haga un anillo alrededor de la corona. Ahora tuerza los dedos alrededor lo más que pueda. Suelte y repita este movimiento varias veces. No lo haga demasiado rápido. Dígale a su pareja que lo guíe en cuanto a la velocidad y presión deseada.

Hacia arriba y abajo

Este movimiento es el que más usan los hombres para masturbarse. También es el que las parejas utilizan más para estimular al hombre. Con una mano, acaricie el pene por igual de abajo arriba hasta la cabeza. Emplee un agarre firme y una velocidad continua. Varíe esta caricia poniendo más presión en el pulgar, así sea en el movimiento ascendente o descendente.

Otra variación es acariciar de la misma manera solo la cabeza. Usted puede introducir una modificación con caricias que van completamente hacia arriba y abajo y luego solo sobre la cabeza o punta del pene. Luego hágalo de manera profunda nuevamente. Usted también puede voltear su mano y guiar con el costado del pulgar de la mano, algo que el hombre no puede hacer con facilidad solo.

Caricias con dos manos

Utilizando la caricia básica de movimientos de abajo arriba coloque la otra mano en la base del pene. Sostenga la mano en el sitio y utilice la otra mano para las caricias.

La mano que está quieta puede apretar con cuidado mientras la otra mano acaricia.

Ahora, con la mano que está acariciando, agregue una vuelta que vaya hasta bien abajo hasta encontrarse con la otra mano. Voltee hacia abajo y luego hacia arriba. Haga la mayor cantidad de vueltas que pueda. Ensaye con presiones. Y pregúntele a su pareja cómo lo siente.

Puede variar utilizando las dos manos para las caricias. Hágalo con movimientos en la misma dirección, una tras la otra, y luego ensaye alejando las manos y luego uniéndolas nuevamente.

Explore hasta abajo

A muchos hombres les gusta que les halen el escroto. Esto puede incluso ayudarles a que no eyaculen demasiado rápido. Cuando lo hale, tome cuidadosamente sus testículos en una mano haciendo un anillo alrededor de su escroto con su dedo índice y pulgar. Hale hacia abajo. Con la otra mano, acaricie su pene en cualquier forma que le haga sentir bien. Usted puede ensayar con una vuelta larga que se extienda hasta la punta y luego hacia abajo.

Un tercio del pene se encuentra enterrado debajo de la piel detrás del escroto. Con una cantidad suficiente de lubricante, explore esta área. Con la mano busque debajo de los testículos y con cuidado sienta la base del pene. Con bastante lubricación usted puede envolver sus dedos alrededor de todo el pene. Acaricie hacia arriba y abajo mientras al mismo tiempo acaricia el área expuesta del pene. A los hombres les fascina que les descubran esta parte escondida y sus terminaciones nerviosas "vírgenes".

¡Alerta!

El tiempo es como un artículo de lujo para la mayoría de las personas que se mantienen ocupadas. Cuando usted recibe un masaje sexual, asegúrese de mostrar su agradecimiento por medio de palabras, movimientos y sonidos. Eso le permitirá a su pareja reconocer cómo está sintiéndose usted y le hará saber que está proporcionándole placer.

Otra parte que muchos hombres encuentran excitante es la parte que se encuentra a los lados de la base del pene. Esta es la parte donde las piernas se unen con el torso; en esta región hay gran cantidad de nervios. Con lubricación acaricie esta zona con un movimiento hacia arriba y abajo.

Usted también puede masajear y acariciar la zona del perineo y ano mientras acaricia el pene. A muchos hombres esto les parece sumamente sensual y erótico. Algunos hombres heterosexuales confiesan que temen ser homosexuales cuando descubren que les gusta ser tocados de esta forma. El erotismo anal no es algo inusual en los hombres heterosexuales. Estas áreas tienen una gran cantidad de nervios y son muy sensibles al tacto.

Lleve las cosas más lejos aún

Invéntese algunas caricias usted misma, combinando varios movimientos. Cuando esté lista para terminar el masaje, o si su pareja ha eyaculado, sostenga su mano sobre el pene y escroto y déjela descansar ahí por unos momentos. Transmítale a su pareja amor y energía a través de sus manos.

Un masaje como este puede ser la herramienta para aprender y enseñar el dominio de la eyaculación. Cuando la pareja está en control, existe un contacto visual, se emplea una comunicación directa y se notan cosas como los patrones de respiración los dos se pueden convertir en socios del entrenamiento para que él pueda resistir por el tiempo que desee. Esto puede incluso hacer que él experimente múltiples orgasmos sin eyaculación.

El masaje de la próstata o punto G

La glándula prostática y la esponja de la uretra o punto G son muy similares en su composición. La próstata bombea el semen a través de la uretra durante la eyaculación. Si el hombre está dispuesto y desea el masaje de la próstata, este es muy recomendable. No solo se siente de manera exquisita sino que también aumenta altamente las sensaciones orgásmicas y ayuda a mantener la glándula prostática saludable. Aunque esto no significa que va a reemplazar los controles médicos de manera frecuente, la pareja del hombre puede estar atenta al control de la salud de la próstata a medida que va envejeciendo.

El masaje de próstata tiene acceso a la glándula directamente a través del ano. Aunque ciertas personas se sienten un poco incómodas acerca de ello, realmente no lo es tanto como cree y el placer que su pareja pueda percibir del masaje borrará cualquier incomodidad inicial que usted puede llegar a sentir. A pesar de esto, el masaje de la próstata de pronto no sea algo para todo el mundo, así que no vaya a obligar a su pareja a ello.

Paso a paso

Si usted tiene pensado hacer un masaje de próstata, asegúrese de que su hombre esté bien excitado. Practique sexo oral, técnicas con las manos o cualquier otra forma de juego sexual para realmente excitar a su hombre. Sobre la escala de uno a diez, él debería estar en un siete u ocho.

Tenga a la mano guantes de látex, condones para dedos o condones. Aplique lubricantes de buena calidad y sea generosa con las cantidades. No emplee aceite: utilice lubricantes a base de agua.

Con guantes puestos, aplique una generosa cantidad de lubricante sobre la región. Provóquelo y juegue con él primero. Recuérdele que se debe relajar y simplemente disfrutar las sensaciones. Asegúrese de estimular su pene de manera constante de la manera que a él le guste más.

Cuando usted sienta que él está listo, pida permiso para penetrarlo. Utilice su dedo más largo. Comience muy lentamente, diciéndole que respire profundamente hasta su estómago y que relaje sus músculos anales. Observe cualquier cambio en su respiración, rigidez muscular y excitación. Aumente el estímulo del pene. Sea muy cuidadosa cuando su dedo se encuentre dentro de él. Muévase lentamente.

Estimule la glándula

Una vez se encuentre adentro, con la palma de la mano hacia arriba trate de tocar la glándula. Esta se siente como un salvavidas blando. El centro tiene una pequeña hendidura suave y pequeña y la estructura del anillo debe sentirse firme pero algo flexible. Tiene el tamaño de una nuez.

Hecho

Alrededor del 25 % de todos los casos de disfunción eréctil de los hombres se ocasiona por los medicamentos. La disfunción eréctil es dos veces mayor en los hombres que fuman que en los hombres que no lo hacen.

Explore con cuidado los lados y el centro mientras mantiene la estimulación del pene. Pregunte cómo se siente. A medida que va excitándose más, agregue más presión. Así como con el punto G, la próstata generalmente puede resistir bastante presión. Ensaye con golpecitos, frotando, tocando alrededor de los lados y simplemente manteniendo presión en la mitad de la hendidura.

Cuando los dos hayan terminado con la exploración o si él ha tenido un orgasmo con eyaculación, no vaya a retirar su dedo de manera rápida. Pídale a su pareja respirar hondamente y dígale que se relaje y de esta manera retire su dedo con cuidado. Agradézcanse mutuamente, a él por su vulnerabilidad y a usted por su disponibilidad para ensayar esta técnica.

Cuando intente esto por primera vez, puede que no alcance toda la sensación erótica. Siga explorando. Después de una segunda o tercera vez, los hombres van realmente a comenzar a disfrutar de este masaje pero espere unos días antes de volver a hacerlo.

El masaje para su mujer

Las partes sexuales de las mujeres en su mayoría se encuentran escondidas, pero aún así existen muchas técnicas maravillosas que han sido promovidas en el pasado por exploradores sexuales que han desarrollado caricias y técnicas en masaje erótico genital para las mujeres.

En términos generales, a las mujeres les gustan las palabras. Las palabras dulces son como un masaje para su ser interior. Utilícelas cuando esté prestándole atención a su mujer.

A las mujeres, por lo general, les gusta más ser tocadas con mucha delicadeza que a los hombres, sobre todo cuando se trata de tocar las partes genitales.

Información esencial

Algunas mujeres necesitan aprender a saber que está bien sentir placer, y punto. Puede ser que usted desempeñe un papel importante en esto: ser su guía en el reino del permiso del placer. Si este es el caso, sea generoso y compasivo con ella.

La vulva y los genitales de la mujer están compuestos de membranas mucosas muy sensibles e irritables. Se requiere lubricación de alta calidad en dosis generosas. Una buena guía para el tacto es pretender que existe una burbuja de lubricante entre el dedo del masajista y la superficie de sus genitales.

Luego, usted puede hacerle saber a ella que puede pedir ser tocada con más fuerza cuando ella esté lista.

A algunas mujeres les gusta los movimientos consistentes y que duren por bastante tiempo. A otras mujeres les gusta más un toque variado y mucho cambio seguido. Averigüe cómo lo prefiere su mujer.

Recuerde que en general y desde el punto de vista social, es menos aceptable que las mujeres se toquen ellas mismas durante la adolescencia que lo que es para los hombres. A lo mejor su pareja nunca se había tocado antes y puede requerir un tiempo para descubrir lo que a ella le funciona y le gusta más.

Cómo comenzar

Después de un baño relajante, seque a su amada con una toalla y acuéstela sobre la cama. Es mejor que ella esté acostada sobre una superficie plana y que no tenga demasiadas almohadas grandes; estas podrían evitar que el cuerpo responda bien a los orgasmos haciendo que colapse y bloquee el flujo de energía. Recuérdele a ella respirar profundamente desde la barriga, y relajarse.

Aplíquese aceite en las manos y frótelas brevemente. Comience con sus senos y luego siga con el masaje de su estómago. Algunos hombres tienen la tendencia de masajear con firmeza, pero seguramente su pareja será más sensible al toque suave.

Aplique un poco más de aceite y comience a hacer movimientos alternos con sus manos hacia arriba sobre el monte púbico. Toque el vello con suavidad y haga movimientos lentos. Cuando pase por cuarta vez sobre su monte púbico, comience a deslizar sus dos dedos un poco más profundo, justamente sobre los labios mayores y abriendo el vello a medida que lo hace. Repita estos movimientos por un rato para incrementar la carga.

Muévase hacia las áreas internas

Ahora cámbiese a un lubricante a base de agua de buena calidad (los aceites para masajes y las membranas mucosas internas no la van muy bien). A continuación abra los labios de su vulva con mucho cuidado empleando ambas manos. Haga esto como si estuviera haciéndolo por vez primera y dígale lo hermosa que es. Comience a tocar sus labios interiores. Usted puede acariciar con las puntas de sus dedos y con cuidado halar sus labios.

Con su dedo índice y medio en cada lado acaricie su vulva de abajo hacia arriba, a lo largo de su clítoris y más allá. Repita esta caricia varias veces. Ahora muévase en la dirección opuesta. Pregúntele cómo se siente. ¿Acaso necesita un toque más firme o más suave? ¿Le gustaría que fuese más rápido o más lento?

Atienda el clítoris

Después de haber explorado esta área completamente, muévase hacia la punta del clítoris. Coloque los mismos dos dedos en la parte de arriba del clítoris y con cuidado mueva el capuchón hacia arriba y abajo. Ahora, con una mano sostenga el capuchón hacia arriba, lejos del clítoris y con su otra mano aplique un poco de lubricación.

Comience a explorar su clítoris lenta y cuidadosamente. Muévase incrementando poco a poco los movimientos alrededor de toda la parte externa. A medida que va moviéndose, pregúntele a su pareja qué siente en esa área específica. Observe si ella reacciona más en ciertas áreas que en otras. Observe las señales que su cuerpo envía, como cambios de posturas o leves arqueamientos del cuerpo. Estas pueden ser señales de que necesita un toque más leve. Hágale saber qué observa usted.

Una vez usted haya localizado sus puntos más sensibles, comience a hacer movimientos pequeños en esa zona. Vaya en dirección del reloj primero; luego hacia el lado contrario. Note cuál dirección prefiere. Ahora ensaye moviéndose hacia arriba y abajo sobre ese lugar específico. ¿Qué tal lo siente ella? Acomódese a lo que a ella más le gusta por un rato y trate de mantener contacto visual con ella siempre que pueda.

¡Alerta!

Cuanto más conozcamos acerca de nuestros cuerpos, más sabremos cómo utilizarlos. Es como tocar un instrumento musical delicado. Cuanto más se practica, más hermosa es la reacción del instrumento al que lo toca.

El clítoris

Mueva sus dos dedos hacia arriba del clítoris y colóquelos en ambos lados. Deslice sus dedos lentamente hacia arriba y hacia abajo en esta zona y trate de ubicar la base del clítoris.

Ahora que seguramente ella se encuentra más excitada, usted seguramente la puede palpar debajo de la piel. Va a estar más ensanchada al igual que la punta del clítoris.

Continúe con estas caricias. Junte sus dedos de manera que estos aprieten un poco el clítoris mientras los desliza hacia abajo a lo largo de la punta. Esto seguramente está enviando una energía muy excitante a su pareja. Puede ensayar acariciando un lado y luego el otro. Uno de los dos lados puede ser más sensible que el otro porque puede haber más terminaciones nerviosas en ese lado.

Si en este momento su pareja se excita bastante, continúe con las caricias que a ella más le gusten. Escuche sus reacciones, aquellas que se oyen y las que no se oyen. Recuérdele respirar y relajarse a medida que ella va entrando más en los niveles superiores de excitación. A lo mejor desee tener un orgasmo con esta estimulación o puede ser que desee pasar al masaje en el punto G.

Información esencial

El capítulo 12 tiene instrucciones detalladas que le indican cómo encontrar el punto G y cómo masajearlo. Lea esa parte del libro y refresque su memoria, si es necesario. Si su pareja está preparada y desea la estimulación de su punto G, proceda.

Masajes para el punto G

Asegúrese de estar en una posición cómoda y que sus manos estén libres. Utilice una de sus manos para continuar con las caricias al clítoris y a la base de este. Cuando usted estime que ella está lista, pregúntele si puede penetrar su vagina con sus dedos. A medida que lo haga muy lentamente, encuentre su punto G y sostenga su dedo firmemente sobre este por unos momentos.

Su pareja debe estar dándole indicaciones verbales y no verbales sobre si se encuentra en el área correcta.

Comience con algunos de los movimientos que usted aprendió en el capítulo 12. Cuando los haga, sincronice sus movimientos con los movimientos de sus dedos sobre la base del clítoris. Cuando lo haga, sea consciente de que está estimulando los dos polos de las partes sexuales de la mujer. Si bien recuerda, el punto G se encuentra en realidad entre las piernas, o la crura, del clítoris.

Cuando el clítoris y la base del clítoris se llenan de sangre, también lo hace el punto G. Estos dos puntos calientes se encuentran muy juntos y a medida que la mujer comprende y reconoce las sensaciones de esta región, ella tiene una sensación mucho más plena de su potencial sexual.

Continúe con este masaje por el tiempo que su pareja lo desee. Ensaye las diferentes modalidades de caricias y cambie la presión que usted aplique para ver lo que a ella más le gusta.

Observe su respiración. Su respiración es la clave para el orgasmo y los orgasmos múltiples, así que asegúrese de que esté respirando profundamente hasta su estómago.

Masaje anal

El área anal tiene muchas terminaciones nerviosas y puede ser una adición maravillosa al masaje sexual. Averigüe si su pareja está dispuesta a explorar ser tocada en esa zona. Esto no significa que ella esté dispuesta a tener relaciones sexuales anales más adelante. Solo significa que ella está dispuesta a recibir más placer.

Utilice un condón para dedos o guante de látex si así lo prefiere. Aplique una cantidad generosa de lubricante. Las paredes de la vagina y el ano son delgadas. Más allá de la abertura del ano que es altamente sensible, ella debe estar en condiciones de sentir el punto G a través de la pared del ano. Proporcione masajes en esa zona de ella y observe. Explore cuidadosamente.

Continúe el masaje y estimule su clítoris así como lo ha estado haciendo. Nuevamente, baile con sus dedos al tiempo. Sea creativo en la forma del baile como muestra del amor que está ofreciéndole con esta atención.

La terminación

Cuando los dos decidan llegar al final de esta sesión o en caso de que ella haya llegado a tener uno o dos orgasmos y desea terminar, respiren ambos profundamente y relájense. Su mano debe seguir dentro de ella. Ahora, dígale que va a retirar su dedo o dedos de ella y dígale que los "expulse" con la respiración.

¡Alerta!

Nunca coloque un dedo que ha estado dentro o alrededor del ano dentro de la vagina de una mujer: puede producirse una infección. Siempre vaya por el lado seguro y lávese las manos con agua y jabón después del juego anal.

Cuando ya esté afuera, coloque una mano sobre su estómago y la otra sobre el monte púbico. Haga contacto visual y respiren juntos. Sostenga la mano en su vulva como si la estuviera protegiendo por unos minutos. La presión sobre esta área es rica, da apoyo y alimenta. Agradézcale a su pareja.

Capítulo 16
Diversión en la alcoba

Cuando se trata de hacer el amor, existe una infinidad de cosas divertidas que usted puede hacer con su pareja. A medida que se vuelve más experto en la creación de sentir cosas nuevas para usted y su pareja, la comunicación y la intimidad entre los dos crece. La intimidad profunda es un subproducto natural de diversión compartida.

Rituales y tradiciones eróticos

La palabra *ritual* puede sonar desalentadora, pero no tiene que ser así. Cualquier cosa que usted haga para darle a un evento un significado especial (como una celebración de cumpleaños) califica como ritual. Los rituales y las tradiciones hacen que los sucesos resulten memorables.

Usted puede convertir cualquier cosa en ritual o en tradición. Puede ser algo muy sencillo como una cena con velas encendidas amenizada con música y un postre sensual o algo más elaborado como toda una noche que incluya incienso, música especial, un brindis, un baile erótico o caricias y horas de relación sexual intensa. Un ritual diseñado por usted que satisfaga sus necesidades y gustos.

Información esencial

La clave para crear un ritual es dedicarle un poco de tiempo y de dedicación. Usted está creando un evento consciente que tiene un propósito. Ese propósito puede definirse, reconocerse y estructurarse para embellecer cualquier situación que usted desee personificar o vivir.

Arme todo

Para una ceremonia sensual y sexual usted debe escoger el tema y ambiente que quiera hacer realidad. Piense en el propósito de la ceremonia. Puede ser la celebración del aniversario que ya se aproxima, o un día especial para usted o para su pareja o incluso un cumpleaños. O de pronto solo desee celebrar su relación romántica.

Una vez usted tenga claro cuál es su intención, puede armar su propio ritual. A continuación algunas ideas de lo que podría incluir:

• Podría crear una invocación o intención para la ocasión. Hacer algo tan sencillo como expresar el amor que ambos sienten el uno por el otro y su deseo de honrar ese amor conmemorando ese momento tan especial.

• Encender velas como símbolo de su unión. Una llama es eterna y puede servir como un recordatorio de su amor eterno.

• Encender incienso para obtener una conciencia más plena de todos sus sentidos. Nuestro sentido del olfato afecta enormemente nuestra memoria.

Nos proporciona un ancla adicional a través de la cual nos conectamos con un evento. Nos puede hacer recordar una experiencia religiosa o trascendental profunda vivida y esta experiencia puede extender nuestros recuerdos de las personas que amamos.

- Hablar de cómo se siente usted respecto a su pareja desde el corazón. Esto crea una conexión emocional entre los dos.
- La música tiene un impacto poderoso. La música marca un tono especial que, cuando se emplea de manera sabia, puede transformar y moldear completamente una noche. Piense en el tono que usted desea marcar: suave y sensual, o picante y caliente, o sagrado y sereno.
- Agregar un juguete sexual nuevo o ayuda sensual dentro de su ceremonia; usted puede ensayar con un guante suave de piel, una pluma, un pincel suave, un pétalo de rosa, terciopelo, seda o comidas sensuales como la crema batida.
- El movimiento y el baile pueden ser ayudas poderosas para crear una carga erótica. Por turnos cada uno puede moverse para armonizar y sincronizar energía en la primera fase de los juegos sexuales.
- Vuélvase tonto o infantil, en especial si usted generalmente no se comporta así cuando está con su pareja. Muchas veces lo que se sale de lo normal se convierte en una experiencia memorable. Permítase ensayar cosas que se salgan de los límites de su comportamiento normal.

Cuando crea ceremonias para usted y su pareja, crea historias nuevas de su relación y pone en escena una obra ¡donde usted puede ser el héroe, una sirena o incluso un villano! Esta habilidad de expandir los límites de su relación sexual pronto se extenderá también a su vida diaria. Le dará el permiso de ser más creativo con otras personas y situaciones en su vida.

Una ceremonia de amor para el Día de San Valentín

El Día de San Valentín (o el Día del Amor y la Amistad) es la época clásica para crear una ceremonia de amor. Una cena especial, ya sea en casa o afuera, crea el ambiente para regalarse cosas y flores, pasar una noche con su pareja y persona que ama, y honrar la profunda conexión y el lugar especial que ambos ocupan en los corazones de cada uno. La intención es clara y el evento es universalmente reconocido. Sin embargo, dentro de este día especial del año, existen muchas variaciones que se pueden descubrir y crear. A continuación veremos una celebración del Día de San Valentín que usted podría adoptar o emplear como inspiración para crear una igual en su relación.

Hecho

Muchos festivales paganos se convirtieron más tarde en festividades cristianas. El Día de San Valentín se originó en los primeros tiempos romanos como un festival de juegos de índole sexual que predecía el comienzo de la primavera. Más adelante fue cristianizado como día del amor y supervisado por el santo Valentín, un mártir cristiano.

Aparte dos horas para el ritual y una hora adicional para crear el "escenario y el ambiente" antes de que los dos se reúnan. Podría comprar velas, flores, fruta (como el mango, papaya, pequeñas naranjas jugosas o kiwi), chocolates y un licor delicioso (si le gusta el alcohol). Usted también puede intercambiar regalos si así lo desea durante el ritual.

Pele, taje y arregle la comida sobre un plato. No necesitan ser porciones grandes ya que lo que se pretende es tentar su sentido del gusto y del olfato, y no de comer.

Vierta un poco de licor en una sola copa o cualquier otra cosa que desee tomar. Los dos van a compartir esta copa.

Arregle la alcoba con sábanas y almohadas limpias. Coloque las velas en diferentes sitios de la alcoba como más le guste a usted. Coloque una o dos velas en el baño.

Ponga música suave y sensual. Si compró flores, colóquelas sobre la mesa junto a las frutas y la bebida donde pueda verlas.

Cuando se reúnan para esa noche, cuéntele a su pareja lo emocionada que está por poder compartir esa noche tan especial con ella. Compártale a él o a ella tres cosas que usted especialmente aprecia de él o de ella. Este también sería el momento apropiado para intercambiar regalos o puede hacerlo más tarde si así lo desea.

Compartan un baño sensual los dos. Séquense el uno al otro lentamente y acompañe a su pareja hasta la cama. Armonice su energía en la posición de la "cuchara". Ponga su mano superior sobre el centro del corazón y respiren lenta y profundamente los dos por cinco minutos.

Intercambien masajes. Comience sin emplear aceite y ofrezca un masaje leve con las puntas de los dedos y gradualmente explore las sutilezas del tacto sobre las diferentes partes del cuerpo.

Aplique un poco de aceite y prosiga con un toque más firme pero que siga siendo sensual. Las manos que estén tocando deben sentirse igual de exquisitas como el cuerpo que está recibiendo las caricias.

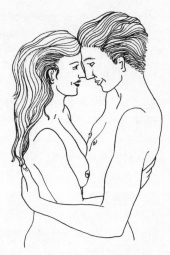

▲ Para realmente conectarse debe mirar hacia el alma de su pareja a través de los ojos.

Ahora, mírense de frente con los ojos abiertos y la mirada fija. Haga esto por unos minutos respirando lenta y profundamente hasta el estómago. Comiencen muy despacio a hacer el amor.

No hay ninguna prisa. Tómese su tiempo y disfrute de cada momento. Recuerde respirar hondo hasta su estómago, de manera larga y profunda. Y recuerde no preocuparse con pensamientos sobre si va a venirse o no. Llene sus sentidos con la vista, el sonido y el olor de su amado(a).

Utilice la comida y bebida que ha preparado para excitar los sentidos. Provoque un poco. Pídale a su pareja que cierre sus ojos y permítale que primero huela lo que está ofreciéndole. Pase el bocado levemente por los labios de él permitiéndole que sienta la textura de la fruta.

Información esencial

Los fines de semana íntimos ¡en algún lugar afuera son divertidos! Como sorpresa, incorpore un nuevo juego sexual, ropa formal para vestir, un regalo sexy para su pareja, comida sensual, esposas de terciopelo o un libro almohada con dibujos de nuevas posiciones. Pase mucho tiempo en la habitación del hotel juntos y aprovechen la comida que ofrece el *room service*.

Haga movimientos serpenteantes y bailes durante su acto de amor. Háblele a su amado(a). Sea vulnerable y abierto(a), así se le dificulte a usted un poco. Recuerde que su pareja desea escuchar lo que usted está sintiendo. Dígale a su pareja lo mucho que usted la aprecia. Hágale saber lo mucho que aprecia su amor. Dígale lo especial que es para usted este tiempo compartido.

Diversión con comida sensual

Jugar con su comida toma un significado totalmente nuevo en un contexto sexual. Las posibilidades son casi infinitas si pensamos en la cantidad de comidas que son consideradas, ya sea sensuales en su textura y apariencia o con propiedades reales afrodisíacas. La crema batida y salsa de chocolate en la cama apenas son un comienzo.

Prepare una comida sensual que esté compuesta de bocados. Incluya texturas sensuales para la boca y los labios. Presente la comida de manera hermosa: ¿por qué no reclinada sobre almohadas esparcidas sobre el suelo? Imponga una regla: ¡ninguno de los dos puede comer solo pero pueden alimentarse mutuamente!

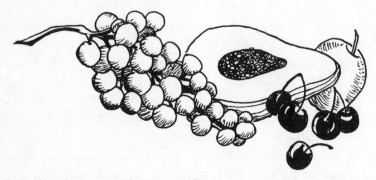

▲ La comida puede ser una parte de su juego sexual.

Existen buenos libros en el mercado que tratan este tema. Lea el de Diana De Luca, *Botánica erótica*, si desea ideas más divertidas. Ella ofrece recetas de mantequilla para el cuerpo, bebidas eróticas, una guía para hierbas eróticas y una variedad de ideas para la comida además de las recetas para hacer sus propias tinturas.

¡Alerta!

El azúcar es lo peor que usted puede introducir en la vagina. Cualquier cosa con la mínima cantidad de azúcar puede ocasionar reacciones inmediatas y producir hongos en la mujer y posiblemente en el hombre. Sea bastante cuidadoso cuando juegue con comida que ha colocado sobre el cuerpo.

Juegos íntimos

Los juegos sencillos pueden ocupar un lugar único en las relaciones íntimas. Pueden ser divertidos y a la vez desafiantes. Para algunas personas son más fáciles de hacer que para otras. Conozca los gustos de su pareja y, si va a incorporar juegos en su dinámica sexual, escoja unos que sean divertidos para los dos.

Los juegos pueden enseñarle cosas nuevas acerca de su pareja. Pueden cuidadosamente traspasar límites y abrir reinos nuevos. Y pueden abrir la caja de Pandora llena de secretos oscuros, peligros inminentes y aventuras. Pero la mayoría provienen de nosotros mismos y pueden ser el motivo de apertura de la imaginación para la creación de juegos y diversión propios.

Es importante recordar respetar a nuestra pareja en todo momento. Si algo no llega a estar funcionando para cualquiera de los dos, el juego termina. Muchos juegos de amor tienen que ver con la rendición y el recibimiento. Es difícil para algunas personas recibir completamente de la pareja. Pero es algo que se puede aprender. Aquí veremos algunas ideas de cómo entonarse bien.

Elimine uno de sus sentidos

La vista es un sentido poderoso, se podría decir que el más fuerte de todos los sentidos. Es el primer sentido que utilizamos en nuestra vida diaria. Es un vehículo de experiencia poderoso. Cuando no lo tenemos, prevalecen los demás sentidos.

Plantee un juego de enamorados que le ayude a incrementar sus sentidos y su conciencia del tacto y de la sensación. Como parte de un experimento divertido de una noche, invéntese un juego que tenga que ver con el tacto pero que no involucre el sentido de la vista. Diseñe una noche de diversión explorativa que también los entrene a ustedes a prestar atención a sus otros sentidos.

Encuentre una rosa, un trozo de tela muy suave, un pincel nuevo, una pluma o cualquier cosa que produzca una sensación muy sensual. Tenga a la mano un frasco rociador con una fragancia suave y una campanita o campanilla. Tenga por lo menos cuatro cosas. Prepare el ambiente encendiendo velas, colocando música erótica suave y comida para picar (fresas, un poco de chocolate o ¡tajadas de mango!) y algo para beber cerca. Vende los ojos de su pareja.

Ahora, use su imaginación.

Nadar en aceite

Usted también puede crear un juego divertido utilizando aceite que ha tibiado previamente. Para jugar, prepare el ambiente y los ánimos encendiendo velas y asegurándose de que la alcoba esté calientita. Coloque unas toallas o tapete viejo que se pueda ensuciar sobre el suelo. Consiga también unas toallas adicionales y algo para beber o picar y dos a tres tazas de aceite de oliva que va a tibiar levemente en un recipiente.

Usted puede añadir algunas gotas de un aceite esencial puro de fragancia si así lo desea.

Cuando esté listo para comenzar, los dos deben ducharse. Si tiene el cabello largo, es mejor si lo mantiene seco. Ponga su música erótica favorita. Al sentarse sobre las toallas, comiencen a aplicarse aceite de oliva en el cuerpo de cada uno. Verdaderamente métase en el cuento. ¡Van a estar bien lubricados!

A medida que se aplican el aceite, van a darse cuenta de la deliciosa libertad resbaladiza y deslizadora que van a obtener por todo el cuerpo de cada uno. Disfrute esta experiencia sensual al máximo.

Usted se dará cuenta de que su cuerpo nunca antes había recibido tanta estimulación y nunca había sido tocado tanto. Diversión es el nombre del juego.

Si usted desea continuar ahora con el acto sexual, debe retirar el aceite primero; el aceite de ensalada no es una buena opción.

Novelas

Invéntese su propia "novela". Cada uno de ustedes puede escribir su versión de su fantasía erótica ideal, y léasela en voz alta al otro. ¡Esto es un estimulante fantástico! Y es un ejercicio maravilloso para la expresión espontánea. Consiga bolígrafos y papel y comience a escribir. No piense. Solo escriba por diez minutos. O escoja otro tema erótico en el cual había pensado hace algún tiempo atrás. Tomen turnos cuando se trate de buscar temas. Ejemplos: "El mejor orgasmo de mi vida" o "El sexo más intenso que he tenido". Léanse estos textos mutuamente.

O también pueden utilizar un catálogo de lencería o ropa íntima como lugar de inicio para una historia íntima. Los modelos pueden ser los que figuran en el catálogo o ustedes dos pueden ser los protagonistas. Invéntese una historia de aventura erótica.

Utilice su imaginación

Existen miles de juegos que usted puede jugar con su pareja. Algunas ideas:

- **La varita mágica:** entréguele a su pareja la varita mágica por una noche. Usted incluso puede decorar una varita y hacerla única. Prepare una ceremonia para entregársela. ¿Qué desearían él o ella?
- **Sirviente o amo:** juegue un juego de cartas, cualquier juego. El que pierde hace el papel de esclavo o debe estar al servicio del ganador por media hora. El ganador debe asegurarse de pedir exactamente lo que él o ella desea obtener del sirviente.
- **Striptease:** vístase con la ropa más seductora que usted tenga. Póngase mucha ropa para que tenga mucho que quitarse: puede ponerse una bufanda larga, guantes, sombreros y abrigos. Luego comience con el *striptease*. Cuando ya casi esté sin ropa, utilice la bufanda o pareo para hacerle un baile erótico a su pareja.
- **Zona de los dedos del pie:** practique un poco de seccionamiento de los dedos del pie de su mujer. Cuando comience, imagínese que está practicando sexo oral con ella. Humedézcase los labios y comience succionando bien despacio, comenzando con el dedo más pequeño, dejando el dedo gordo para lo último. Ensaye con los movimientos que usted desearía que ella practicara con usted si ella estuviera dándole sexo oral.
- **Juegos de mesa para los enamorados:** compre un juego de mesa o juego de cartas para parejas y preséntesela a su pareja como regalo. Busque

uno que le parezca bueno y que no sea demasiado tonto. Ensaye con Erostrix del catálogo Tantra.com en www.tantra.com.

Sea creativo

Cuando se pase de los juegos a la relación sexual, sea creativo: no busque siempre las mismas posiciones para la cama. Si tiene un poco de privacidad, explore el resto de la casa. La mesa de la cocina casi siempre tiene la altura perfecta para la relación sexual. Ensaye el mesón para el sexo oral. La mujer puede doblarse sobre el apoyabrazos del sofá y su pareja arrodillarse sobre los cojines cuando la penetra. Esta es una buena posición para poner un pie hacia arriba sobre el espaldar del sofá. Escoja el lado del sofá que le brinde la mayor libertad de movimiento y mayor acceso al punto G.

¡Alerta!

El punto más importante aquí es sentir la libertad para crear y experimentar. Tomen turnos para pensar en nuevos lugares y maneras de hacer el amor. ¡No tienen nada que perder y mucha diversión para ganar!

Consiga un cojín que es fantástico para la posición modificada del abrazo total (ver capítulo 10). El hombre se sienta sobre el cojín y su pareja se siente encima de él y cierra sus piernas alrededor de él.

Él sostiene la espalda de ella con sus manos. Esta posición es cómoda para la espalda del hombre. A ambos les da la libertad para mecerse, moler y ondular hasta el cansancio.

Otra opción es dejar a un lado los muebles por completo y colocar un tapete grueso o cobija enfrente de la chimenea. Traiga la mayor cantidad de cojines que pueda para darles más variedad a las opciones de ambientación para acomodar las posiciones que deseen ensayar.

Merodee por un rato

Piense en la posibilidad de comprar una mecedora tipo columpio. Las hay portátiles, divertidas y versátiles y son buenas para la variación de posiciones. Los hombres las encuentran como una herramienta útil para aprender a controlar la eyaculación. Estas contribuyen a los orgasmos múltiples tanto en los hombres como en las mujeres. Debido a que son portátiles, usted puede colgarlas en sitios estratégicos alrededor de su casa y su jardín y disfrutar de ellas en cualquier lugar. Tan solo instale unos ganchos en los lugares donde piense colgarlas cuando esté listo.

Hágalo afuera

Los antiguos textos del *Kama sutra* hablan de la salud física y del crecimiento psicológico que se vuelven accesibles para nosotros cuando logramos deshacernos de nuestros hábitos para hacer el amor. Si usted por ejemplo sale a la naturaleza, puede imitar a los pájaros y las abejas, a la leona y su pretendiente, o a dos peces nadando lado a lado. Estar al aire libre puede añadir un elemento de misterio y excitación erótica al acto sexual. Usted puede volverse más consciente de sí mismo y de su pareja cuando se alejan de sus entornos usuales.

En estas situaciones de vida moderna muchas veces es difícil salir a las afueras y encontrar un lugar que permita sentirse seguro para expresar su amor sexualmente. Si usted tiene un jardín privado, puede recrear paisajes especiales propicios para la relación sexual. O ensaye con un columpio de terraza, un mueble de jardín o una mecedora colocándolos en diferentes lugares del jardín o de la casa.

Todas estas cosas pueden añadir nuevas y vibrantes variaciones a su relación sexual.

Deseo animal

Usted podría inspirarse en la sexualidad salvaje que se ven en los rituales de apareamiento en diferentes animales. Vaya al zoológico con su pareja o alquile películas sobre la vida salvaje. Observe cómo los animales lo hacen. En muchas sociedades antiguas se creía que los animales podían enseñarnos e inspirarnos para nuestras relaciones sexuales.

Salga a la naturaleza y observe, inspírese para adoptar posiciones nuevas. Nade como los peces y trate de ondularse debajo del agua. Utilice sus uñas para rascar suavemente y su boca para morder cuidadosamente. Utilice los sonidos para agregar variedad. Gruña y aúlle, quéjese y llore, ¡murmure y cante!

Hecho

"Una persona ingeniosa debería multiplicar los tipos de actos sexuales de acuerdo con el ejemplo de los muchos diferentes tipos de pájaros y bestias. Todos esos diferentes modos de hacer el amor, practicados de acuerdo con las tradiciones de diferentes países y preferencias de los individuos, generan amor, amistad y respeto" (*Kama sutra*).

Comparta sus fantasías

Todo el mundo tiene fantasías en un momento u otro. No importa cuáles sean sus fantasías, estas son mejores si las comparte con su pareja. Si tiene fantasías y no las comparte, usted no está presente con su pareja. Su pareja se merece toda su atención, así que inclúyalo a él o a ella en su fantasía.

Cuando su enamorado recibe toda su atención, no habrá espacio para los celos o sentimientos de inoportunidad y así será libre para compartir todas sus fantasías sin temer ofender a su pareja. Las fantasías son parte del combustible creativo que nos carga. Cuando usted esté creando una comida fabulosa o ritual para el amor, está añadiéndole fantasía a su vida.

Compartan sus fantasías. Mejor todavía: anótelas para contarlas. El solo ejercicio le quitará un poco de nerviosismo a los dos. Si los dos están dispuestos, escoja una de las fantasías y planee incorporarla muy pronto en su acto sexual. Escoja una que les guste a ambos: una que requiera que los dos planeen un poco. De esa manera los dos ponen de su parte y los dos ganan.

Pregunta

¿Utiliza usted sus fantasías cuando hace el amor? En una encuesta de 2400 personas en tantra.com, el 9 % contestó "siempre", 26 % contestó "nunca", y 65 % contestó "a veces". De las personas que sí utilizan la fantasía, 35 % nunca comparten su fantasía con su pareja.

Usted mejorará la incorporación de las fantasías si mantiene la comunicación verbal activa. Respete los límites de cada uno y asegúrese de que lo que hagan juntos y sea mutuo. Es divertido arriesgar un poco ese ego y ensayar, pero recuerde que si llegan a surgir sentimientos negativos, estos se deben discutir tan pronto aparezcan. Descubra nuevas formas de hacer las cosas con más seguridad la próxima vez ¡o a lo mejor ser más aventureros!

Capítulo 17
Honestidad, autenticidad, transparencia

El sexo fabuloso depende de una comunicación fantástica. El único problema es que la mayoría de nosotros nos criamos en familias donde la comunicación no era tan fantástica. Muchas veces las personas evitan la comunicación para evadir problemas, pero la falta de comunicación impide a las parejas que logren una intimidad profunda. Para que la intimidad y la confianza florezcan, usted debe arriesgarse a ser completamente honesto.

Todos tenemos secretos

¿Se acuerda usted de su infancia y niñez? ¿Recuerda si era bien visto que usted opinara acerca de todo y de manera espontánea? Si usted es como la mayoría de las personas, usted tuvo que haber aprendido desde pequeño que no está bien decir siempre la verdad, sobre todo cuando se trata de malas noticias.

Así que ahora que usted tiene un esposo o enamorado, si a usted le molesta algo que su pareja hace, seguramente sentirá miedo de decir algo por temor a ofender a la persona que ama. O a lo mejor usted tiene un deseo sexual o preferencia secreta sobre la cual no desea que su pareja se entere por temor a que él o ella piense que sea raro o de mal gusto.

¡Alerta!

Cuando se escucha de manera activa, es muy importante que ambas personas puedan hablar y también escuchar, así solo una de las personas tenga un problema que necesite discutirse.

Casi todo el mundo tiene secretos que no comparte con su pareja. Los secretos son normales debido al temor a ser rechazados y a ser desaprobados, algo con lo cual la mayoría de las personas deben vivir. El único problema con los secretos es este: cuantos más secretos tenga con su pareja (es decir, cuantas más cosas usted no le comparta), menos intimidad tienen como pareja.

La comunicación abierta y honesta lleva a la intimidad, la honestidad y el sentimiento de unión. Si mantienen secretos y evitan determinados temas y se van por el lado seguro, todas estas acciones conducen a una relación menos íntima.

¿Cuánta intimidad desea?

Es su elección decidir cuánta intimidad desea con alguien. Tómese un momento para pensar sobre su pasado y relaciones actuales. ¿Qué tan honesto es usted? ¿Qué se dice usted de cuán seguro es ser completamente honesto? Y observe si esto es algún patrón: ¿es esta la forma como lo ha hecho toda su vida?

No juzgue su elección como mala o buena. Solo se trata de saber con qué se siente cómodo.

Muchas personas escogen la comodidad (por ejemplo, irse por el lado seguro) y menos intimidad (por ejemplo, no arriesgarse en mostrar la persona que usted realmente es). Si esto aplica para usted, por lo menos admítalo. Por lo menos sea honesto consigo mismo.

Existen muchas razones por las cuales una persona escoge evitar ser abierto con su pareja; aquí veremos algunas explicaciones comunes:

- Mi pareja tendría dificultades para aceptar la verdad.
- Mi pareja prefiere que le mienta.
- Ahora no es el momento.
- Todavía no nos conocemos suficientemente bien.
- No quiero incomodar a mi pareja.
- No quiero herir a mi pareja.
- Tengo miedo de no poder manejar la reacción.
- Tengo miedo a ser rechazado por mi pareja o a ser abandonado.
- Siento vergüenza por lo que hice.
- Siento que debo ser perfecto para ser amado.

Tomar riesgos para tener una intimidad mayor

Digamos que ha decidido crear más intimidad en su vida. Entonces ha decidido tomar más riesgos y ser más abierto. Usted va permitir que su pareja vea sus deseos, gustos y disgustos, celos, dolencias, rabias, temores y vulnerabilidades, aunque también tenga el temor de exponerse demasiado a su pareja.

Trate de determinar los riesgos que está tomando siendo honesto y directo con su pareja. ¿Es un error confesar todo o es mejor mantener las cosas en silencio? ¿Qué duele más, decirle a su pareja lo que piensa o conservar sus pensamientos o un secreto?

Miremos lo que usted podría perder si fuera más abierto, solo para que sepa. Examinemos todos los temores que usted siente para decir la verdad. El siguiente es un ejercicio que debe hacer ahora mismo:

1. Piense en algo que usted le teme decir a su pareja.
2. Haga una lista de todas las cosas "malas" que usted cree que podrían suceder si lo compartiera.
3. Ahora, haga una lista de todas las cosas buenas que usted piensa que podrían suceder si lo compartiera. No se preocupe en pensar si son o no son posibles de suceder. Solo escriba lo que pudiera suceder.

4. Ahora, escriba o imagínese cómo expresaría la información con su pareja. ¿Cómo se siente ahora que se imaginó haberle contado a su pareja?

Información esencial

Aunque usted no puede saber con exactitud cómo sería esta conversación en la vida real (no lo puede saber), el simple hecho de expresar sus sentimientos, así sea sobre el papel, le hace sentir menos temeroso y con más confianza. Usted ha sido honesto consigo mismo, y este es un primer gran paso.

Usted se dará cuenta de que se va a sentir más aliviado al revelar esto. Un acto de autoexpresión honesta muchas veces ayuda a las personas a sentirse más livianas, libres y amorosas. Incluso el acto de contemplar ser más abierto —así como lo hizo en este ejercicio— puede ser de ayuda.

Ser honesto en el momento preciso

Si usted está comprometido a tener una intimidad más real y cercana, es decir, tener una comunicación más abierta con otra persona, el paso siguiente es invitar a su pareja a acompañarlo en esta osada aventura. La intimidad es un juego para dos personas. Es la manera más satisfactoria para que dos personas estén juntas. Y si añadimos el sexo a esta mezcla, ¡genial!

Por tanto si desea invitar a su pareja a formar parte de su ser más íntimo, comience creando un dibujo de cómo usted se imagina esa intimidad más profunda mejorando su relación. Aquí veremos cómo una mujer describió su visión a su pareja: "Querido… acabo de leer en este libro que si compartimos nuestros secretos más profundos, anhelos, deseos, dolencias y todo lo demás, las personas se sentirán más seguras y unidas y más confiadas. Creo que estoy arriesgándome preguntando esto, pero yo deseo ese tipo de relación contigo, una en la que no mantengamos secretos, donde podamos ser abiertos y vulnerables, así nos sintamos incómodos y a veces hasta temerosos. ¿Qué opinas?".

Luego, ella se quedó esperando en silencio. A pesar de que su pareja se tomó un tiempo para responder, ella permanecía en silencio. Y cuando por fin él respondió, ella lo escuchó. Ella no lo interrumpió cuando él expresó sus reservas. Todo lo contrario, ella lo estimuló: "Cuéntame más acerca de lo que acabas de decir". Y al final, él habló acerca de todos sus temores y reservas y concluyó: "Oye, intentémoslo. No soy muy bueno en estas cosas, pero me gusta la idea de sentirme más cerca y tener más confianza. Eso me gusta mucho".

Comparta sus deseos y anhelos

Imagine que su pareja esté haciéndole algo a usted que le produce irritación y no placer. ¿Alguna vez le ha ocurrido esto? En caso afirmativo, a lo mejor usted se había sentido inhibido de hablar sobre ello. De pronto pensó que esto podría arruinar el momento o herir los sentimientos de su pareja o algo parecido. El único problema es que si no le dice a su pareja lo que siente, ya no está presente con él o ella. Su mente está en otra parte. ¿Y cómo afecta esto a su pareja? Puede pensar: "Ojos que no ven, corazón que no siente". Pero en relación con algo tan sensible como la relación sexual, esto casi no se da. Si no está presente, su pareja se dará cuenta.

¿Qué debe hacer un buen amante?

Para tratar de ser transparente en una situación tan delicada veremos algunas cosas que usted podía decir; imagínese diciendo cada una de estas cosas, y tome nota de cuáles puedan ser verdaderas para usted:

- Mi amor, tengo problemas para estar presente. Me la paso pensando que me encantaría que me hicieras lo que haces pero un poco más suave (más duro, rápido, etc.).
- Estoy distraída por ciertos pensamientos en este momento. ¿Los quieres escuchar?
- Mi cielo, ¿podrías hacer esto ahora por favor (por ejemplo, acariciar mis senos)?
- Lo que estás haciendo ahorita está empezando a doler. Me gustaría que hicieras lo mismo solo que aquí.
- Me enloquecería si me hicieras lo que hiciste ayer, ahora.

Información esencial

Si nada de lo que está escrito en esta lista le llama la atención, haga su propia lista. Y por favor, no se preocupe en decirlo correctamente. Así su pareja o usted se sienta incómodo, lo importante es que usted se exprese buscando ser sincero. Con la práctica se volverá cada vez mejor.

Cómo manejar el conflicto y las diferencias

Una vez usted se haya decidido a comunicarse de manera honesta, comenzará a notar cosas acerca de la relación o su pareja que antes negaba o a las cuales era inmune. Si se da el permiso de decir la verdad, esto hará que salgan a la luz más sentimientos. Esto es bueno. Significa que está más vivo que enterrado.

Habiéndose dado esta nueva vida y forma de ser abierto, sus diferencias saldrán a la superficie. Usted y su pareja tendrán que practicar otra destreza de honestidad importante: "Respetar diferencias". Respetar las diferencias es la habilidad de escuchar y poder identificarse con la opinión de otra persona sin perder la propia.

No importa si sus diferencias están relacionadas con el sexo u otra área de su vida. Si usted y su pareja tienen desacuerdos no resueltos, heridas o resentimientos, estos afectarán su intimidad y por último su vida sexual.

Existen varias técnicas que los asesores profesionales utilizan para ayudar a sus clientes a aprender a respetar las diferencias y resolver conflictos. Vamos a ver cuatro juegos de comunicación muy útiles que les permiten a las parejas ventilar sus frustraciones de manera segura para así superarlos y regresar a la armonía: escuchar activamente, ofrecer retroalimentación, compartir cosas ocultas y compartir resentimientos y apreciaciones. Cada uno de estos temas debe ser "tratado" o "conducido" en un momento y lugar "seguro" acordado.

Escuchar activamente

Este es un ritual que le permita a una pareja hablar de algo difícil. En este ejercicio, cada persona toma turnos para hablar y para escuchar. Cuando se es la persona que habla, usted hace declaraciones del "yo" acerca de lo que siente, piensa y desea siendo honesto sobre sí mismo y sobre su propia experiencia (lo cual es diferente de hacer acusaciones o tener prejuicios acerca de la otra persona).

Como persona que escucha, usted repite lo que ha escuchado para que la persona que ha estado hablando sepa que usted ha estado escuchando y para que usted también practique la descripción de un punto de vista con el cual usted no está de acuerdo mientras que al mismo tiempo usted sigue fiel a su propio punto de vista. Una vez la persona que habla siente que ha sido escuchada, la otra persona comienza a ser la que habla y los roles se invierten.

Ofrecer retroalimentación

Este ejercicio le ayudará a adquirir una habilidad que será útil para prevenir conflictos y para resolverlos. Es una manera de hacerle saber a la otra persona cómo su comportamiento lo ha afectado a usted.

Por ejemplo, anoche no dijo nada cuando su pareja hizo algo que lo irritó mientras hacían el amor. Ahora pasó un día, y obtiene el visto bueno de su pareja para hablar de esto. Entonces termina la siguiente frase: "Cuando tú (lo que realmente sucedió, no el significado que usted le dio), yo sentí (o me dije a mí mismo). Lo que yo quería (o lo que hubiera preferido) era (esto)". Luego se procede con una ronda o dos de escuchar activamente.

Compartir cosas ocultas

Para hacer este ejercicio, la pareja deben sostener este tipo de conversación:

Persona A: —Hay algo que te he ocultado. ¿Te gustaría saber qué es?
Persona B: —Sí.
Persona A: —Cuando tú hiciste o dijiste (debe tratarse de algo que se hizo o dijo, no una interpretación), yo sentí (o me dije a mí misma).
Persona B: —Gracias.

Si se conversa de esta manera, cada persona tiene la oportunidad de compartir sus asuntos personales ocultos.

Compartir resentimientos y agradecimientos

Esta práctica ayuda a las personas a purificar el ambiente de manera regular, lo que previene que los pequeños conflictos se conviertan en conflictos grandes. Para empezar, ustedes tendrán que tomar una decisión juntos de cuán frecuente desean realizar el ritual; todos los días, cada dos días, semanalmente, y así sucesivamente. Luego, uno de ustedes debe tomar la responsabilidad de iniciar el proceso (y preguntar por ejemplo: "¿Cuándo es el momento indicado de hablar sobre nuestros resentimientos o agradecimientos? ¿Podría ser ahora?"). Tomen turnos para ser la persona que comience, y túrnense semana tras semana.

Designe un lugar seguro y sagrado para el ritual escogiendo un lugar en su hogar o jardín donde no sean interrumpidos y donde se puedan sentar frente a frente. Conviene realizar el ritual en el mismo lugar de la última vez. De esta manera, cada vez que usted entra a este lugar, va a tener la sensación de entrar en un ambiente de pensamiento diferente, un ambiente en donde usted aparta cualquier necesidad de tener que probar su punto de vista o de reforzar su posición. A algunas personas les gusta bendecir el espacio encendiendo velas, purificando o quemando incienso.

Hecho

Su objetivo es la transparencia: conocer y ser conocido. La revelación de los resentimientos es un acto de vulnerabilidad. Tememos que nuestros resentimientos puedan parecer egoístas o insignificantes o muestras de ignorancia y que su revelación constituya un riesgo.

Cada persona toma su turno al revelar sus resentimientos. Después de eso, cada uno toma su turno para manifestar su agradecimiento. Es mejor comenzar con los resentimientos y por último con los agradecimientos, porque si la persona tiene la oportunidad de primero esclarecer sus resentimientos, sus agradecimientos van a ser más sinceros.

Utilice las palabras "resiento/aprecio de ti (esto)" y especifique acerca de lo que la otra persona hizo, dijo o no hizo. Si su pareja está interpretando y no le proporciona a usted los datos sobre los cuales se basa, pregunte: "¿Podrías ser más específico?". Esta es una señal para que el compañero reconozca que él o ella están generalizando o interpretando. Cuando uno pide ser más específico, le da a uno más tiempo de centrarse para evitar reaccionar demasiado fuerte.

Algunas personas prefieren poner límites en cuanto al tiempo para el turno de cada uno. Cuando sea el turno de la otra persona, no interrumpa (a menos que quiera pedirle ser más específico).

Luego, comparta algo de lo cual usted está agradecido acerca de sí mismo. Concluyan el ejercicio diciéndose mutuamente lo mucho que aprecian poder realizar este ritual para profundizar su intimidad.

Recapacite y vuelva a comenzar

Otro aspecto importante de honestidad es la habilidad de "recapacitar y volver a comenzar" para revivir una situación en la que las cosas salieron bastante mal entre los dos. Esta es una manera pacífica de tratar de resolver una situación que parece insoluble.

Piense en una situación que usted desea haber manejado mejor. ¿Qué desea haber hecho, dicho o no dicho? Ahora, imagínese acercarse hacia su pareja y expresar esto, decir cómo le hubiera gustado comportarse. ¿Nota usted algún tipo de renuencia?

Nadie es perfecto

Una razón por la cual las personas se niegan el permiso de recapacitar y comenzar nuevamente es porque están demasiado ocupados criticándose a ellos mismos por no haberlo hecho bien desde el comienzo. Si este es su caso, ¿realmente piensa que puede hacer las cosas bien la primera vez? Todos en algún momento han pensado después que hubiera sido mejor haber hecho, dicho o no dicho algo. Si usted practica este ejercicio de honestidad, verá que los vacíos que hay entre las oportunidades que tuvo de decir algo y aquellas donde realmente las dijo serán menos.

¡Alerta!

No trate de ser perfecto en la manera como se comunica con su pareja. A medida que va ganando experiencia en dar y en recibir, usted aprenderá a ser más indulgente consigo mismo y menos perfeccionista.

Así como ya lo habrá comprobado, la intimidad no requiere que usted sea totalmente honesto. Muchas veces se trata más de ser *imperfectamente* honesto, es decir, sentir y decir de lo que usted es consciente en el momento con la certeza de que, una vez lo haya dicho, usted se dará cuenta de que sus sentimientos verdaderos son realmente más o menos de aquello. O a lo mejor se dio cuenta de que sus sentimientos han cambiado. Por ello es importante repasar un comentario hecho antes, nuevamente. Nunca va a ser "perfecto, correcto y listo". Siempre va a estar en el proceso. El nombre del juego de la vida es el cambio.

Enfrente sus temores

Normalmente, cuando las personas se imaginan recapacitar y volver a comenzar nuevamente, se llenan de energía: sí, un poco temerosos, pero también emocionados. Si usted está contemplando ensayar esto con una pareja, y siente miedo, afínese con las sensaciones corporales que usted normalmente asocia con el miedo, y luego analice si lo que siente es emoción o temor.

Aunque sea temor, seguramente lo podrá hacer de todas maneras. Recuerde: en la mayoría de los casos, el temor es simplemente una señal que indica que está entrando en una zona desconocida y no una señal de tener que replegarse. El territorio desconocido es el campo del descubrimiento y el espacio para cultivar la confianza en sí mismo.

Si después de sentir y reconocer su temor este se vuelve menos intenso, entonces seguramente valió la pena tomar el riesgo. Seguramente usted puede manejar bien la situación.

Reparar los daños

Si usted descubre que sus acciones le han causado daño a otra persona, la acción de considerar volver a comenzar puede no ser suficiente. Usted querrá preguntar: "¿Hay alguna posibilidad de reparar el daño?". Esta pregunta solo es apropiada si usted tiene la intención honesta de reparar los daños. Y mientras usted piensa si es lo que realmente desea hacer, recuerde que sanar las heridas es tan importante para usted como para la otra persona. Esto le ayudará a sentirse pleno y a no distraerse con asuntos no resueltos.

Muchas veces el solo hecho de escuchar la pregunta por parte del compañero ayuda a sanar heridas viejas y nuevas también. Las personas muchas veces se sienten tan conmovidas que están dispuestas a olvidarse del dolor que han estado padeciendo: "No, no necesito nada de ti. El solo hecho de saber que lo sientes significa mucho para mí".

Hecho

Muchas veces cuando se toma el riesgo de recapacitar y volver a comenzar, su pareja hará lo mismo y dirá como él o ella: "También hubiera preferido hacer las cosas diferentes". Y esto es precisamente de lo que trata una buena comunicación.

Un ejercicio de cómo reparar los daños

Piense en una situación en la que usted hizo algo que fue doloroso o hirió a su pareja.

Recuerde exactamente lo que hizo o dijo, sea lo más detallado posible. Dese cuenta de alguna tendencia en usted de hacerse sentir culpable.

Los sentimientos de culpa pueden ser una forma de evitar sus sentimientos verdaderos.

Usted se concentra más en lo "equivocado" que estuvo (se juzga a sí mismo) que en lo que dijo realmente y cómo se siente (su experiencia). Si usted hace esto, regrese a las cosas específicas que hizo y sobre cómo se siente con respecto a lo que hizo y a sus consecuencias.

Observe cómo se siente en realidad acerca de cómo sus acciones afectaron a su pareja. Esto es mucho más constructivo que concentrarse en la mala persona que fue usted.

Ahora, elabore una lista de las cosas que usted podría hacer por su pareja para enmendar lo que hizo, para reparar el daño. Si lo desea, busque a la persona y escoja una hora de encuentro para verse y expresarle cara a cara lo que siente y para comunicarle lo que está dispuesto hacer. Permita que la otra persona vea su lista y que decida lo que él o ella quisiera que usted hiciera para reparar el daño.

Pasos que se deben dar para la revisión

Existen varios pasos que puede dar cuando se encuentre en una situación que necesite corregirse:

1. Primero, hágale saber a la otra persona que está reconsiderando lo que dijo y asegúrese de tener toda su atención. Invite a su pareja a participar en la conversación diciéndole que le gustaría revisar lo que dijo o hizo.
2. No dé excusas. Responsabilícese de lo que dijo o hizo.
3. Reporte lo que ha cambiado para usted, de lo que ahora es consciente y que no lo era anteriormente: "Me he dado cuenta de que…"; "Quiero que sepas lo que realmente me estaba sucediendo"; "Deseo arreglar las cosas". En este paso utilice todas las herramientas de comunicación que ya hemos identificado en este libro. Utilice mensajes de "yo" que le ayuden a permanecer dentro de su propia experiencia.
4. Y, finalmente, escuche lo que la otra persona tiene que decir y trate de estar más presente esta vez. Déjele un espacio a la otra persona para que diga lo que desea decir y cómo le hubiera gustado hacer las cosas diferentes también.

Si usted se concede el permiso para revisar y volver a pensar siempre que lo necesite, entonces podrá tomar cada interacción con más facilidad. No debe tratar de hacer las cosas tan perfectas la primera vez. La mayoría de las cosas que las personas hacen o dicen no vienen talladas en piedra. Cuando su revisión proviene de un lugar auténtico, normalmente la otra persona siente el interés que se requiere para recapacitar y volver a comenzar.

La recompensa

Estas prácticas de comunicación le enseñan cómo expresarse y liberar emociones sin quedar atascado en ellas. Descubrirá que, después de haber expresado el sentimiento que ha represado o contenido, se sentirá más relajado y pleno. Su energía fluirá nuevamente y con esta nueva energía llega una sensación de paz interior.

Después de realizar una o dos de estas prácticas con su pareja, se dará cuenta con rapidez de que los temas que antes no eran tocados son más fáciles de discutir ahora. Usted encontrará más natural compartir sus deseos sexuales, sus temores, sus fantasías, sus pasiones y sus anhelos. A medida que se acercan más y se comunican mejor, se sentirán más unidos y seguros el uno con el otro.

Capítulo 18

Las angustias de las relaciones

U na relación íntima es un espacio para compartir los altibajos de la vida con su pareja. Durante el transcurso de su relación, usted vivirá experiencias de placer y dolor, plenitud y decepciones, armonía y luchas de poder; es más, el sexo y el dinero son los asuntos con los cuales las parejas más batallan.

Lo que puede esperar

Las luchas de poder son un hecho de la vida íntima. Si nunca ha estado en una lucha de poder cargada de emociones, ¡entonces seguramente no ha estado en una relación realmente íntima! Entonces, siendo realistas, ¿qué se puede esperar?

¡Con seguridad no debe tratarse de solo trabajo y nada de juegos! Pero ni se trata de solo trabajo ni de solo juego. Si usted está en una relación de verdad usted puede esperar lo siguiente:

- Que tendrá decepciones.
- Sus sentimientos van a cambiar.
- No podrán satisfacerse las necesidades de cada uno.
- Usted aprenderá a perdonar.

Hecho

Las investigaciones han demostrado que todas las relaciones de pareja inevitablemente están relacionadas con las experiencias decepcionantes. No es el hecho de decepcionarse lo que afecta la confianza, es la manera como se comunican las parejas (o no se comunican) sobre estos temas.

Usted se va a decepcionar

Esas son las malas noticias. Las buenas noticias son que con un poco de suerte y mucho trabajo, usted aprenderá a no tomar esas decepciones personalmente.

Las parejas íntimas inevitablemente enfrentarán decepciones. Cuando usted sabe que esto va a suceder, cuando sabe que no significa "el comienzo del final", entonces usted tendrá más poder para enfrentar esas decepciones.

Usted puede comunicarle sus sentimientos de dolor a su pareja y escuchar su respuesta.

Ustedes pueden hablar sobre cómo cada uno sintió el incidente en mención.

Usted puede admitir que no era su intención herir o decepcionar, o que usted desea no haber prometido más de lo que podía cumplir.

¡Entonces usted puede proceder con el perdón y comenzar de nuevo!

Nada de guardados

El gurú George Bach, en su clásico *El enemigo íntimo*, habla de su famosa "pelea justa" y previene a las parejas de no guardar sus decepciones para luego vaciar el contenido sobre su pareja de una sola vez. Cuando estos resentimientos se acumulan y su pareja "echa la última gota" para que se riegue la copa, usted bota el contenido de quejas sobre ella:

- "Te volteaste y comenzaste a roncar después de que hicimos el amor la noche del Año Nuevo pasado".
- "Me interrumpiste tres veces cuando estaba hablando en la cena de cumpleaños de tu mamá".
- "¿Cómo no podías saber que estaba con los síntomas premenstruales cuando fuiste a ese taller en Nueva York en 1999?".
- "¡Nunca has debido dejarme parado solo delante de toda esa gente!".

Imagínese cómo se sentiría usted si recibiera todo ese barril lleno de sentimientos. ¿Se pondría a la defensiva? Muy seguramente. ¿Se acordaría usted de esos incidentes tal como lo hizo su pareja? ¡Seguramente que no! ¿Le hubiera gustado saber acerca de estas quejas mucho antes para poder aclarar los malentendidos? A lo mejor. Pero igualmente posible es desear no tener este tipo de conversaciones del todo. Y puede suceder, pero si no las tiene, la calidad de su relación (y consecuentemente su vida sexual) sufrirá.

¡Alerta!

La mayoría de las personas tienen expectativas de las cuales su pareja no sabe nada. Sería bueno tener una conversación con su pareja sobre las expectativas secretas de cada uno.

Si tú realmente me amas

Es más probable que se guarden las decepciones para descargarlas más adelante si se tiene la creencia que "si tú realmente me amas, no harías nada que me hiriera o me decepcionara".

Échele una mirada ahora mismo a sus creencias al respecto. Así usted nunca haya pronunciado las palabras "si tú realmente me amas", puede ser que secretamente guarde algunas ideas acerca del significado del amor que su pareja no comparta o que su pareja no sabe que usted tiene.

Para averiguar quién espera qué y cuál de los dos va a decepcionarse por culpa de qué, ensaye el siguiente ejercicio con su pareja. Cada uno de ustedes escribe la frase "si tú verdaderamente me amas…" en la parte superior de una hoja de papel. Luego, escriba todas las cosas que se le vengan a la mente para terminar la frase:

… me ayudarías con los quehaceres de la casa sin que te lo pida.
… me comprarías regalos cuando estás en un viaje de negocios.
… me tomarías la mano cuando caminamos por las calles.
… me tocarías como te he dicho que me gusta sin tener que repetírtelo.
… me dirías las cosas que hago bien cuando hacemos el amor.
… me dirías que me amas por lo menos una vez al día.
… me dirías que estás orgulloso(a) de mí.

Claro que esta lista es tan solo un ejemplo de los tipos de deseos y anhelos que las parejas se esconden el uno al otro, hasta que los guardados se rebosan y luego todo salga por la borda.

Hecho

Una expectativa es una creencia de cómo debe ser la vida. La vida no necesariamente es así. Este ejercicio está diseñado para ayudarle a tomar una distancia saludable de sus expectativas. A lo mejor, después de haber leído su lista, usted podrá hasta reírse un poco de sí mismo. Este podría ser un primer paso hacia la creación de una relación en que la decepción (o expectativas insatisfechas) no son tomadas personalmente.

Una vez ambos hayan elaborado sus listas, lea la lista de su compañero y hable sobre las diferencias, similitudes y sorpresas. Al hacer este ejercicio los dos, las decepciones innecesarias pueden prevenirse.

La frase "si tú verdaderamente me amaras, vendrías a casa temprano para la cena", ahora puede ser vista como simplemente una expectativa.

Con el tiempo sus sentimientos van a cambiar

Cuando usted conoce a alguien que le parece atractivo, al principio usted le prestará más atención a los aspectos positivos y atractivos de esa persona. Así usted note algunos defectos o debilidades que no le gusten, estos seguramente se quedarán en el segundo plano y les prestará atención a las cosas que le agraden. Esta fase, que podríamos denominar la fase romántica, es apenas la primera de las cinco que atraviesan la mayoría de las parejas a medida que su relación madura. Las otras cuatro son batallas de poder, estabilidad, compromiso y cocreación.

Todo comienza con el romance

El romance es la fase en la que nos fijamos en nuestras similitudes y las cosas que nos gustan de ambos. Es la fase en la cual nos salimos de nuestro camino para satisfacer al otro.

Esto permite que se forme un vínculo de confianza y muchas veces sentimos que "aquí hay alguien que me amará tal como soy. Me siento segura con esta persona".

A pesar de que esta fase con el tiempo pasará, usted se podrá acordar de cómo era y revivir algunos de esos sentimientos y traerlos al presente. Para ayudarle a conectarse con la esencia del romance, acuérdese de lo primero que le atrajo de su pareja.

Tómese unos minutos para recordar cómo se sintió cuando ustedes dos estaban enamorándose por primera vez.

Si nunca antes habían hablado sobre esto o si no lo han hecho últimamente, conviértalo en su tema de conversación dentro de los siguientes días. Esto puede ayudar a volver a encender algunas llamas de esos sentimientos de ese "amor joven".

Cuando usted reflexiona acerca del período romántico de cuando se conocieron, notará que algunas cosas de las cuales se enamoró han cambiado ahora. Este hecho podría producir decepciones, a menos que usted recuerde que el cambio es de esperarse. Es una parte necesaria del viaje. Lo que la mayoría no sabe es que una vez se haya establecido un vínculo fuerte de confianza en una relación, las parejas tienden a sentirse suficientemente seguras para abrirse del todo y para revelar sus aspectos negativos con más amplitud.

Si las cosas han cambiado para "peor", la razón de ello no es porque su pareja haya tenido la intención de decepcionarlo. Es más probable que sea por el hecho de que, una vez se haya establecido un vínculo romántico, su pareja se siente suficientemente bien y segura de ser abierta cuando está con usted.

Esto conduce a la siguiente fase, la lucha por el poder.

Información esencial

La intimidad no se da sola porque sí. Esta requiere tiempo, esfuerzo y comunicación por parte de la pareja para que puedan tener una intimidad verdadera entre ellos. Y, a pesar de que la fase romántica es fantástica, una intimidad real vendrá más adelante con las otras fases de su relación.

La lucha por el poder

Durante la fase del romanticismo, Curt y Vicky parecían encajar bien sexualmente. Los dos tenían apetitos sexuales similares y a Vicky le encantaba todo lo que Curt hacía. Ella se excitaba con el mínimo roce. Entonces, ¿por qué después de tan solo un año, su vida sexual desapareció casi por completo? Siempre que Curt se le acerca, ella es fría y parece no estar dispuesta. Y cuando de vez en cuando hacen el amor, ¿por qué ella se queja de que él ya no está suficientemente presente?

Si algo parecido le ha sucedido alguna vez, recuerde que lo que usted ve en otra persona durante la fase romántica es como la punta de un iceberg. Cuando conoce a alguien por primera vez, usted no puede saberlo todo acerca de esta persona de una sola vez. Usted no puede ver todavía lo que hay debajo de esas aguas profundas y oscuras: ese otro 85 % del iceberg que con el tiempo quedará al descubierto.

En la fase de la lucha por el poder las diferencias, que antes se encontraban escondidas en los deseos, necesidades y expectativas, salen a la superficie. En el caso de Vicky, cuando ella comenzó a cultivar en el amor de Curt, ella se puso más en contacto con las necesidades de la dependencia que ha tenido desde su niñez, necesidades de las cuales ella no era consciente.

Ahora, sintiendo esa seguridad por su vínculo con Curt, ella cayó en la cuenta de que su papá nunca había estado ahí para ella. Este descubrimiento la volvió hipersensible con respecto a Curt e hizo que viera en las actitudes de él el reflejo de las que pudo haber tenido su papá. Como consecuencia, ella se volvió hipersensible a "la falta de presencia" de Curt cuando hacían el amor, y ahora pareciera que no hiciera nada bien.

Las luchas por el poder como estas se pueden resolver si usted y su pareja están en condiciones de reconocer que estas luchas son producto de temas emocionales no resueltos que vienen desde la infancia. Para superar esas batallas y sanar temas no resueltos, usted debe pasar a la fase de estabilidad.

¡Alerta!

Usted se da cuenta de que está en la fase de la lucha por el poder cuando trata que su pareja cambie para que usted se pueda sentir mejor. Deténgase y pregúntese: ¿por qué siente que necesita que esos cambios se den? ¿Puede usted amar a su pareja por lo que él o ella es?

Tiempo de estabilidad

A medida que su relación pasa de la fase de la lucha de poder a la fase de la estabilidad, usted aprende que las luchas exteriores son el espejo de las batallas interiores, es decir, si el comportamiento de su pareja dispara una rabia intensa o abre una herida, esto probablemente indica un área de temas emocionales no resueltos dentro de usted, como el enojo no resuelto de Vicky por la desatención de su padre.

La estabilidad es la fase más difícil para dominar. Para la mayoría de las personas, tener a una pareja es como un chivo expiatorio. Es tan fácil culpar a otra persona por las cosas que nos duelen: ¡todo lo que tendría que hacer es cambiar ese pequeño aspecto para que usted se sienta mejor! Cuando usted deje de culpar a su pareja, incluso en secreto, y tome responsabilidad sobre sus propios desencadenadores emocionales, entonces usted puede consolidar la fase de la estabilidad.

De la estabilidad al compromiso

Si usted tiene éxito en dominar las lecciones de la fase de la estabilidad, las recompensas son excelentes. En la fase del compromiso, usted puede disfrutar de un sentido genuino de seguridad, no como la seguridad irreal del romance. Ahora realmente siente su unidad, su independencia. Se ha convertido en un "nosotros", un nosotros donde usted reflexiona sobre cómo sus acciones afectarán a su pareja.

Este tipo de consideraciones no vienen de un sentido de obligación, sino de un conocimiento profundo y empatía para el otro. Pero para ello deben pasar por las otras tres fases los dos, antes de llegar a un compromiso verdadero. Ahora las promesas que se hacen son confiables.

Anteriormente no lo eran porque no se habían conocido aún y no habían aprendido la tarea básica de la vida de hacerse responsable de sí mismo (la tarea de la fase de la estabilidad). Hasta que usted no pase por la fase de la estabilidad, en secreto o no, sigue queriendo que "la cuiden" como en "yo quiero que dejes de coquetear con otras mujeres porque me hace sentir insegura" (traducción: desencadena mi inseguridad).

Pregunta

¿Por qué la fase del compromiso es la cuarta en una relación? ¿Acaso no se requiere compromiso para poder comenzar el viaje? Sí, sí se requiere de un tipo de compromiso, pero la habilidad de hacer acuerdos mutuos, que sean realmente confiables, solo se pueden lograr después de que su relación haya superado y atravesado una cantidad de luchas por el poder y puesto al descubierto los lados secretos de cada uno. Solo hasta entonces ustedes realmente saben quiénes son y conocen la relación suficientemente bien para lograr compromisos confiables.

Cocreación

Una vez dos personas se sienten parte de una unidad y se sienten seguras acerca de su habilidad de hacer y mantener acuerdos sin sentirse obligados, ellas pueden crear cosas juntas con un sentido real de pareja. Pueden crear cosas simples como cenas agradables para sus amigos. Pueden ser coautores de artículos o enseñar clases juntos. O pueden utilizar su vínculo para expresarse como pareja en el mundo.

En la cocreación se cosechan las recompensas del trabajo que ha realizado en las otras cuatro fases, y donde le devuelve al mundo lo que la vida le ha enseñado. El viaje de la pareja del romanticismo a la cocreación les ayuda a ambos a aprender a sentirse bien con el cambio. Le puede ayudar evitar decepciones innecesarias relacionadas a "tú no eres la persona de quien me enamoré".

Usted no puede satisfacer todas las necesidades de su pareja

Así esté enamorándose por primera vez, seguramente es consciente de que en teoría usted no podrá satisfacer todas las necesidades de su pareja. La teoría es una cosa, pero escucharle decir a su pareja que desea salir a algún lugar con un amigo especial en vez de con usted, esto no es tan fácil de aceptar. ¿Alguna vez le ha sucedido esto? Si no, prepárese, porque seguramente sucederá.

Y si nunca sucede, su relación no es muy madura. Seguramente todavía están tratándose a sí mismos o a la relación como a los bebés, como algo demasiado frágil para manejar ese tipo de conflictos. En cualquier relación, existirán cosas que uno de los integrantes de la pareja deseará hacer sin incluir a la otra. Si usted evita mencionar tales cosas, para no causar molestias, entonces no podrá avanzar mucho en su viaje juntos.

Claro que duele saber que su pareja prefiere estar con otra persona o estar sola en vez de con usted. Duele, pero es bueno para usted porque, enfrentando la verdad de que no puede satisfacer todas las necesidades del otro, usted también mejora su habilidad para aceptar la vida tal como es.

¡Alerta!

La vida está llena de cosas que se escapan de su control. Aceptar esto lo fortalece a usted. Si usted insiste en querer las cosas a su manera todo el tiempo, seguirá siendo inmaduro al igual que su relación.

Aprenda a aceptar las diferencias

Aquí veremos un ejercicio que puede hacer con su pareja:

1. Primero, cada uno de ustedes debe hacer una lista de todas las cosas que les encantan hacer.
2. En la columna de la izquierda al lado de cada ítem, escriba S (para las cosa que prefiere hacer sola), P (para las cosas que prefiere hacer con su pareja) y O (para las cosas que prefiere hacer con otra persona que no sea su pareja).
3. Muestre su lista y hable de sus sentimientos. A medida que comparte sus sentimientos, asegúrese de comenzar con las palabras "yo siento". El emplear esta frase evitará que usted ataque, culpe o juzgue a su pareja.

Después de realizar este ejercicio, felicítese por tomar el reto de ser honesto con cosas difíciles.

Ser honesto respecto a sus necesidades de querer espacio por separado lo llevará a un nivel más profundo de intimidad y confianza, y ya no se reflejará en frases como estas: "Confío en que nunca me vas a herir" (lo cual es totalmente irreal), pero sí más bien en la siguiente manera: "Confío en que yo pueda manejar cualquier sentimiento que surja entre los dos. Confío en que si tú haces algo que me hiera, yo hablaré contigo al respecto. Y confío en que tú y yo podamos escucharnos y no estar a la defensiva para podernos perdonar". Esta es una verdadera relación entre adultos.

Aprenderá a perdonar

El perdón es una destreza esencial para poder sobrevivir en cualquier relación. No importa qué tan maduras o responsables dos personas sean, a veces harán cosas tontas y dolorosas. El perdón se puede dar en un instante. Pero la mayoría de las veces, es un proceso que requiere tiempo.

Normalmente existen varios elementos o fases en el proceso del perdón:

1. Tratar de establecer qué pasó.
2. Investigar cómo se siente.
3. Decirle a su pareja cómo se siente.
4. Escuchar a su pareja.
5. Hablar de otros sentimientos.
6. Perdonarse.

Evite perdonar prematuramente. Muchas personas detestan el malestar producido por la rabia y los resentimientos, entonces simplemente dicen "te perdono" antes de haber averiguado lo que pasó y antes de permitir que se manifiesten sus sentimientos al respecto. Para alcanzar el perdón verdadero y duradero, debe estar dispuesto a pasar por todas las fases hasta que sienta un cambio en cuanto a sus sentimientos relacionados con el problema.

¿Qué sucedió?

El primer paso en cualquier proceso del perdón es identificar qué fue lo que la otra persona hizo para herirlo tanto. Aquí debe pensar claramente, porque las personas muchas veces se sienten por algo que se imaginaron o por la interpretación que le dieron a las acciones de su pareja.

Pregúntese: "¿Qué fue lo que realmente sucedió? ¿Qué fue lo que mi pareja realmente hizo o dijo?". Luego pregunte: "¿Qué sucedió después de eso? ¿Cómo fue mi reacción? ¿Qué fue lo que realmente sentí? ¿Qué fue lo que dije o hice en relación con esos sentimientos?".

¿Qué siente usted?

Después de identificar lo que usted sintió después de lo sucedido, observe cómo se siente en este momento. ¿Todavía está molesto? ¿Siente dolor o se siente herido?

Observe los sentimientos actuales y sensaciones corporales y no se confunda por sus rótulos y juicios: "Me siento engañada", de hecho, no es un sentimiento. Es una interpretación de las acciones de otra persona: usted piensa que alguien lo ha engañado.

Si usted está pensando: "Sí, me siento engañado", trate de señalar exactamente el sentimiento en su cuerpo que usted asocia con el engaño. Muchas veces se desencadenan los sentimientos viejos que sucedieron hace mucho tiempo pero nunca fueron admitidos o expresados y por ello nunca fueron liberados. Y por eso ahora, cuando algo parecido sucede, se confunde con la misma herida vieja. Usted reacciona demasiado fuerte en el presente a una experiencia que parece similar al asunto doloroso del pasado no resuelto.

Información esencial

Al darse cuenta en detalle de sus sentimientos actuales, usted podrá comunicarse con su pareja de una manera sensata y genuina. Usted será más auténtico y más creíble (sin sonar histérico o dramático).

Exprese lo que siente

Para la mayoría de las personas, este es el paso más difícil de todos. Usted podría tener miedo de que su pareja se encuentre a la defensiva o de que de pronto usted haga un desastre. Bueno, es cierto, todas estas cosas pueden suceder. Pero si usted toma el riesgo ya, no tendrá que cargar con el dolor o rabia solo. Y muy probablemente se sobrepondrá a ello tan pronto hable con su pareja sobre ello. Recuerde: el objetivo de expresar sus sentimientos es superarlos para poder perdonar. (El capítulo 17 ofrece algunas herramientas para la comunicación que le ayudarán a expresarse en situaciones difíciles como esta).

Escuche a su pareja

Después que su pareja la escuchó a usted, escúchelo a él cómo expresa sus sentimientos y percepciones. Formule preguntas esclarecedoras para ayudarle a su pareja a ser más específico, pero no lo ponga en el estrado de los testigos.

Las preguntas que comienzan con "Acaso no es cierto que tú…" están prohibidas. Déjelas para el juicio en la Corte, porque de no ser así usted se verá envuelta en una batalla como las que se ven en la Corte.

A medida que escucha a su pareja, es bueno practicar el "escuchar activamente" (descrito en el capítulo 17). Repetir lo que su pareja ha dicho le ayudará a permanecer enfocada y presente y a evitar que reaccione impulsivamente. También ayuda a que su pareja se dé cuenta de que usted está presente y abierta, lo cual aumenta la posibilidad de llegar a una solución.

Exprese más sentimientos

Ahora revise y averigüe si necesita expresar algo más. A veces cuando usted expresa sus resentimientos clara, específica y directamente, se llega a un tipo de perdón: "Ya se me pasó... te puedo perdonar... solo necesitaba expresarme y ser escuchado".

En otras oportunidades, usted se sentirá tan molesto como antes de haber comenzado la conversación, por tanto tendrá que repetir lo que dijo. Sencillamente diga lo que ya había dicho antes; si percibe algún sentimiento nuevo, exprésolo también. Después de cada frase, observe si ya se siente "bien". ¿Siente una especie de resolución o cierre?

Siga expresándose así sienta que suena repetitivo hasta que se sienta satisfecho. A veces, el proceso de expresar un enojo fuerte puede resultar en el surgimiento de un temor o dolor. A veces al expresar un dolor o sentimientos dolorosos, aparece la rabia. No se alarme si descubre un sentimiento escondido debajo de sus sentimientos iniciales.

Información esencial

A veces, para obtener un sentimiento de finalización puede que sea necesario repetir todos estos pasos varias veces. Si una herida se parece a una que sufrió en su infancia, la herida puede que no sane inmediatamente. Sea paciente. Acepte las heridas emocionales, así como las físicas, pues unas y otras necesitan de tiempo para sanar.

La psique humana es como una cebolla de muchas pieles. Una vez usted se haya expresado del todo acerca de un incidente en particular, es posible que se acuerde de otro evento. A veces un incidente actual le acuerda de algo que sucedió hace mucho tiempo, a lo mejor cuando era niño. Si llega a suceder esto, asegúrese de contarle a su pareja que están saliendo a la luz sentimientos viejos y enterrados. Esto le permite a su pareja escuchar con compasión y no sentirse provocado. Luego pídale a su pareja ser paciente y siga sincerándose.

Perdone a su pareja

Una vez usted siente que se ha expresado completamente, es posible que esté listo para perdonar. Sería bueno hacerse responsable por el hecho de haber sido provocado por las acciones de su pareja. No se puede culpar a su pareja por ello. Su pareja es responsable por sus acciones, pero nadie tiene la culpa de lo que usted sufrió.

Usted debe recordar que la culpa no es real. Es una reacción defensiva que utilizan las personas para tener más control sobre algo que sucedió. Es mucho más maduro admitir que usted no tiene control sobre las cosas hechas por otra persona. El hábito de culpar refleja un punto de vista no real, un punto de vista que dice: "Si yo estoy herido, es por culpa de otro". El dolor sucede. La mejor manera de manejar los momentos dolorosos es sintiendo el dolor, hablar sobre ello, perdonar y seguir adelante.

Las infidelidades suceden. ¿Cómo superarlas?

Descubrir una infidelidad sexual secreta puede ser una de las más dolorosas experiencias de una pareja. Si esto sucede, es importante pasar por cada una de las fases del perdón de manera muy cuidadosa. Averigüe qué sucedió exactamente preguntando cualquier duda que tenga. No proteja a su pareja al no hacer preguntas porque usted tiene miedo de que sean incómodas. Pero tampoco castigue a su pareja ni se lo refriegue en la cara. Recuerde: su objetivo es lograr el perdón engrandeciendo su comprensión hacia su pareja y su pareja hacia usted.

Usted está conmocionado: ¿ahora qué?

Cuando usted descubre que su pareja ha mantenido un secreto como ese, puede sentirse tan fuera de control que su inclinación natural es querer recuperar el control inmediatamente tomando una acción decisiva, como querer irse o amenazar con dejarlo. Por lo general, esta es una mala idea.

No abandone ninguna relación hasta tanto haber expresado por lo menos todos sus sentimientos acerca del asunto y de haber escuchado lo que su pareja tiene que decir. Si usted se aparta de una relación en la cúspide de las emociones, seguramente tendrá que cargar con muchos asuntos no resueltos. Tal carga de emociones lo perseguirá en su relación nueva o lo puede prevenir de comenzar nuevas relaciones futuras.

Hecho

En un estudio realizado para el libro *El día en que Norteamérica dijo la verdad*, de James Patterson y Peter Kim, el 37 % de las personas casadas admitieron haber tenido relaciones sexuales secretas.

Una lista de preguntas

Cuando usted está conmocionado, puede estar tan aturdido o tan furioso que no puede pensar bien y, sin embargo, este es un momento crítico y tiene mucho por considerar. Aquí veremos una lista de preguntas que debe hacer:

- ¿Qué sucedió realmente? (Si su pareja no le quiere decir, averigüe por qué. Su pareja no debe temer en ser honesta con usted).
- ¿Qué está sucediendo entre su pareja y esta otra persona?
- ¿Cuáles son los deseos e intenciones de su pareja?
- ¿Qué quiere hacer su pareja o qué espera de usted?

Muchas veces, una infidelidad es un llamado de atención para un matrimonio, una señal de que las necesidades de una o de ambas personas no están cumpliéndose. Ahora que se tiene esa información clara, usted puede hacer algo para remediar la situación.

El perdón

Cada persona es única en cuanto a lo que necesita para perdonar. Sin embargo, las seis fases le ofrecen un esquema general de lo que la mayoría de las personas necesitan. Sin embargo, a veces el perdón es tan solo el comienzo. Después de esto, puede ser que los dos tengan que inventarse una nueva visión de lo que cada uno de ustedes desea de su relación y un plan de acción de cómo hacer que esa visión se convierta en realidad. La persona que perdona puede pedir que la pareja se comprometa a hacer algún cambio.

Si usted se queda atascado en cualquiera de estos pasos, por favor busque ayuda profesional. Hoy día, la mayoría de las parejas reconocen que a veces requerimos una tercera persona. Tome esto como un compromiso consigo mismo y para su relación y no como una señal de debilidad. Y recuerde: el amor entre dos personas puede ser más fuerte en aquellos momentos vulnerables.

Capítulo 19

Toda una vida de sexo

La vida está llena de cambios. Es algo de lo que no nos podemos escapar, y sin embargo está llena de milagros y misterios. Nuestra sexualidad no es diferente. Hay mucha información que podría ayudarle a lo largo del camino que va desde aprender acerca del sexo durante toda su vida. Nunca es tarde para aprender más sobre el sexo y su sexualidad.

La primera vez

Hay una "primera" vez para todo lo que hacemos en la vida: el primer trabajo, la primera vez que manejamos un carro, el primer beso y el primer amor. Cuando uno se siente tranquilo y seguro de sí mismo, la mayoría de las cosas que usted hace por primera vez salen bien. Tener información, conocimiento y recursos le ayuda a tener mejores experiencias en la vida por primera vez.

No importa si es adolescente o mayor, usted debe saber que el sexo se puede tener con intimidad, amor y compromiso. El sexo puede ser parte de las exploraciones de los jóvenes para descubrir quiénes son. Puede ser el resultado de tener que ceder a la presión de sus amigos. Puede ser una forma de comprobar cómo se siente hacer el amor y cómo o quién es uno en una relación en la que está involucrado el sexo.

No se apresure

Generalmente los padres, sacerdotes y educadores sienten todos que los adolescentes y adultos jóvenes deben posponer las actividades sexuales. Las personas jóvenes que se sienten adultas y que están probando sus límites y experimentando muchas veces no siguen ese consejo.

¡Alerta!

Si usted tiene un hijo adolescente que está interesado en el sexo, a veces todo lo que puede hacer es confiar que usted haya hecho un buen trabajo educando a sus hijos y que tomarán decisiones sabias gracias a ello.

Si usted piensa que está listo para su primera experiencia sexual y desea estar saludable y pleno la primera vez, existen varias cosas que debería considerar primero. Asegúrese de haber hablado con su potencial pareja y que ambos hayan acordado que están preparados para estar juntos; sería ideal poder también hablar con uno de sus padres y otra persona adulta en quien confía, sobre todo si tiene algún temor o frustración. También es importante tener un lugar seguro y cómodo para estar con su pareja.

Muchas personas jóvenes no saben mucho acerca de la sexualidad. Sostenga una conversación franca y abierta con su potencial pareja.

Es muy factible que esta también sea la primera vez para él o ella y que por lo tanto ambos compartan algunos de los mismos temores.

Su primera experiencia sexual es algo que usted recordará durante el resto de su vida. Intente hacer de esta experiencia la mejor de todas. Esto hará que comience con el pie derecho el camino hacia el crecimiento sexual que lo guiará el resto de su vida.

Hecho

Esto es lo que Ellen Goodman escribió en su columna del *Boston Globe* el 23 de junio de 2002: las estadísticas muestran que, a pesar de que la mayoría de los padres prefieren la abstinencia, el 83 % desea educación sexual en los colegios para cubrir temas de anticoncepción y abstinencia también.

Hablar de sexo con los hijos

Es necesario tener una conversación franca y abierta con sus hijos sobre muchas cosas de sus vidas. No podrá hablar de sexo tan fácilmente con su hijo a menos que ya haya tenido otras conversaciones con ellos acerca de cosas importantes en sus vidas. Comience a hablar con ellos ahora para que más tarde, cuando sea muy importante, también pueda hacerlo. Aquí veremos lo que debe tener en cuenta cuando comience:

- No deje el tema sobre el sexo en manos del colegio únicamente. Es una experiencia muy enriquecedora si usted puede hablar con su hijo adolescente sobre el sexo. Hoy día, más de dos tercios de jóvenes de dieciocho años de edad han tenido relaciones sexuales. La mayoría de los profesionales de la salud opinan que la actual educación de abstinencia sexual de los colegios no retrasa la relación sexual ni previene los embarazos en adolescentes. Los programas no pueden hablar sobre anticonceptivos, lo único que pueden hacer es mencionar la tasa de fracaso.
- Los estudios muestran que los padres sí marcan diferencia. Enséñeles a sus hijos a pensar sabiamente. Esto comienza muy temprano en la vida, cuando los padres les ofrecen a sus hijos posibilidades que sean apropiadas para su edad. A medida que el niño crece, las opciones son mayores pero aún están dentro del ámbito del niño. De esta forma, los padres le enseñan a su hijo en qué situaciones es necesario poder decir "no".
- Siempre debe estar atento para aquellos momentos "apropiados para la enseñanza". No dicte ninguna cátedra: pregúntele a su hijo o hija qué

opina sobre algún programa de televisión o en tal revista. Elabore sus preguntas sin prejuicios para que su hijo sienta la libertad de poder hablar. Deje que la conversación se extienda.

- Enséñele a su hijo acerca de la igualdad y la autoestima. La opinión actual entre los adolescentes es que el sexo oral no es sexo. Es una actividad muy popular y les permite a las niñas decir que todavía son vírgenes. La mayoría del sexo oral se practica en los hombres, no en las mujeres. Esto crea un escenario en donde las adolescentes complacen a los adolescentes varones, lo cual genera una desigualdad temprana en la sexualidad y la intimidad. Esto perpetúa la permisividad cultural de la sexualidad en los jóvenes varones y el doble estándar de "inocencia de cuerpos" para las niñas adolescentes.

- Involucre a sus hijos en todo tipo de actividades. Aunque es sabido que las actividades extracurriculares como el deporte, los clubes y la iglesia pueden retrasar el sexo, lo mejor es mantener una buena relación con sus hijos. Hágales saber que usted está interesado en que ellos se acerquen a usted con preguntas, sin importar lo difícil que esto pueda parecerle. Estimúlelos también a que acudan a los amigos y mentores.

Pregunta

¿Cuándo perdió usted su virginidad? Acuérdese de la experiencia y piense en todos los detalles que pueda. Comparta sus recuerdos y cómo se sintió esa vez con su pareja o amigo cercano. Pídale contestar esa misma pregunta.

Proteja a sus hijos

Uno de los infortunados resultados de nuestra sociedad moderna es la creciente incidencia del abuso y violación de menores. Se calcula que una de cuatro niñas y uno de cada seis niños será abusado sexualmente antes de cumplir los dieciocho años. La parte más impactante es que muchas veces el perpetrador es alguien que conocen y en quien confían.

Los niños pequeños necesitan quién los defienda. Muchas veces es imposible para ellos juzgar qué comportamiento es apropiado, y cuál no, en un adulto en el que confían. Usted puede enseñarles de una forma que no les cree temores. Usted puede cuidar a sus niños. Se recomienda que cualquier adulto que sospeche que un niño es objeto de abuso hable de esto con otros adultos. No se quede mirando desde lejos: si usted sospecha que hay abuso, haga algo.

Hecho

De los estudios realizados en mujeres que a los dieciocho años ya han sido obligadas a tener sexo en contra de su voluntad, solo el 4 % fueron obligadas o violadas por una persona extraña. La manera más efectiva para prevenir el abuso y la violación es promover una buena autoestima. Si un niño, mujer u hombre se siente valorado, tiene una gran autoestima y sabe cómo defenderse contra un abusador, él o ella estará más preparado para prevenir que ocurra un abuso.

Las víctimas de abuso sexual tienden a sentirse inferiores el resto de sus vidas. No solo tendrán dificultades para tener un buen sexo como adultos, sino que se sentirán incómodos en muchas otras áreas de sus vidas también. Tienen menos confianza en las personas y tienden a alejarse de la intimidad y a evitar las relaciones personales cercanas.

Si usted ha sido atacado o abusado sexualmente, no tema en buscar ayuda. Cuéntele su historia a alguien de su confianza porque esa es la manera para comenzar la sanación.

No es saludable mantener una experiencia de abuso sexual en secreto. Pero si busca ayuda, usted puede romper el ciclo del miedo. Existen espacios de ayuda para víctimas de violación.

Hacer el amor con una pareja nueva

Es muy probable que usted haya tenido varias parejas sexuales en su vida. Algunas de estas relaciones han podido ser más casuales que otras. Cuanto más especial era su pareja para usted, más vergüenza, temor o hasta remordimiento habrá sentido la primera vez que tuvo relación sexual con esta persona.

Cuando apenas está comenzando una nueva relación, usted puede sentirse presionado para querer impactar a su nueva pareja sexualmente, y querrá "hacerlo mejor" que en el pasado. Usted se pregunta si realmente aprendió algo de sus errores y conflictos con sus experiencias pasadas.

Usted puede utilizar la comunicación y las técnicas para las caricias descritas en este libro para conocer a su pareja íntimamente de una manera divertida antes de tomar la decisión de seguir al siguiente paso: el sexo.

¡Alerta!

Tanto para jóvenes como para adultos, mostrarse sin ropa delante de su pareja por vez primera puede ser una experiencia aterradora o una experiencia cargada de erotismo ¡o ambas cosas! Si usted va a anticipar que va a tener una nueva pareja, tome las cosas con calma y dígale que es posible que se sienta vulnerable. Esto podría ayudar a que ambos se sientan mejor al desnudarse.

Cada uno de ustedes tiene la oportunidad de comenzar de nuevo en una relación nueva llena de amor que alimenta las almas. Usted tiene la oportunidad de crear la comunión más elevada posible con lo divino que hay en los dos.

Nunca dude de que hay alguien allá a quien usted pueda amar y quien lo puede amar a usted.

Si usted se encuentra en esta situación, recuerde actuar con la mente de un principiante.

El "éxtasis" de una nueva relación

Muchas personas son adictas al "éxtasis" que reciben de una nueva relación. Muchas veces cuando usted comienza una nueva relación, las endorfinas se apoderan y opacan su vista por un tiempo. Usted se siente en la cima de la montaña y la relación parece indestructible.

Pero con el tiempo, usted vuelve a la tierra. Es aquí donde la relación continúa a largo plazo y usted necesitará las herramientas para permanecer lúcido y lleno de amor.

Si usted hace las cosas con calma y perfecciona sus habilidades íntimas y la conexión en la nueva relación, todo saldrá bien. Ambos podrán mantener ese "éxtasis" que los atrajo en primer lugar.

Una mente de principiante

No importa si usted se encuentra en una relación a largo plazo, puede ser útil tener una mente de principiante: ser abierto, vulnerable y confiado en su sexualidad.

Una mente de principiante no tiene opiniones o quejas de cómo desea que las cosas sean. Ella acepta las cosas tal como son y trabaja para transformar las batallas interiores y los comportamientos que ocasionan los problemas.

Hecho

Un estudio realizado en 10 000 estudiantes de bachillerato, en 2002, encontró que el 54 % eran vírgenes. Esta estadística aumentó si se compara con la década anterior que era del 46 %. Las tasas de nacimientos entre los adolescentes han bajado.

En las prácticas de meditación, se nos dice que cuando nuestra mente se distrae, necesitamos devolvernos y prestarle atención a nuestra respiración. La respiración es la mejor herramienta para permitirnos estar presentes en el momento. Una persona con la mente de un principiante se queda en el momento durante la experiencia sexual y este estado ayuda a que la pareja se comunique y crezca.

Las técnicas descritas en este libro pueden ayudar a fomentar una mente de principiante.

Enfermedades de transmisión sexual

Las enfermedades de transmisión sexual (ETS) prevalecen hoy día, así como lo han sido a lo largo de toda la historia. Aunque contamos con buenos métodos de prevención y tratamientos efectivos, las enfermedades de transmisión sexual son una preocupación creciente entre los médicos, jóvenes adultos, padres y adultos sexualmente activos.

¿Qué son las enfermedades de transmisión sexual?

Las enfermedades de transmisión sexual se contraen a través de las siguientes formas de contactos sexuales:

- Genitales (incluyendo el ano) a genitales.
- Boca en los genitales.
- Genitales a manos a genitales.
- Boca a boca (esto solo aplica para algunas de las enfermedades de transmisión sexual).

Las ETS pueden ser causadas por una bacteria o un virus. Las formas bacterianas generalmente son tratadas con antibióticos fuertes. Las formas virales no tienen cura, aunque sus síntomas se pueden tratar con medicina antiviral.

Pregunta

¿Dónde tuvo sexo la primera vez? Según el mito, el primer encuentro sexual se tiene en la silla trasera del carro o al aire libre. En un reporte del 2002, se consignó que la mayoría de los adolescentes tienen sexo en sus casas. En el informe, el 70 % de los adolescentes dijeron que se encontraban en sus casas, en sus habitaciones, y que solo el 50 % de los padres sabía que su hijo o hija adolescente había tenido sexo.

Enfermedades de transmisión sexual más comunes

Con excepción del VIH, la infección viral que produce el sida, todas las enfermedades comunes de transmisión sexual se han propagado entre los seres humanos por miles de años. Los síntomas se notan más en los hombres, por tanto las mujeres tienden a tener más enfermedades de transmisión sexual no diagnosticadas y por ello son las portadoras de la enfermedad. Sin embargo, puesto que los hombres son más propensos a mantener un comportamiento promiscuo, ellos son los que más suelen infectar a sus parejas.

A continuación veremos las descripciones de las enfermedades más comunes de transmisión sexual sobre las cuales usted debe tener conocimiento. Clamidia, sífilis y gonorrea son infecciones bacterianas; el resto son virales.

- **Clamidia:** esta enfermedad de transmisión sexual es muy común y difícil de detectar. Tres cuartos de mujeres no presentan síntomas. Los síntomas pueden incluir secreciones, ardor y dolor durante la relación sexual.
- **Sífilis:** esta enfermedad crónica se adquiere de alguien con una infección activa. Las primeras señales son llagas que no duelen y desaparecen con rapidez; los efectos de largo plazo incluyen daños en el corazón, cerebro, ojos, huesos, sistema nervioso y articulaciones.
- **Gonorrea:** muchas veces no hay síntomas asociados con la gonorrea. Cuando los síntomas aparecen, estos pueden ser leves y pueden ser secreciones provenientes del pene, la vagina o el recto, y una picazón y ardor durante la orina. Existe un alarmante aumento en la gonorrea de la garganta en los adolescentes que practican el sexo oral en sus parejas.
- **Papilomavirus humano (PVH):** son verrugas genitales o venéreas y es la enfermedad más común en Estados Unidos. Es muy contagioso y está asociando al cáncer en las regiones genitales. Las verrugas son crecimientos carnosos en las regiones genitales; no producen dolor.

- **Herpes genital:** los síntomas de este virus incluye picazón, ardor y ampollas en el área genital o las nalgas. Las heridas abiertas son dolorosas y los nódulos linfáticos en el área genital se inflaman.
- **Hepatitis B:** este virus se adquiere con los *piercing* en la piel a través de las agujas y el contacto con semen, sangre, saliva y orina de una persona infectada. La mayoría de las infecciones desaparecen, pero en caso de no ser así, se afectaría al hígado y puede ser mortal.
- **VIH/sida:** el virus de inmunodeficiencia humana se desarrolla como sida después de que el virus ha estado en la persona infectada por un tiempo, destruyendo el sistema inmunológico y dejando a la persona sensible a las infecciones. Hasta el momento no tiene cura.

La epidemia del sida

Con la llegada de la epidemia del sida en todo el mundo, se requiere un mayor conocimiento y una mejor preparación de todos los seres humanos. En una época en que el placer puede literalmente matar, la educación, la discusión abierta sobre la sexualidad, la disponibilidad de recursos deben ser la norma.

A continuación veremos una lista de las principales formas de contagio del sida:

- Sexo anal o vaginal con una persona infectada.
- Actividad sexual genital oral con una persona infectada.
- Contacto con el semen o fluidos vaginales de una persona infectada.
- Transplante de órganos o transfusiones de sangre de una persona infectada.
- Contacto con sangre infectada por medio del uso de agujas contaminadas de drogadictos o tatuajes, *piercing* de orejas o inyecciones de esteroides.
- Transferencia de madre a hijo durante la gestación, nacimiento o inmediatamente después del nacimiento (la lactancia tiene alto riesgo para una madre con sida).

Los fluidos habituales mediante los cuales se adquiere el VIH son la sangre, el semen y las secreciones vaginales. Se ha documentado que ha sido detectado en la orina, la saliva, las lágrimas y las heces, pero no hay evidencia de contagio de esta enfermedad por ninguna persona por medio de cualquiera de estas vías.

Si usted ha sido infectado, busque ayuda

Muchas veces a las personas les da vergüenza buscar ayuda si piensan que han sido infectadas con una enfermedad de transmisión sexual. Enfermedades pélvicas inflamatorias se pueden desarrollar en las mujeres que no han sido tratadas por enfermedades de transmisión sexual. Esto puede producir infertilidad y otros síntomas serios. Busque tratamientos antes de que se causen serios daños. Una vez usted sea sexualmente activa, es importante hacerse los exámenes de Papanicolaou una vez al año. Este examen detecta cualquier anomalía en las células en la vagina y el cuello uterino.

¡Alerta!

Es posible contagiarse de algunas enfermedades de transmisión sexual a través del sexo oral e incluso a través de los besos. Sin embargo, generalmente cualquier elemento que tenga que ver con el toque con las manos es seguro. Esto aplica sobre todo si usted emplea guantes de látex mientras acaricia y toca los genitales de su pareja.

Practique el sexo seguro

La frecuencia de la infección va de la mano con los múltiples compañeros de sexo y del inicio de la actividad sexual a una edad temprana. Si usted va a volverse sexualmente activo, ¡asegúrese de estar protegido! No tenga miedo de preguntarle a su nueva pareja acerca de su historial sexual y también debe estar dispuesto a hablar acerca del suyo. Las vidas de ambos podrían depender de ello.

Visite a su médico con regularidad. Si usted tiene alguna duda, hágase una prueba. Si no desea ir donde su médico de siempre, puede dirigirse a un laboratorio practicarse los exámenes anónimamente. Busque en el directorio telefónico de su localidad clínicas de laboratorios.

Sea un amante considerado

Es muy importante tener una buena autoestima y una actitud considerada cuando hable sobre las historias sexuales personales con su nueva pareja. Lo mas recomendable tanto para usted como para su pareja en cuanto a la actividad sexual sin protección es realizarse pruebas en el momento que decidan llevar la relación a otro nivel. Durante el tiempo en que esperan los resultados de los exámenes, usted puede compartir experiencias íntimas que no tengan que ver con la relación sexual y evitar comportamientos riesgosos.

Tener un amplio conocimiento sobre técnicas de caricias sensuales y sexuales puede ser útil cuando se está con una pareja nueva. En los capítulos anteriores vimos muchas técnicas para que usted escoja. Ustedes pueden comenzar con la exploración de sus cuerpos mientras deciden dar el paso siguiente de la relación sexual. Claro, usted también tiene la opción de simplemente utilizar el condón.

Hecho

En el 2002, un estudio con 10 000 estudiantes de bachillerato encontró que el 58 % de los jóvenes activos sexualmente usaban condones, comparado con un 46 % de la década anterior. El estudio notó un aumento en la actividad sexual oral por culpa del temor al embarazo y al contagio del sida.

Látex, condones y protectores para los dedos

Los condones de látex son el método más seguro, aparte de la abstinencia, para estar libre de enfermedades. Sin embargo tampoco se puede decir que son efectivos 100 % previniendo el embarazo. No obstante, al evitar el contacto directo entre el pene y los órganos sexuales femeninos, los condones protegen tanto al hombre como a la mujer de contraer enfermedades de transmisión sexual.

También existen los condones para las mujeres, a pesar de que algunas mujeres dicen que golpean el cuello uterino y son un poco incómodos. Esto puede cambiar a medida que se mejoran los productos con el paso de los años. Los protectores bucales son piezas cuadradas de látex que se pueden emplear para cubrir los genitales femeninos para el sexo oral. También se puede usar el vinilo plástico. Los protectores para los dedos o condones para un solo dedo son muy apropiados para la estimulación anal y las caricias eróticas en las áreas genitales.

Todos estos productos ofrecen una buena protección contra las enfermedades de transmisión sexual. No dude en usarlos. Incluso pueden ser divertidos. Si usted está teniendo sexo en una situación que justifique protección, haga que sea divertido y sin preocupaciones para los dos.

Responsabilidad

Muchas mujeres dicen que depende de ellas tener sexo seguro. Dicen que es importante para estar preparadas o para que no las convenzan de no usar condones para hombres o mujeres. Esto puede ser difícil si usted tiene problemas de autoestima, pues si usted está segura de sí misma le resultará más fácil establecer sus límites.

Información esencial

Tanto los hombres como las mujeres necesitan ser tolerantes y estar de acuerdo cuando se trata de tener sexo seguro con su pareja. Con toda seguridad usted no querría ser la culpable si otra persona contrae alguna ETS y tampoco le gustaría estar en la posición de esa persona. Sea responsable. Sus vidas dependen de ello.

Practique el sexo virtual

El cibersexo y sexo por teléfono puede ser visto como un sexo más seguro porque no hay contacto físico entre la pareja. Ambos tipos de sexo tienen que ver con la autosatisfacción en una situación erótica con otra persona, aunque esa persona no se encuentre físicamente cerca de usted. Si usted tiene una relación cercana pero se encuentran físicamente lejos, a veces el sexo por teléfono puede ser una excelente manera de conectarse íntimamente. También son fabulosas maneras de cumplir con las fantasías de su pareja.

Sin embargo, si usted no está en una relación y con frecuencia tiene que pagar el servicio de sexo por teléfono o emplear Internet para las relaciones sexuales, sería conveniente hablar con un psicólogo. Los posibles costos emocionales y físicos en términos de evitar una relación con una persona real son grandes. Si usted cree que tiene problemas para establecer intimidad, busque un especialista. Las recompensas de una conexión verdadera e intimidad profunda son excelentes. Todos necesitamos contacto y atención real.

Sexo durante el embarazo

La mayoría de los médicos coinciden al afirmar que no hay ninguna razón por la cual una pareja no pueda tener relaciones sexuales normales durante el embarazo, a menos que exista una complicación médica.

Su doctor probablemente no mencionará el tema, pero usted sí puede hacerlo si tiene preguntas al respecto. Su propia intuición le debe servir como guía para la actividad sexual.

Típicamente, durante el tercer trimestre una mujer puede tener dificultades con las actividades sexuales porque su útero se ha distensionado. Durante la relación sexual, su cuello uterino puede lastimarse y esto puede causar dolores leves. También puede ser que no sienta ganas de tener sexo debido a que sus niveles hormonales están cambiando.

La mayoría de las parejas encuentran otras formas para divertirse. Usted puede emplear algunas de las sugerencias ofrecidas en los capítulos de este libro para inventar nuevas formas de diversión o placer para que los dos puedan practicar durante el embarazo. Es un momento propicio para mejorar el sexo oral y otras formas de actividad sexual.

Por último, y sobre todo si usted está embarazada con su primer hijo, esta será la última vez que ustedes estén solos los "dos" por lo menos por un buen rato. Encuentre maneras de sentirse sexual, sensual o íntimos ahora, así tengan que hacer variaciones. Una vez haya nacido el bebé, es normal para la mujer no quiera tener actividad sexual por lo menos por dos o cuatro semanas, y algunas mujeres se demoran mucho más en volver a querer una relación sexual. Su médico le aconsejará no practicar sexo mientras dure su sangrado. Conciliar el sueño, tiempo y energía va a ser más difícil ahora. La mayoría de la actividad sexual se activa de nuevo después de seis a doce meses.

La sexualidad y la edad

La adaptación a las hormonas cambiantes, la agilidad del cuerpo y la aceptación sobre los cambios que nuestros cuerpos atraviesan a medida que envejecemos es un reto. Hoy día, tenemos muchas opciones para permanecer eternamente jóvenes en apariencia, salud y espíritu, entonces la edad mediana puede resultar no tan desalentadora. Pero cuando se trata de vitalidad sexual, las cosas sí cambian a medida que el cuerpo envejece.

Asunto de salud

La buena noticia es que vivimos más tiempo y por ello también vamos a querer sexo por más tiempo. La mala noticia es que nuestra cultura tiende a sufrir de sobrepeso, a depender más de medicamentos de prescripción que la generación de nuestros padres y a padecer de cáncer. Estos cánceres son prevalecientes en áreas del cuerpo que tienen que ver con el sexo. Cáncer de seno, cáncer testicular, cáncer de próstata y cáncer uterino van todos en aumento.

Mantener un estilo de vida sano es muy importante para el buen sexo. Aliméntese bien, manténgase en buena forma física y consulte a su médico con frecuencia. Edúquese en asuntos relacionados con la salud y la sexualidad para estar bien informado cuando se presenten los temas relacionados con la edad.

Hecho

En años recientes, nosotros como sociedad comenzamos a ver una síntesis entre la sexualidad y la espiritualidad. A medida que se llega a la madurez en Estados Unidos, hay una tendencia creciente a asociar el sexo con un acto sagrado.

Mantener el deseo sexual

El deseo puede ser elusivo a lo largo de su vida. Muchas personas tienen sus altibajos en la intensidad de su deseo. Las depresiones, el estrés y la ansiedad contribuyen todos a los niveles bajos de químicos en el cerebro que son los que nos mantienen optimistas, saludables y llenos de deseos.

Niveles bajos de hormonas durante el embarazo, enfermedades, crisis personales, trabajo y problemas familiares pueden producir una pérdida del deseo sexual. La menopausia y la andropausia pueden causar confusión con respecto a la libido. Muchos medicamentos modernos y drogas usadas para la depresión y enfermedades relacionadas con el estrés pueden provocar una pérdida total de la libido.

Una mujer lo puso de la siguiente manera: "He estado casada por treinta y dos años. Yo era muy abierta en cuanto al sexo. Ya no quiero tener sexo. Trabajo duro, soy atractiva y no fumo. Mis hijos ya son grandes y ya no viven con nosotros. ¿Qué pasa?".

Muchas veces, después de que las mujeres hayan tenido a sus hijos, ellas regresan a sus trabajos con ánimos renovados. Ellas se someten a largas horas de trabajo y luego llegan a casa a dedicar horas para crear y mantener un santuario en sus casas. Ellas muy seguramente lo disfrutan, pero sí están cansadas después de un largo día.

Al mismo tiempo, están envejeciéndose poco a poco. Sus niveles de testosterona y estrógeno están bajando. Los estrógenos regulan el ciclo menstrual y ayudan a estabilizar las emociones, los efectos secundarios y los síntomas físicos de la menopausia.

La testosterona le da a la mujer la energía y vitalidad sexual de igual forma que a los hombres, aunque las mujeres necesitan cantidades menores de la hormona que los hombres.

Los niveles de testosterona de los hombres también disminuyen a medida que envejecen. El deseo de ellos comienza a decaer, aunque esto se debe más a la ansiedad atribuida a su desempeño y temores asociados con la disminución de la libido y con su apariencia. Los hombres están menos inclinados a tocar estos temas. Las ventas de motocicletas y carros deportivos para hombres de mediana edad han aumentado tremendamente ¡a medida que los *baby boomers* envejecen!

Entrenando su mente

El deseo tiene mucho que ver con la forma en que usted ha entrenado su mente a pensar en relación con el sexo y la atracción sexual. Si usted ha estado activo sexualmente durante la mayor parte de su vida, es muy probable que siga sexualmente activo a medida que envejece. Si usted siente que tiene problemas, estará más dispuesto a buscar remedios y soluciones para ello.

Nuestro cerebro es nuestro órgano sexual más grande. Nosotros podemos permitirnos sentirnos *sexy*, estimulados y deseados entrenando nuestras mentes.

Nunca es tarde para comenzar. El sexo y el deseo son funciones saludables y normales de cualquier ser humano. Si usted o su pareja está preocupado acerca de la falta de deseo o libido, consulte a su médico y pida que lo remitan a un sexólogo.

El manejo de la impotencia

Los problemas de la impotencia tienen raíces psicológicas o físicas. Hoy día, somos bendecidos con la cantidad de conocimiento que tenemos acerca del cuerpo humano y sus funciones. Se sabe que una mala circulación de la sangre puede ocasionar problemas con la erección en los hombres y problemas de excitación en las mujeres. A medida que los hombres envejecen, las válvulas que van en una dirección y que permiten el flujo de sangre hacia el pene se fatigan y permiten que la sangre se devuelva antes de tiempo. Una buena dieta, mucho ejercicio, un nivel de colesterol bajo y disfrutar de una vida sexual feliz y activa hacen que tengamos una vida sexual prolongada fabulosa.

Los problemas de impotencia también pueden ser el resultado del estrés, de fumar excesivamente, de diabetes o del consumo de medicinas de prescripción.

¡Alerta!

Viagra es una solución a corto plazo para algunos hombres. Tómelo *solamente* bajo supervisión médica. En los próximos años vendrán nuevas soluciones con menos efectos secundarios y podrán incluso comprarse sin prescripción médica.

Los problemas psicológicos pueden ser de largo o corto plazo, dependiendo de la situación. Consulte primero con su médico o urólogo, y si usted determina que necesita la ayuda de un sexólogo o psiquiatra, consiga una buena referencia. Muchas veces el solo hecho de hablar con franqueza con su pareja ayuda a lidiar con la impotencia de carácter psicológico.

El manejo de la menopausia

A medida que las mujeres envejecen, ellas pasan por diferentes problemas. Una queja frecuente es la resequedad vaginal. Muchas mujeres se preguntan si es el resultado de la menopausia o un efecto psicológico de una disminución del deseo.

Si usted es una mujer que tiene preguntas acerca del comienzo de la menopausia, visite su médico. Los niveles hormonales, tanto de la testosterona como de los estrógenos, afectan su libido. Hágase el examen sencillo de sangre que le indicará si los niveles de las hormonas están muy bajos. Cuando tenga los resultados, tendrá que tomar algunas decisiones.

Grandes estudios oficiales acerca de las terapias del reemplazo de hormonas para las mujeres fueron recientemente detenidos. Al haber efectos secundarios serios, el Departamento de Control de Alimentos y Medicamentos se propuso realizar foros públicos y tratar de establecer pautas para los estudios futuros. Esto ha hecho que las mujeres se pregunten qué deben hacer. Aunque puede estar pensando que el reemplazo de las hormonas debe ser bueno para usted, existen también vías alternativas para escoger, adecuadas para usted. Afortunadamente, hay mucho más que usted puede hacer para aliviar su experiencia con la menopausia. Aquí veremos algunas sugerencias:

- La actividad física es la clave para llevar un estilo de vida saludable; encuentre un programa de ejercicio que le agrade y conviértalo en parte de su cotidianidad.

- Evite el estrés; tómese más tiempo personal para usted y disminuya las horas de trabajo.

- Propicie tiempo sensual (pero no necesariamente sexual) con su pareja. Sea juguetona e inocente: no tiene que llegar a ningún lado siempre y cuando usted disfrute ser tocada, déjese masajear y consentirse.

- Practique sus ejercicios pélvicos. Si tiene buena práctica con estos, obtendrá mayor flujo sanguíneo en el área del piso pélvico, se mantendrá tonificada, aumentará su energía sexual y fortalecerá su deseo sexual.

- Ensaye con cremas de estrógeno y testosterona.

- Asista a talleres de sexualidad o tantra con su pareja. Los talleres pueden proporcionar un increíble volumen de energía sensual nueva para la relación.

- Piense en tomar clases de yoga o meditación. Estas actividades le enseñan a concentrarse y a mantener su cuerpo flexible. Las técnicas de concentración le pueden ayudar a responder mejor al estímulo sexual que reciba.

- No le tema al uso de lubricantes. Puede ser erótico y divertido aplicarlos. Ya existen muchos productos en el mercado y están apareciendo nuevas líneas orgánicas y naturales.

- Mantenga un sentido de juego e inocencia cuando ensaye nuevas experiencias. ¡Lo más importante es divertirse!

Información esencial

No sea muy dura consigo misma. Muchas mujeres sienten una disminución de la libido a medida que envejecen. Ese es un buen momento para reflexionar sobre lo que realmente importa en su vida y de tomar cartas en el asunto.

Consiga un buen libro sobre la menopausia. Existen varios que pueden ofrecerle la información que usted necesita para comprender lo que está sucediéndole a su cuerpo, su mente y su alma. Existen productos nuevos en el mercado diseñados para las mujeres. Hable con su médico si esta opción le llama la atención.

Capítulo 20
Un taller de ayuda sexual

L legó la hora de juntar todo lo que aprendió en este libro para que usted y su pareja puedan disfrutar juntos una vida llena de sexo maravilloso. Este último capítulo presenta seis programas específicos de autoayuda sexual: cuatro son para parejas; uno para parejas que apenas inician una relación sexual; y uno para personas que desean prepararse para tener un sexo maravilloso con una pareja nueva.

Ingredientes nuevos para la receta vieja

Si usted ha tenido la fortuna de estar con su pareja por muchos años, quizás llegó la hora de añadirle nuevos ingredientes a su vida sexual y romántica. A lo mejor usted ha adquirido una rutina que es cómoda pero que carece de emociones. Puede ser que esté evitando el sexo debido a un cúmulo de informaciones incompletas. De pronto existen aún cosas después de todos esos años que son difíciles y frustrantes. A lo mejor usted siente la necesidad de variar pero no desea buscar fuera de la relación. Si algunas de estas frases aplica para usted, ¡entonces siga leyendo!

Rompa con la rutina

Se requiere un esfuerzo consciente para salir de la rutina, pero el esfuerzo vale la pena. Si ambos leyeron este libro, entonces ha llegado la hora de sostener una conversación con su pareja acerca del modo en que quieren innovar la relación.

En el capítulo 16 usted aprendió que existen muchas maneras de hacer del lugar donde hacen el amor, un sitio más sensual y hermoso utilizando los colores, flores y fragancias, además de que pueden tomar baños juntos, alimentarse con comidas sensuales y vestirse con ropas eróticas. Algunas de estas ideas pueden producir temor o vergüenza, pero usted debe ir más allá de esos sentimientos iniciales: todas estas sugerencias pueden ser justo lo que usted necesita para renovar su vida sexual.

¡Alerta!

¡Su pareja puede ser su mejor aliado y sanador! No se rinda tan rápido. Un estudio reciente encontró que las parejas casadas sufrían mucho menos de depresiones que aquellas que no lo están. Tómese el trabajo de establecer una intimidad que les produzca a ambos un flujo enorme de felicidad.

Si va a hacer algo que le produce un poco de temor, significa que va a tomar un riesgo en beneficio de la relación. Usted está expandiendo su zona cómoda y conocida y su relación sigue creciendo. A lo mejor habrá escuchado el dicho "madura o muere". Esto significa que si no está madurando en una relación, su relación está muriéndose. No permita que su vida sexual tenga una muerte definitiva. Manténgala viva y fresca cambiando las cosas de manera consciente de vez en cuando.

Vuelva a encontrarse

No importa el tiempo que hayan estado juntos, uno nunca deja de necesitar las caricias. Tocarse de manera sensual, sexual y alimentadora ayuda a las personas a relajarse, sentirse amadas y capaces de amar. El capítulo 9 muestra una amplia variedad de ejercicios para acariciarse para revivir los sentidos y renovar su capacidad del placer de cuerpo entero.

Si ustedes dos han estado juntos por mucho tiempo, seguramente hace rato que no sostienen una conversación como esta: "Cómo me gusta a mí" —qué es lo que le gusta durante los juegos sexuales—, algo que las parejas necesitan hacer con frecuencia. Solo porque las "cosas marchan bien" no significa que no sea necesario ser complaciente.

A veces las necesidades de las personas cambian con el tiempo. En ocasiones, a medida que usted se siente más a gusto consigo mismo y su cuerpo, aprende cosas nuevas acerca de usted. No se alejen demasiado; mantengan la comunicación y ensayen cosas nuevas.

Información esencial

Si usted se encuentra en una relación hace mucho tiempo, pregúntese qué le gustaría cambiar de su relación. Escriba tres cosas que a usted le gustaría cambiar en usted y tres cosas que le gustaría que cambiaran en general. Escríbalas y sea específico.

Todavía deseando y esperanzada

Aun después de años de matrimonio, muchas parejas tienen secretos que no se han contado. Una de los principales aspectos de los secretos es el sexo. Ahora tómese un momento para pensar en su propia situación. ¿Existen cosas que usted desea que su pareja hiciera para usted sobre las cuales no ha hablado últimamente? ¿Por qué no lo ha hecho? ¿Por qué está tratando de evitarlo? El capítulo 17 ofrece muchos juegos de comunicación y herramientas que usted podría usar para confesar sus necesidades, deseos y anhelos secretos. Recuerde: usted se hace querer mucho más cuando es más transparente y vulnerable.

Cuando la variedad carece de picante

Existen muchas maneras de añadir variedad a una relación que ya es plena. Ensaye una posición nueva. Hágalo en los exteriores o sobre el piso de la cocina. Ensaye el sexo en una sola dirección para darle la posibilidad a la persona de simplemente recibir placer. Trate de tener sexo sin orgasmo por un mes.

Pregunta

Necesito un cambio de rutina. ¿Qué puedo hacer? Imagínese un fin de semana lejos en un hotel de lujo, una acampada, una cabaña en las montañas o un resort en la playa. Escoja un lugar donde no haya mucho que hacer aparte de permanecer en su espectacular refugio. Lleve consigo aceite para masajes, bufandas, lencería, champaña ¡o cualquier otra cosa que su imaginación le permita!

Si no ha explorado el punto G o el área anal, investigue. Disfrácese de otra persona y actúe como esta (si por ejemplo todavía tiene guardado el conjunto de porrista en algún lugar). Tenga una pelea sobre algo que los dos han estado evadiendo. Todas estas cosas pueden renovar sus sentimientos de amor y lujuria. Ensaye cualquiera de estos que le llame la atención o, mejor aún, ensáyelos todos.

Conéctese con la esencia sexual de ella

Se dice que si el sexo funciona para la mujer, funciona para el hombre. Muchas de las prácticas tántricas y otras prácticas antiguas descritas en este libro ofrecen maneras que le permiten a la mujer guiar el camino para los dos.

Volver a los juegos sexuales: no acelere las cosas

Si la mujer no está disfrutando del sexo con la intensidad que ambos quisieran, el primer lugar para remediar esa situación son los juegos sexuales. Muchas veces la misma rutina de juego sexual puede ser aburrida para el hombre. Pero si es eso lo que a ella le gusta, es conveniente que usted aprenda a "sintonizarse" con las necesidades de ella en vez de sentir que simplemente está "prestándole un servicio" a ella.

Cuando dos personas se sienten conectadas, cuando están sintonizadas el aburrimiento desaparece.

Una mujer puede ayudarle a su hombre a sintonizarse con ella ofreciéndole retroalimentación verbal y no verbal acerca de cómo está haciendo él las cosas. La mayoría de los hombres dicen que les gustaría recibir mucho más retroalimentación de su pareja acerca de lo que se siente bien.

Los gemidos y otros sonidos son una buena manera de manifestar esto. El capítulo 11 recomienda emplear la respiración y el sonido, ambos como una manera de ayudarle a su pareja a saber dónde se encuentra usted y también como una forma de incrementar su propia reacción.

Información esencial

Sea abierto y hable con amigos acerca de su vida sexual e íntima. Sea vulnerable con amigos confiables en su vida y así hará conexiones duraderas. Usted puede descubrir que sus problemas son universales y que no se encuentra sola. Las soluciones, respuestas y nuevas posibilidades surgen espontáneamente.

Deseos de comunicación

Muchas mujeres no se atreven a pedir lo que desean. Si este es el caso en su relación de pareja, conviene hablar de ellos fuera de la alcoba. Hable primero acerca de los temores de ella: qué teme ella que pueda suceder si fuera más expresiva. Luego hable sobre las cosas que ella desea. Se trata del principio viejo "siente el miedo pero hazlo de todas formas". El miedo es un hecho de la vida. No permitamos que nos limite demasiado.

Si el hombre desea ayudarle a la mujer a expresarse con más libertad, él puede usar algunas de las prácticas de comunicación descritas en los capítulos 4 y 17.

Una de las técnicas útiles es el ejercicio de las respuestas de opciones múltiples como "¿Prefieres que te haga esto con más presión o con menos?". Con este tipo de preguntas, a una mujer que tiene miedo de herir el orgullo del hombre, o a una que no sabe lo que quiere, le puede resultar más fácil aceptar y revelar sus preferencias.

Ensaye posiciones nuevas

Muchas veces la posición más adecuada para el hombre no es la posición favorita para la mujer y viceversa. Por favor, no permitan que prime la posición favorita del hombre simplemente porque él es más claro en sus deseos.

Esto podría hacer que la mujer se sienta sometida, lo cual no es muy conveniente para obtener el mejor sexo mutuo. Así los dos tengan una rutina bastante buena, no suponga que las cosas no pueden ser mejores aún. Siga ensayando posiciones nuevas.

¡Alerta!

No vaya a usar las herramientas y técnicas aprendidas en este libro como instructivos. No hay nada que mate más la energía sensual y sexual que una acusación por no seguir las reglas o de no hacer algo "correcto".

Yoga sexual

Muchas parejas cuyas vidas sexuales son frustantes, incómodas o dolorosas sienten que es mejor abstenerse de tener relaciones por un tiempo y practican más bien este ejercicio de "yoga sexual".

Acuéstense durante por lo menos 20 minutos , abrazados, mirándose el uno al otro en una posición cómoda. Respire lenta y profundamente mientras percibe las sensaciones del cuerpo de su pareja al lado del suyo. Limítense a permanecer quietos, respirando juntos y explorando sus sensaciones.

Este ejercicio ayuda a balancear y armonizar sus energías sexuales. Muchas veces el ritmo de una persona es más lento que la energía de la otra. Si permanecen acostados juntos y respiran silenciosamente, sus cuerpos se sentirán seguros y "en casa".

Realice esta práctica por lo menos tres veces a la semana por unos meses. Es una buena preparación para comenzar su relación sexual de nuevo desde otro lugar.

Eleve el placer de él

A veces es el hombre quien necesita más ayuda para disfrutar del sexo. Por el hecho de que el orgullo del hombre muchas veces está muy conectado a su desempeño sexual, él podría estar renuente a admitir que las cosas podrían ser mejores para él.

Sí: los hombres pretenden tener un interés sexual igual que las mujeres, solo que ellos lo manifiestan de otra forma.

Para reducir la posibilidad de querer presumir, ocultar o fingir, las parejas deben ayudar a hacerse sentir seguros para admitir cuando las cosas no están tan bien. Dele permiso a su pareja de decir la verdad acerca de lo que quiere y siente.

No tome las confesiones que haga como una crítica hacia usted. Si él tiende a tener un tono acusatorio, dígale que por favor vuelva a leer el capítulo 17 sobre cómo pedir lo que se desea.

Los hombres también necesitan entrar en calor

En algún momento durante el bachillerato, los hombres fueron programados a creer que ellos siempre deben "estar listos" ¡por si se presenta una oportunidad! Sin embargo, a medida que maduran, y a medida que el sexo es más fácil de obtener y se convierte menos en una "oportunidad", esta actitud es inapropiada. Un hombre no debe creer que siempre debe estar listo cada vez que una mujer lo desee.

Siendo este el caso, la mujer debe aprender a sentirse bien con un pene no erecto. No espere que su hombre lo tenga parado para tocarlo o ponerlo en su boca. Y toque todo su cuerpo, no solo sus genitales. Este libro ofrece una gran cantidad de ideas para que tanto él y usted entren en calor.

Hecho

Permitir que su pareja tome la iniciativa en la relación sexual es un alivio para él. Esto le permite romper el estereotipo en donde siempre es él el activo y el iniciador. Esto le ayuda a aprender a que no siempre tiene que ser él el que dirige la función y descubrir que él también puede ser consentido.

Pasivo y activo

La mayoría de las mujeres están enseñadas a ser las pasivas. No prive a su hombre de sentir el placer que usted lo desea. Solo porque usted fue acondicionada a comportarse de cierta manera, no significa que debe permanecer así. Si usted cree que le gustaría aprender a ser más activa durante el sexo, una buena manera de hacerlo es dándole a su hombre un masaje de cuerpo entero que culmine en un masaje erótico como el descrito en el capítulo 15.

No tenga miedo de pedir

Un hombre tiene que aprender a pedir lo que le gusta. Si su hombre no pide, muestra o dice lo que le gusta, entonces lo debe hacer usted. Usted puede utilizar la técnica de las preguntas con varias opciones de respuestas o cualquier otra idea de las ofrecidas en los capítulos 4 y 17.

Si usted es un hombre demasiado tímido para preguntar, trate de hacerlo por medio de los sonidos para indicar lo que le gusta o no le gusta. Y recuerde: está bien tomar la mano o boca o cuerpo de su amante y colocarlos de tal forma que encajen mejor con usted. Así usted no tenga ningún problema de comunicación durante el sexo, por lo general es bueno para las parejas sostener conversaciones fuera del contexto sexual para hablar sobre las cosas que les gusta, incluyendo las cosas que funcionaron y las que no las últimas veces que hicieron el amor.

El sexo después de los sesenta años (y mucho más allá)

Sesenta años de edad ya no es tan viejo. Las personas están cuidándose mucho más y viven por más tiempo.

Muchos hombres y mujeres que tienen más de sesenta años de edad tienen sexo igual de satisfactorio como cuando eran más jóvenes. Sin embargo, tienden a hacerlo con menos frecuencia.

Deje atrás las cosas del pasado

Algunas personas se entristecen cuando se dan cuenta de que su deseo sexual pierde la intensidad. ¡Otras celebran este hecho!

Si usted pertenece a la primera categoría, el secreto de lograr esta transición con éxito es permitiéndose sentir en su totalidad esos sentimientos de tristeza y pérdida.

También es importante ser honesto y transparente con su pareja acerca de estos sentimientos. Ella no se excita con usted como antes. A él se le dificulta el orgasmo. ¿Cómo se sienten estos cambios? Si usted recuerda cómo expresar sus sentimientos, en vez de concentrarse en sus interpretaciones de lo que puedan significar, usted puede adquirir mayor intimidad si comparte sus sentimientos.

Por ejemplo, digamos que su pareja no logra tener orgasmos como lo hacía antes. ¿Cómo se siente usted ante esto? ¿Siente miedo? De ser así, ¿qué significado está dándole a este hecho que le produce temor? O a lo mejor usted siente rabia.

Nuevamente, ¿qué está diciéndose acerca de lo que significan estos cambios?

Si usted se imagina que significan algo importante, revise su suposición. Pregúntese: "Me di cuenta de que no lograste eyacular las últimas veces que hemos hecho el amor. Me preocupa que ya no estés interesado en el sexo. ¿Es cierto?".

¡Alerta!

El cambio no es lo que interfiere con la intimidad, sino más bien la falta de voluntad de expresar de manera abierta sus sentimientos sobre el cambio. Poder expresar los sentimientos juntos casi siempre hace que exista una conexión más profunda, así esos sentimientos sean dolorosos.

Sí, es cierto que ahora ella tiene más arrugas que antes, y su piel no se siente igual que antes. Y él tiene una barriga lo cual lo hace ver físicamente menos atractivo, y de pronto ha perdido agilidad. Estos cambios asociados con el envejecimiento pueden originar vergüenza o compasión. La habilidad que usted tenga para hablar con su pareja sobre estas cosas le ayudará a elegir la compasión sobre la vergüenza.

La vergüenza se sana expresando sentimientos y vulnerabilidad y recibiéndolo todo de manera abierta. Si desea obtener inspiración respecto a este tema, vuelva a leer el libro infantil *El conejo de terciopelo*. En esta historia, el conejo amado y desgastado de tanto uso le hace acordar a su dueño que uno se "vuelve real" siendo amado por tanto tiempo que hasta su pelo se acaba, de pronto un ojo queda colgando de un hilito y por lo menos una de sus extremidades está a punto de soltarse. Ser real solo se logra si uno permite verse y amarse con todas sus imperfecciones.

Menos trabajo igual a mayor goce

El sexo después de los sesenta puede ser mejor que en años anteriores porque ahora tiene más tiempo para disfrutar sin tantas distracciones. Si ya no tiene un trabajo regular, ya no tiene responsabilidades con niños pequeños, dispone de mucho tiempo libre para explorar los aspectos más sutiles de la sexualidad.

A lo largo de este libro hemos enfatizado la importancia de simplemente estar presentes en cada momento. Cuando su estilo de vida está bajo menos presión, usted puede tener más oportunidades de vivir más matices de sensaciones sexuales cada momento, incluyendo la manera como sus sensaciones son influenciadas por su respiración y los sitios donde usted pone mayor atención.

Los sentimientos de amor, la respiración consciente y la atención a sus sensaciones corporales siguen siendo los mejores afrodisíacos. Estas cosas se pueden seguir desarrollando a lo largo de toda la vida. No están limitadas por la edad.

No se requiere una erección

Los maestros del sexo tántrico animan a los hombres y mujeres a sentirse bien tanto con un pene flácido como con uno duro. Se puede lograr mucho placer si ambos frotan sus cuerpos y áreas pélvicas. Muchas personas encuentran que esto es una hermosa alternativa a la penetración, sobre todo si el tejido vaginal de la mujer se ha vuelto delgado y sensible.

Un pene flácido también puede ser introducido en una vagina bien lubricada. Una vez aquí, ensaye varios movimientos para ver cómo se siente. Muchas veces si esto se siente bien para la mujer y ella se lo hace saber al hombre, él también comenzará a disfrutarlo. Si usted está dispuesto a aceptar las cosas como son y disfrutar lo que tiene, en vez de pensar en lo que no tiene o no puede hacer, usted seguirá encontrando nuevos reinos de placer a medida que pasan los años.

Hecho

El sexo oral es fabuloso si su hombre tiene el pene flácido. Hay menos urgencia, el tejido más blando y tiene más tiempo para jugar. Usted puede tener la vivencia de verlo "crecer" en su boca, y también puede que no la tenga. Disfrute de la experiencia sin ninguna expectativa.

Posiciones apacibles

Si usted nunca ha tenido sexo acostada de lado, ensáyelo. Esto se puede hacer cara a cara o en la posición de "enramada" mencionada en el capítulo 10. La posición de la cuchara es otra posición relajante. A medida que envejece puede ser necesario tomar varios descansos durante las intensas relaciones sexuales, adoptando una de estas posiciones de descanso.

Una buena condición física con buen sexo

Los estudios han demostrado que el placer sexual está relacionado con la salud en general. Revisemos algunos de los puntos clave que se pueden hacer para permanecer en un excelente estado sexual:

- Tenga sexo con frecuencia.
- Consuma una dieta rica en granos enteros, proteínas de alta calidad, frutas frescas y vegetales.
- Haga sus ejercicios Kegel (son buenos tanto para los hombres como para las mujeres).

- Realice ejercicios aeróbicos regularmente.
- Regule su estrés: equilibre el juego y el trabajo.
- Sea moderado con la comida y el consumo de alcohol.

Nunca se es demasiado viejo para las caricias eróticas

Así no tenga mucho deseo de tener una relación sexual, usted sigue necesitando que lo acaricien con mucho amor. Si el sexo se deja a un lado, no deje de seducir, acariciar, masajear y tocarse el uno al otro por todo el cuerpo, incluyendo los genitales. Nunca se pierde la necesidad de ser acariciado.

¡Alerta!

Si usted está tomando Viagra o cualquier otra ayuda sexual, no lo mantenga en secreto delante de su pareja. Los secretos matan la intimidad. Si usted guarda un secreto, usted se distraerá de la presencia total por culpa de su temor de ser descubierto.

Comenzar bien

Si usted tiene una relación sentimental nueva, puede ser fresca y emocionante; pero eso no quiere decir que se vuelva complaciente. Este es el mejor momento de explorar hacer el amor de manera consciente y de expandir su capacidad de sentir placer.

Expectativas de comunicación

Hable con su nueva pareja acerca del significado del sexo para su relación. ¿Qué expectativas tiene cada uno del otro? ¿Acaso viene el sexo cargado de expectativas o temores escondidos?

Si usted tiene preguntas secretas acerca de temores sobre este tema, o expectativas secretas sobre las cuales no tiene conocimiento, esta conversación ayudará a esclarecer el ambiente para que ambos puedan estar más presentes durante la relación sexual.

Si no hablan de estos temas, usted se la pasará pensando en ellos en vez de disfrutar su recién descubierto amor.

Lecciones de sexo

La segunda conversación que debe tener lugar es examinar lo que a cada uno de ustedes le agrada. ¿Qué los excita? ¿Qué anhelos secretos tienen? ¿Qué fetiches y fantasías tienen pero no se atreven a revelar?

Una buena forma de sostener esta conversación es dividirla en dos partes, una mostrando lo que se desea y otra diciéndolo. De manera relajada, con calidez, permita que su pareja vea lo que a usted la excita. Permita que la mano de él o ella se mueva hacia esos lugares que le brindan a usted el mayor placer. Permita que su pareja juegue con usted mientras que usted le ofrece retroalimentación sobre lo que se siente rico, mejor y superbién. Muchas veces es divertido dar sus números de evaluación como "ese es un diez... ese es un siete... ese solo es un dos", y así sucesivamente.

Lean este libro los dos juntos de pronto turnándose para la lectura de los capítulos. Luego hable sobre cualquier cosa que usted piense que desea ensayar. Hable sobre cualquier sentimiento o vergüenza que pueda surgir. Y diviértanse.

Creen un ambiente y lugar románticos

Haga que su primer encuentro sexual sea algo especial creando un ambiente romántico para hacer el amor. Delegue la tarea de la ambientación del lugar a uno de ustedes y prepare una decoración especial que honre a los dos.

Información esencial

El simple hecho de quedarse sentados juntos mirándose a los ojos durante cinco o diez minutos es una vivencia que produce una fuerte unión, confianza, presencia y relajación. Es fabuloso hacer esto durante los primeros encuentros con su potencial pareja. Ambos aprenderán mucho de lo no hablado.

Dedique mucho tiempo para las exploraciones sensuales y para el juego sexual. No lo haga de manera apurada. Si tienen una vida muy atareada, tómese un tiempo y salga de su rutina normal. Apague sus teléfonos y evite cualquier distracción. Es importante que sus experiencias sexuales iniciales permitan el tiempo requerido para mucho aprendizaje por ensayo y error.

De esta manera no caerá en rutinas que después deban ser corregidos.

Tiempo para fortalecer vínculos

La fase inicial de una relación es una época de fortalecer los vínculos. Las personas ocupadas muchas veces no se toman el tiempo para establecer vínculos como debe ser. Esto requiere más tiempo del que usted cree.

Estrechar vínculos sucede cuando dos personas comparten tiempo cariñoso juntos tanto dentro como fuera del dormitorio. Por tanto si su amor es nuevo, pase un día entero en la cama juntos de vez en cuando, hablando, abrazados, relajándose en los brazos de cada uno y, claro, proporcionándose placer y aprendiendo a conocer el cuerpo de cada uno.

Prepárese para el amor

Si no tiene una pareja sexual, leer este libro y hacer los ejercicios le ayudará a prepararse para tener una. Las personas dicen que la posibilidad está a favor de la mente preparada. Usted tiene más posibilidades de atraer una excelente relación sexual si se ha preparado con conocimiento y habilidad suficientes.

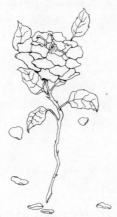

▲ El amor es como una rosa: suave y al mismo tiempo espinoso.

El amor es uno de los grandes misterios de la vida. Como tal, no se puede controlar. Pero sí se puede preparar para recibirlo: cuando le toque, para que los temores de viejas heridas del pasado no lo ahuyenten, y para que esté listo para recibirlo.

¿Está listo?

¿Es posible estar listo para el amor y ser amado sin reservas, sin temores? Quizás no. Si no se siente totalmente listo, no debe preocuparse tanto al respecto. La verdad es que la práctica hace al maestro.

Hay alguien allá afuera para usted en este momento, alguien que puede amarlo a usted tal como es. Puede haber miles de razones por las cuales no se ha conectado con esta persona y esto usted no lo puede controlar. Sin embargo, hay algo que sí depende de usted, y ese es el grado de su preparación. Por ejemplo, usted puede mantenerse sexualmente entrenado así no tenga una pareja. Usted puede abordar cada situación social como oportunidad para afinar sus habilidades de comunicación. Usted puede hacer todo lo posible por sanar sus asuntos no resueltos del pasado. Y usted puede obtener una visión clara sobre lo que usted realmente desea en una relación sexual.

¿Cómo está su forma física sexual?

Es importante mantenerse saludable y en buena forma física, sin importar si tiene una relación sentimental o no. No descuide ese aspecto de la vida solo porque no tiene una pareja en el momento. Si usted permite que eso se pierda, será menos atractiva para la pareja potencial. La vitalidad de la salud y la sexual son estimulantes. Usted se sentirá más atractivo y con más vida si su relación con su propio cuerpo es positiva.

¡Alerta!

Si usted se encuentra totalmente fuera de forma en términos sexuales, practique el hatha yoga, el tantra, tai chi o chi gung. O inscríbase a un gimnasio o a una clase de aeróbicos. Estas prácticas le llevan más oxígeno a sus células, lo cual produce una sensación general de bienestar y confianza.

La sanación de heridas del pasado

A lo mejor no se siente preparado para comenzar una nueva relación por culpa de conflictos no resueltos del pasado. A lo mejor lo han engañado o lo han decepcionado demasiadas veces. Si ese es el caso, es bueno reconocer que su siguiente relación puede no ser el amor de su vida. Seguramente no está preparado para ello. A lo mejor necesita primero una "relación de aprendizaje" o una "relación de sanación".

Cuando se busca una relación de este tipo, comience con ser honesto consigo mismo en querer a alguien con quien usted siente que puede ser usted mismo, es decir alguien que no espera que usted sea otra persona diferente a la que es. Esto quiere decir que él o ella no exigirán un compromiso de usted. Usted puede encontrar a alguien con necesidades similares. Usted puede admitir que no está preparado para una relación estable y buscar a alguien para compartir lo que tiene para compartir.

Cómo convertirse en un buen comunicador

Algunas personas tienen problemas para comenzar. Pueden ser personas tímidas o pueden sentirse incómodas en situaciones sociales. Una vez más, la oportunidad está a favor de la mente preparada. Si usted puede ver cada evento social al cual usted acude como una oportunidad para practicar sus habilidades de comunicación y de tomar mayores riesgos, entonces usted estará cada vez mejor preparado para cuando conozca a su potencial pareja.

Información esencial

Cuando usted aprende a producirse sus propios orgasmos y a hacerse responsable de su propio placer, sentirá un profundo sentimiento de poder personal. Usted sabrá lo que se siente autoestimularse.

Los malos comunicadores muchas veces no tienen problemas para atraer a una pareja, pero pueden tener problemas para sostener una relación. Si este es su caso, por favor vuelva a leer y estudiar el material en el capítulo 17. Usted puede encontrar información adicional para convertirse en un comunicador hábil en www.thegettingrealgame.com y www.susancampbell.com.

En especial recomendamos los dos libros de la doctora Susan Campbell, *Ser real: 10 habilidades que usted necesita para vivir una vida auténtica* y *La verdad sobre las citas: encontrar el amor siendo real.*

Ser claro con lo que usted quiere

Para saber lo que usted quiere, trate de resumirlo en sus propios términos. No use generalizaciones o abstracciones. Dibuje un cuadro específico con sus palabras que usted pueda ver y sentir. Y póngase usted y a la otra persona en ese cuadro. Por ejemplo: "Quiero a alguien que me traiga un ramo de flores de su jardín y que me bese cada vez que salga y regrese a casa". O, "quiero que prendamos la chimenea y construyamos un nido de almohadas y cobijas y que nos quedemos acostados juntos abrazándonos, tocándonos y escuchar a Madonna o Peter Gabriel en el equipo de música".

Cuando se es detallado y creativo como acá, usted visualiza lo que desea. Esto unifica su cuerpo y mente en una sola imagen y así no tiene pensamientos abstractos que excluyen el cuerpo. Esto lo prepara para recibir lo que desea, y cuando por fin conoce a esa persona, usted sabrá que encontró exactamente lo que estaba buscando.

Glosario

ABSTINENCIA: abstenerse de tener sexo.

AFRODISÍACO: sustancia que supuestamente aumenta el deseo sexual.

ANO: abertura del recto.

CLÍTORIS: órgano sexual pequeño de la mujer, altamente sensible, que se encuentra en la parte superior y delante de la entrada vaginal.

COITO: relación sexual.

CONDÓN: látex o funda de piel de cordero que se coloca sobre el pene erecto como protección contra el embarazo y las enfermedades de transmisión sexual (ETS).

CRURA: ramas internas del clítoris o pene.

CUNNILINGUS: estimulación oral de los genitales femeninos con fines sexuales.

DISFUNCIÓN ERÉCTIL: se caracteriza por la inhabilidad de tener o mantener una erección a pesar de la estimulación e interés adecuado; comúnmente llamada impotencia.

DISFUNCIÓN SEXUAL: disfunción de reacción sexual que produce la aflicción subjetiva en una persona (por ejemplo, anorgasmia).

EJERCICIOS KEGEL: ejercicios diseñados para fortalecer y brindar un control voluntario a los músculos que se encuentran alrededor de los genitales (conocidos como pubococcígeos, músculos cervicales) y por medio de ello aumentar el placer y la conciencia sexual.

ERECCIÓN: engrosamiento y endurecimiento del pene debido a la vaso-congestión producida por la excitación sexual.

EROS: dios del amor en la mitología griega.

ESCROTO: saco que contiene los testículos del hombre.

ESTRÓGENO: principal hormona femenina, secretada por los ovarios o testículos y también de la placenta.

ETS: acrónimo de "enfermedades de transmisión sexual".

EYACULACIÓN: expulsión del fluido sexual del pene, usualmente durante el orgasmo.

EYACULACIÓN PRECOZ: disfunción sexual caracterizada por la inhabilidad de controlar o retrasar la eyaculación según se desee.

FELLATIO: estimulación oral de los genitales masculinos.

FEROMONAS: sustancia química sexualmente estimulante que es secretada por muchos animales, incluso los humanos.

FRENULUM: área altamente sensitiva de piel en la parte debajo del pene, donde las glándulas se unen con el pene.

GENITALES: órganos sexuales reproductores masculinos y femeninos.

GLÁNDULA PROSTÁTICA: glándula muscular que rodea la uretra que produce gran parte del fluido seminal.

HETEROSEXUAL: persona sexualmente atraída por miembros del otro género.

HOMOSEXUAL: persona sexualmente atraída por miembros de su mismo género, sea masculino o femenino.

HORMONAS: mensajeros químicos del cuerpo secretados por las glándulas endocrinas que regulan varias funciones incluyendo el desarrollo sexual.

IMPOTENCIA: disfunción eréctil.

INTIMIDAD: experiencia de una conexión profunda, cercana y vulnerable.

JUEGOS SEXUALES: término utilizado para referirse a las actividades sexuales diferentes del sexo. El término proviene de la idea de que todas las actividades de naturaleza sexual están diseñadas para culminar en el sexo.

LIBIDO: término utilizado por Freud para referirse a la energía sexual; Freud decía que la libido es la energía impulsadora de los humanos.

LINGAM: palabra sánscrita antigua que significa "pene" o "falo".

LUBRICANTE: fluido resbaloso secretado por las paredes de la vagina durante la excitación sexual; también hay lubricantes sintéticos para ayudar o reemplazar los naturales. La versión sintética también es utilizada para otras actividades que requieren lubricación, como la masturbación o el sexo anal.

MASTURBACIÓN: autoestimulación de los genitales para el placer sexual.

MEJORÍA SEXUAL: mejoramiento y enriquecimiento de las relaciones sexuales entre individuos que son saludables y que se entienden bien.

MENARQUIA: inicio de la menstruación; el primer período menstrual.

MENOPAUSIA: cese de la menstruación al finalizar la capacidad reproductiva de la mujer; la menopausia por lo general ocurre al final de la edad mediana.

MENSTRUACIÓN: cambio mensual de la capa uterina que resulta en la liberación de sangre de la apertura vaginal.

MONOGAMIA: relación en la que ambas parejas se han comprometido a salir, estar casadas o tener actividades sexuales solo entre sí.

MÚSCULOS PUBOCOCCÍGEOS (MP): un grupo de músculos que forman un cabestrillo muscular que se extiende desde el hueso púbico en frente del cóccix; los músculos pélvicos controlan el flujo de la orina y se contraen durante el orgasmo. Vea también los ejercicios Kegel.

ORGASMO: sensación intensa que sucede durante el clímax de la excitación sexual; viene acompañado por contracciones rítmicas musculares y placer intenso, seguido por la liberación de tensiones sexuales. En los hombres, el orgasmo normalmente viene acompañado de la eyaculación.

ORGASMO INHIBIDO: dificultad persistente para tener orgasmos o inhabilidad para tener un orgasmo; en los hombres también llamada incompetencia eyaculatoria o eyaculación retrasada.

ORGASMOS MÚLTIPLES: tener varios orgasmos en un período corto sin períodos refractarios entre ellos.

PATRÓN DE REACCIÓN SEXUAL: el patrón de reacción que tanto hombres como mujeres atraviesan durante un encuentro sexual que lleva al orgasmo.

PENE: principal órgano sexual y reproductor masculino por el cual atraviesan la orina y el semen.

PERINEO: tira de tejido sensitivo que corre entre los genitales y el ano.

POMPOIR: acto de utilizar los músculos uterinos para bombear o "ordeñar" el pene durante el sexo.

PREPUCIO: funda de piel que cubre la punta del pene; esta es retirada en la circuncisión.

PUNTO G O PUNTO GRAFENBERG: área altamente sensitiva sobre la pared superior de la vagina, aproximadamente a dos pulgadas de la abertura.

SEMEN: fluido alcalino expedido por el pene durante la eyaculación que contienen una combinación de fluidos de varias glándulas así como el esperma.

SER UN ESPECTADOR: el proceso por el cual una persona observa y evalúa sus actividades sexuales en vez de simplemente disfrutarlas, con lo cual muchas veces surgen disfunciones o trastornos sexuales.

SEXO: actividad sexual en la que el pene es insertado en un orificio como la vagina o ano; el término se modifica de acuerdo con la manera correspondiente (por ejemplo, sexo anal).

SEXO ANAL: comportamiento sexual en el que el pene del hombre es insertado en el ano de otra persona.

SIGA Y PARE: técnica terapéutica sexual con la cual el hombre aprende a controlar su eyaculación por medio de la detención de la estimulación repetida antes del orgasmo.

TÉCNICA DEL APRETÓN: técnica utilizada por los terapeutas sexuales para el tratamiento de la eyaculación precoz según la cual el hombre o la pareja aprieta el pene endurecido debajo de las glándulas cuando él siente que va a eyacular, con lo cual se disminuye esta sensación.

TESTOSTERONA: principal hormona andrógena natural segregada por los testículos; sirve para mantener las características secundarias del sexo, la producción del esperma y el deseo sexual. Esta hormona también se encuentra en pequeñas cantidades en las mujeres.

TRASTORNO DE EXCITACIÓN SEXUAL: fracaso al obtener o mantener la erección o lubricación vaginal, a pesar del interés y estimulación adecuada.

TUMESCENCIA: excitación sexual y engrosamiento de los tejidos sexuales como la que se da en la erección del pene.

VAGINA: órgano muscular en forma de tubo en la mujer donde se inserta el pene durante el sexo y a través del cual pasa un bebé cuando nace.

VULVA: partes sexuales de la mujer que componen la entrada o abertura hacia la vagina.

YONI: palabra antigua sánscrita que significa "vulva".

ZONA ERÓGENA: cualquier área del cuerpo que es especialmente sensible a la estimulación sexual.

Fuentes adicionales

En Internet

www.tantra.com: el portal para el tantra, el Kama sutra y la sexualidad sagrada que ofrece artículos, foros de discusión, entrevistas, preguntas y respuestas, talleres, materiales instructivos y un catálogo en línea con 200 artículos únicos.

www.susancampbell.com: visite esta página para obtener herramientas y apoyo para emplear la comunicación auténtica como una práctica de conciencia espiritual. Susan ha creado tres juegos educativos para enseñarles a las personas cómo ser más transparentes y lograr mayor intimidad con otras personas.

www.altsex.org: esta página está dedicada a la exploración de los milagros de la sexualidad humana y todas sus maravillas y posibilidades.

www.sexuality.org: una organización educativa que promueve el entendimiento de las relaciones adultas íntimas.

www.plannedparenthood.org: el ser padre o madre de manera planeada ofrece información sobre capacitación profesional, educación de paciencia y programas de educación de la comunidad sobre la sexualidad humana; también muestra una lista de fuentes comunitarias para el control reproductivo y chequeos médicos.

www.positive.org: esta página es una buena fuente para los adolescentes ya que ofrece información que ellos necesitan para ayudarles a que se cuiden mejor en áreas como la educación sexual, la sexualidad, el control reproductivo y los preservativos.

Lecturas adicionales

Anand, Margot. *The Art of Sexual Ecstasy* (*El arte del éxtasis sexual*). Los Ángeles: Jeremy P. Tarcher, 1989.

Berman, Jennifer y Laura Berman. *For Women Only: A Revolutionary Guide to Reclaiming Your Sex Life* (*Solo para mujeres: una guía revolucionaria para superar la disfunción sexual y retomar su vida sexual*). Nueva York: Henry Holt & Company, 2001.

Campbell, Susan M. *He couple's journey: Intimacy as a Path to Wholeness* (*El viaje de la pareja: intimidad como sendero hacia la plenitud*). San Luis Obispo (California): Impact Publishers,1980.

Camphausen, Rufus C. *The Encyclopedia of Sacred Sexuality: From Aphrodisiacs and Exstasy to Yoni Worship and Zap-Lam Yoga* (*La enciclopedia de la sexualidad sagrada*). Rochester (Vermont): Inner Traditions, 1999.

Chia, Mantak y Douglas Abrams. *The Multi-Orgasmic Man* (*El hombre multiorgásmico*). San Francisco: Harper Collins, 1997.

Douglas, Nik y Penny Slinger. *Sexual Secrets. The Alchemy of Ecstasy* (*Secretos sexuales: La alquimia del éxtasis*). Rochester (Vermont): Inner Traditions, 1979.

Meletis, Chris D. *Better Sex Naturally: Herbs and Other Natural Supplements That Will Jump-Start Your Sex Life* (*Mejor sexo de forma natural: hierbas y otros suplementos que pueden reanimar su vida sexual*). Nueva York: Chrysalis Books, 2000.

Muir, Charles y Caroline Muir. *Tantra: The Art of Conscious Loving* (*Tantra: el arte del amor consciente*). San Francisco: Mercury House, Inc., 1989.

Ramsdale, David y Ellen Ramsdale. *Sexual Energy Ecstasy: A Practical Guide To Lovemaking Secrets Of The East And West* (*Éxtasis de energía sexual: guía práctica de los secretos de hacer el amor del Oriente y Occidente*). Playa del Rey (California): Peak Skill Publishing, 1991; reimpresión, Nueva York: Bantam Doubleday, 1993.

Stubbs, Kenneth Ray. *The Essential Tantra: A Modern Guide to Sacred Sexuality* (*El tantra esencial: una moderna guía hacia la sexualidad sagrada*). Nueva York: Jeremy P. Tarcher, 2000.

Zilbergeld, Bernie. *The New Male Sexuality* (*La nueva sexualidad masculina*). Nueva York: Bantam Books, 1999.

Índice

P

Palma enana, 188
PVH (Papilomavirus humano), 264
Perdón, 244, 252-256
Perfumes, 177-178, 186, 202
Perineo, 65, 81, 86, 139, 184, 196, 211
Pompoir, 72, 74-75
Posición del león, 139
Posición del misionero, 129-132
Posición de la mariposa, 134
Posiciones de agarre, 142
Posiciones de cuchara, 143
Prepucio, 80, 85, 164
Presencia erótica, 40-42
Psique (diosa), 26, 32-33
Pubis, 62-63
Punto de la diosa, *ver* Punto G
Punto G, 64, 66, 70-72, 75, 81-83, 93-95, 126-143, 150, 153, 155, 159-163, 170, 173, 200, 212-213, 217-218, 228, 278

R

Raqs sharqi, ver Baile del vientre
Respetar diferencias, 236
Respiración, 53, 59, 85-86, 89-91, 117, 149-156, 176, 194, 199-201, 212-213, 217-218, 263, 279, 283
Rituales, 24, 192, 202, 220-224, 229

S

Sanación sexual, 19
Sándalo, 178
Secretos, 22, 28, 232, 234, 277, 285
Secretos de la recámara de la cama de jade, 204
Sendero del lado derecho, 199, 201
Sexo anal, 159, 170-172, 265
Sexo de mantenimiento, 16-18
Sexo durante el embarazo, 268-269
Sexo oral, 94, 124, 159, 163-171, 181, 184, 200, 212, 227-228, 260, 264-267, 269, 284

Sexo seguro, 186, 266-268, 268
Sexo tántrico, 193-195, 284
Sexo virtual, 268
Shakti (deidad), 26, 194
Shiva, 194
Sida (VIH), 264-267
Símbolos del sexo, 30
Striptease, 227

T

TAC (técnica de alineamiento del coito), 130, 135, 153
Tercer ojo, 198
Terminaciones nerviosas, 64-65, 69-70, 79-81, 86, 117, 122, 146, 165-166, 170, 181, 211, 216, 218
Testículos, 79, 81, 84-85, 89, 188, 203, 211
Trastorno de excitación sexual, 292
Trompas de Falopio, 67

U

Uretra, 64-66, 69, 80-81, 95, 212
Útero, 66-68, 71, 146, 160, 162, 269

V

Viagra, 187, 272, 285,
Vibradores, 171, 184-185
Vulnerabilidad, 18, 50-51, 133, 143, 149, 176, 193, 213, 233, 238, 283
Vulva, 30, 62-64, 68-69, 71, 91, 161, 166, 168, 214-215, 218

Y

Yang, 126
Yates, Gayla, 101
Yin, 126
Yoga, 39, 149, 193-194, 201, 273, 280, 288
Yohimbine, 188

Z

Zonas erógenas, 23, 38, 42-46, 90-91, 97, 119, 122, 131